ULI UND MICHAEL ROTH

HURRA, DASS WIR NOCH LEBEN!

ULI UND MICHAEL ROTH

HURRA, DASS WIR NOCH LEBEN!

Unsere MUTMACH-STORY gegen den Prostatakrebs

Einleitung

V or einem hatten Uli und Michael Roth immer Angst: Dass sie in der Öffentlichkeit nicht mehr als erfolgreiche Männer gesehen werden, die früher zu den besten Handballern Deutschlands zählten und die auch nach dem Ende ihrer Sportlerlaufbahn erfolgreiche Karrieren in der Unterhaltungsbranche hingelegt hatten. Sondern dass sie nur noch ein Image hätten: die Prostata-Zwillinge.

Die Prostata, ein kastaniengroßes Organ, das nur Männer haben, hat eigentlich keine lebenswichtige Funktion, aber es kann Leben kosten. Jährlich erkranken rund 60 000 Männer an Prostatakrebs, über 14 000 sterben an den Folgen. Mit 23 Prozent aller Krebserkrankungen ist es die häufigste Tumorerkrankung bei Männern. Aber anders als Brustkrebs bei Frauen ist das Prostatakarzinom kein Gesprächsstoff für die Öffentlichkeit. Das mag damit zu tun haben, dass die meisten Männer von diesem Teil ihres Körpers erst dann etwas wahrnehmen, wenn er Probleme bereitet und herausgeschnitten werden muss. Weil Impotenz und Inkontinenz immer noch häufige Nebenwirkungen der Eingriffe in der Tumortherapie sind, bleiben auch die Folgen der Krebserkrankungen meist ein Tabu.

Prostatakrebs ist in vielen Fällen heilbar. Es gibt ihn in vielen Varianten. Manche kommen daher, so sagen es Urologen, wie ein Haustier-Kätzchen. Es kratzt ein bisschen, macht aber weiter keinen Ärger. Einige, zumeist ältere Männer können mit ihm unbehandelt jahrelang weiterleben. Aber es gibt eben auch das Raubtier, den aggressiven Tumor, an dem man elendig sterben kann, wenn man ihn nicht früh genug entdeckt.

Das sorgenfreie Leben von Michael und Uli Roth war 2009 mit einem Schlag zu Ende. Kurz nacheinander hatten Ärzte bei den Zwillingen Prostatakrebs diagnostiziert – Prostatakrebs mit siebenundvierzig Jahren, es war ein Raubtier-Tumor. Ihr Leben bestand fortan aus Angst, aus unangenehmen Behandlungen und aus der Hoffnung auf Heilung.

Die Zwillinge überlebten. Und ihnen wurde schnell deutlich, dass sie großes Glück hatten. Sie wollten, dass nun auch anderen Männern die dramatischen Folgen ihrer Krebserkrankung erspart bleiben. Dies trieb sie zu ihrer Aufklärungsarbeit an – auch gegen die Befürchtung, in der Öffentlichkeit nur noch als die Prostata-Zwillinge gesehen zu werden.

Uli und Michael brachen ein Tabu. Sie gingen mit ihrer Krankengeschichte zu Medien, sie erzählten im Fernsehen über ihre Angst, Windeln tragen zu müssen, keinen Sex mehr haben zu können. Sie schrieben ein Buch und hielten Vorträge über ihr Leben ohne Prostata. Und sie sagten sie ihren Geschlechtsgenossen: Geht zur Vorsorge.

Sie taten es, damit auch andere Männer überleben können. Sie taten es, damit ein Tumor frühzeitig entdeckt werden und dadurch keine tödliche Wirkung entfalten kann, und damit die Folgen der Behandlungen so gering wie möglich bleiben. Denn die Prognose der Erkrankung hängt entscheidend vom Stadium ihrer Ausbreitung und somit vom Zeitpunkt ihrer Entdeckung zusammen.

Die Brüder Roth sind endgültig geheilt. Aber der Krebs hat ihr Leben verändert, weil die Furcht vor dem Tod und die Angst, impotent oder inkontinent zu werden, tiefe Spuren in ihrer Seele hinterlassen haben. Sie sind sensibler geworden sind, anfälliger.

Uli und Michael haben in den vergangenen zehn Jahren große Erfolge gefeiert, trotz oder womöglich auch gerade wegen ihrer Krebserkrankung und den neuen Energien, die ihnen die Erlebnisse gegeben haben. Aber es gab auch heftige Rückschläge, berufliche und private. Sie erzählen, wie sie damit fertiggeworden sind. Uli berichtet, wie er ohne Prostata wieder Vater werden konnte. Und Michael erzählt, wie er eine abenteuerliche Karriere als Handballtrainer weiterführen konnte.

Trotz aller Rückschläge, etwas ist gleich geblieben: Eine ungewöhnliche Bruderliebe. Und ein unbändiger Spaß am Leben.

1

Uli und Michael Roth –
zwei Leben auf der Überholspur

Freud und Leid eines Zwillings: Die Kindheit in Leutershausen

An die Dose auf dem Regal kann sich Uli Roth auch vierzig Jahre danach noch genau erinnern. Es war eine leere Caro-Dose. Hellgelbe Farbe, darauf das rote Viereck und der geschwungene Schriftzug. Caro-Kaffee war in den Sechzigerjahren ein beliebtes Getränk. In Wirklichkeit ist es gar kein echter Kaffee, sondern Kaffeeersatz, der aus Getreide hergestellt wird.

Und auf diese Dose mussten Uli und Michael Roth starren, wenn ihre Energie und ihr südamerikanisches Temperament wieder einmal zu groß für den Alltagsbetrieb eines deutschen Kindergartens waren. Dann stellten Hildegard oder Elisabeth, die Kindergärtnerinnen, wie die Erzieherinnen damals noch hießen, die beiden einfach in die Ecke, um Ruhe vor ihnen zu haben. Michael und Uli Roth standen oft und lange in der Ecke des Evangelischen Kindergartens von Leutershausen, und deshalb ist die Erinnerung an den Caro-Kaffee bis zum heutigen Tag so lebendig. Noch heute entdeckt Uli im Supermarkt „diese beschissene Caro-Dose" aus einer Entfernung von zwanzig Metern.

Schon in ihrer Kindheit hatten Michael und Uli Roth das, was sie später zu erfolgreichen Handballspielern machen sollte: Sie hatten Power, waren voller Tatendrang, aber sie hatten auch immer diese Spur Frechheit. Und sie waren mit einem kräftigen Selbstbewusstsein ausgestattet. Jede Kindergartengruppe und jede Schulklasse kennt diese manchmal etwas vorlauten Nervensägen, doch hier existierte das Problem, dass es sie gleich in doppelter Ausführung gab. Die beiden hatten zu jedem Thema eine eigene Meinung, und wenn dem einen mal die Argumente ausgingen, wussten die Erzieher und Erzieherinnen, dass der andere umso intensiver darauf bestand, recht zu haben. Hatte man den einen gezähmt, gab es noch den anderen. Und strafte man den einen, hatte man als Erzieherin gleich den anderen vor sich. Irgendwann trennten die Kindergärtnerinnen die Zwillinge und steckten sie in zwei unterschiedliche Gruppen. Dass die beiden Roths auseinandergebracht wurden, sollte später auch in der Schule so bleiben.

Die Jungen gab es immer nur im Doppelpack, und damit hatten sie schon ihre eigenen Eltern überrascht. Oskar Roth, der Vater, der von allen nur Ossi genannt wird, war in seiner aktiven Zeit ein bekannter Sportler gewesen. Er spielte Basketball und wurde später Handballer. Mit dem USC Heidelberg gewann er sechsmal die Deutsche Meisterschaft, und es gibt Sportfachleute, die halten Ossi Roth noch heute für einen der talentiertesten Basketballspieler, die Deutschland jemals hatte. Ossi Roth bestritt zweiundsechzig Länderspiele im Trikot der deutschen Nationalmannschaft. Und fast wäre ihm etwas Einmaliges gelungen. Nach der Karriere als Basketballer spielte er Handball und wäre um ein Haar auch hier Deutscher Meister geworden. Erst im Endspiel verlor er mit seiner SG Leutershausen gegen den VfL Gummersbach. Zuvor war Ossi Roth mit Leutershausen allerdings schon einmal Deutscher Meister im Feldhandball gewesen – das Spiel im Freien, das es damals noch gab.

Ossi Roth studierte Sport an der Sporthochschule Köln, musste aber das Studium abbrechen, weil er sich zu sehr in eine peruanische Schönheit verguckt hatte: Ursula Roth ist eine schmale Frau mit viel Temperament und einem angenehmen spanisch-badischen Dialekt. Ein Kind war unterwegs. Roth heiratete Ursula, und innerhalb eines Jahres kamen die Töchter Gaby und Monika zur Welt. 1961 war Ursula dann wieder schwanger. Nach zwei Mädchen richtete man sich im Hause der Roths auf einen Jungen ein, als die werdende Mutter zu einer Routineuntersuchung in die Frauenklinik der Universität Heidelberg ging. Es war drei Wochen vor der errechneten Geburt, als sie der Arzt mit seiner Diagnose überraschte: „Herzlichen Glückwunsch", sagte er, „Sie kriegen Zwillinge." Die Ärzte zuvor hatten nicht festgestellt, dass in ihrem Bauch zwei Herzen schlugen. „Als meine Frau mir das erzählt hat, ist mir erst einmal die Flappe runtergefallen", sagt Ossi Roth.

Dann kam der 15. Februar 1962, und schon das erste Auftreten von Michael und Uli Roth auf dieser Welt war ein Ereignis. Zuerst erblickte Michael das Licht der Welt, fünf Minuten später Uli, und die beiden waren enorme Brocken: Sechseinhalb Pfund wog der eine, siebeneinhalb gar der andere. Die Ärzte im Kreißsaal konnten sich nicht erinnern, jemals so schwere Zwillingskinder gesehen zu haben. Es war eine harte Geburt. Die Zwillinge hatten das Becken geweitet, es blutete stark, Ursula Roth erhielt Infusionen. „Danach war unten herum alles kaputt", sagt sie.

Die junge Familie Roth lebte in Leutershausen, einem kleinen Ort an der Bergstraße, nur ein paar Kilometer von Heidelberg entfernt. Vier Kinder in drei Jahren – es war keine leichte Zeit. Weil er sein Studium abgebrochen hatte, konnte Ossi Roth nur in einer Privatschule unterrichten. Das Geld war deshalb knapp. Trotzdem fuhr die sechsköpfige Familie regelmäßig in den Campingurlaub nach Italien oder Spanien. Die Hälfte seiner Sommerferien arbeitete Ossi Roth auf dem Bau, um mit dem zusätzlichen Geld den gemeinsamen Urlaub bezahlen zu können.

Es war ein kleines badisches Familienidyll. Der Vater arbeitete hart, um ein unbeschwertes Leben zu ermöglichen, die Mutter blieb zu Hause und hielt – ganz ihrer südamerikanischen Tradition verbunden – die Familie zusammen. Die älteren Schwestern behandelten ihre kleinen Brüder „wie Puppen" und fuhren sie auch mit ihren Puppenwagen durch die Gegend. Michael, stets etwas kräftiger als Uli, war ihr „Dickerli". Uli nannten sie wegen seiner etwas größeren Augen „Guckerli". Die Schwestern waren sehr stolz auf ihre beiden Brüder, auch wenn sie der Lärm und der ewige Streit der beiden untereinander oft nervte. „Natürlich haben wir später auch den Rauch unserer ersten Ernte 23 zusammen mit ihnen aus dem Fenster geblasen", erzählt Gaby Roth.

Obwohl sie wie alle eineiigen Zwillinge fast gleich aussahen, hatten die Eltern und Geschwister keine Schwierigkeiten, die Jungen auseinanderzuhalten. Nur wenn die beiden Buben die Wohnung verließen, ließen sie damit auch ihre Identität zurück. Draußen auf der Straße kannte sie jeder, aber es waren nicht Michael und Uli, die die Menschen sahen, draußen waren sie stets nur die „Roth-Zwillinge" oder kurz die „Roths".

Anfangs war das Leben der Brüder noch ganz normal, weil sie eben in der Familie wie ganz normale Brüder behandelt wurden. Erst im Kindergarten, als sie von den anderen wegen ihres gleichen Aussehens angeglotzt wurden, merkten sie, dass bei ihnen etwas anders war. Und von nun an spürten die Jungen, dass es etwas Besonderes ist, doppelt auf die Welt gekommen zu sein. Sie spürten die absolute Vertrautheit, die Gewissheit, einen Menschen neben sich zu haben, auf den sie „bedingungslos bauen" können. „Das war sehr beruhigend", sagt Michael Roth, „denn schon zu dem Zeitpunkt, als sich der Samen des Vaters auf die Reise machte, bin ich quasi mit meinem Bruder eine Einheit gewesen. Wir lagen neun Monate

Michael und Uli Roth: »Dickerli und Guckerli«

im Bauch der Mutter nebeneinander und erblickten gemeinsam das Licht der Welt. Das schweißt einfach zusammen."

Aber die Umgebung ließ die Zwillinge frühzeitig merken, dass sie nicht einzigartig sind – zumindest nicht aus der Sicht der Mitmenschen. „Die ständigen Verwechslungen und die Erklärungen, die du abgeben musst, wer du denn jetzt bist, der Uli oder der Michael, das nervte gewaltig", sagt Uli Roth. Selbst Freunde konnten sie nicht auseinanderhalten. „Mensch, sind die doof!", sagten sich die Zwillinge manches Mal. Schon als Kind kann das belastend sein, vielleicht gerade als Kind. „Ich hatte am Hals ein Muttermal", erzählt Uli Roth, „und eine Zeit lang gab es die schicken Roll-kragenpullover, die natürlich auch wir getragen haben. Und dann kamen die Leute an und haben den Kragen des Pullovers einfach runtergezogen, und sobald sie das Muttermal gesehen haben, sagten sie: ‚Ah, der Uli!' Irgendwann war der Kragen richtig ausgeweitet. Die Selbstverständlich-keit, mit der das passierte, war sehr unangenehm für mich."

Und welche Eltern von Zwillingen machten sich damals schon Gedan-ken darüber, was es für ihre gleich aussehenden Kinder bedeuten kann, nur als Einheit gesehen zu werden? „In unserem Kleiderschrank war alles doppelt: die Hemden, die Hosen, die Schuhe", sagt Uli Roth. Keiner der beiden hatte etwas, das nur ihm allein gehörte. Der einzige Vorteil bestand darin, dass nur einer der beiden beim Einkauf die Sache anpro-bieren musste. Erst als sie Teenager wurden, konnten sie sich gegen die elterliche Gewohnheit durchsetzen, sie wie geklont durch die Straßen lau-fen zu lassen.

Weihnachten und Geburtstage waren eine schöne Sache, aber auch ein immer wiederkehrender Beweis für die Jungen, stets als identische Men-schen gesehen zu werden. Nur einer der Zwillinge musste das Geschenk auspacken, dann wusste der andere, was auch er bekommen würde. Die Überraschung war dahin. Vater und Mutter Roth waren sehr großzügige Eltern, nie gab es Schläge, selten einmal ein lautes Wort. „Unsere Mutter konnte gar nicht streng sein", sagt Gaby Roth. Michael hatte nachts Alb-träume, er bettnässte bisweilen noch als Dreizehnjähriger und schlafwandelte ab und zu. Einmal wachte er nachts auf, ging die Treppe hinunter zu den Eltern, die Fernsehen schauten, pinkelte dort auf den Teppich und ging, so als sei nichts passiert, wieder zurück. Noch Jahre später schlief er nachts sehr unregelmäßig. Als Erwachsener übernachtete er einmal im Hamburger Hyatt Hotel, stand auf und streunte in Unterhose durch die Flure. In den Sechzigerjahren war es nicht üblich, mit solchen Problemen zu einem Facharzt zu gehen. Deshalb wurden die Ursachen für das Bettnässen, die Alpträume und das Schlafwandeln nie herausgefunden. Heute mag Michael Roth selbst nicht ausschließen, dass es daran lag, unbewusst unter der ewigen Gleichstellung mit seinem Bruder gelitten zu haben.

Michael und Uli Roth gab es nicht als Unikate. Die beiden galten eben als Paar, als niedlich und süß, und niemand machte sich Gedanken darüber, was dies für die Jungen bedeutete. „Wir waren die Roths, und das hat uns geprägt", sagt Uli. „Keiner von uns beiden war jemals allein. Manchmal waren wir auch für das verantwortlich, was der andere gemacht hat – ob im Guten oder im Schlechten." Einmal, noch in der Schulzeit, organisierte Uli als Schülersprecher ein Schulfest mit. Als nach der Party drei Blumentöpfe, die der Dekoration dienten, herumstanden, wollte Uli seiner Mutter und seiner Oma eine Freude machen und nahm die Blumen mit nach Hause. Als Mitorganisator sah er sich dazu durchaus im Recht, zudem wusste er nicht, dass die Töpfe nach Gebrauch wieder zurück in die Gärtnerei mussten. Als der „Diebstahl" aufflog, war klar, dass es „die Roths" gewesen sein mussten, obwohl jedem der Verantwortliche bekannt war: Uli. Egal. Die Zwillinge mussten anschließend zum Direktor, und selbst nachdem Uli ausdrücklich darauf aufmerksam gemacht hatte, dass er allein die Tat begangen hätte, wurden beide vom Schulleiter bestraft.

Michael und Uli entwickelten eine Art Doppelstrategie. Sie hielten fest zusammen, gegen die Welt da draußen waren sie unzertrennlich, ganz wie die beiden Embryos im Mutterleib. „Auf dem Schulhof kam gegen die Roths keiner an", sagt Uli. „Jeder wusste, wenn er sich mit mir anlegt, hat er es gleichzeitig auch mit Michael zu tun." Besonders in Dingen, die sie hassten, marschierten sie gemeinsam durch dick und dünn. Und das fing schon früh an. Mehrmals entschlossen sie sich, einfach nicht zu den strengen Erzieherinnen in den Kindergarten zu gehen. Sie versteckten sich lieber bei einem Bauern namens Walter Hauck und gingen mit ihm aufs Feld oder in den Stall. Hauck war ein Freund der Familie, selbst kinderlos, und er hatte die beiden sehr in sein Herz geschlossen. Er kaufte den Zwillingen später Ponys, die sie selbst versorgten. Und wenn sie sich bei Bauer Hauck versteckten, kehrten sie erst zu der Zeit nach Hause zurück, zu der sie für gewöhnlich aus dem Kindergarten gekommen wären. Hauck, auf dessen Bauernhof sie viele Stunden und Tage verbrachten, blieb immer ein väterlicher Freund der Roths. Und Jahrzehnte später wurden sie wegen ihres persönlichen Schicksals an den Tod des alleinstehenden Mannes erinnert. Nach einer quälend langen Leidenszeit war er an Prostatakrebs gestorben.

Die gemeinsamen Streiche konnten sie nur unternehmen, weil sie fest zusammenhielten. Zugleich suchte jeder für sich ein Gebiet, das nur ihm selbst gehörte. Anfangs eher unbewusst, im Lauf der Zeit immer zielgerichteter. Uli war bei den Pfadfindern engagiert: „Das hat Michael über-

Ursula und Ossi Roth mit den Kindern Michael, Gaby, Monika und Uli haupt nicht interessiert." Er züchtete Tauben – „darüber hat sich mein Bruder lustig gemacht". Und Uli war Ministrant, „mit Herzblut", wie er sagt, Michael hatte mit dem Dienst an der Kirche nichts im Sinn. Er ging lieber zum Tischtennis oder streunte mit Freunden im angrenzenden Wald umher. Oder er half beim Bauern aus. Einmal kam abends sein Vater von der Arbeit und sah einen Traktor, der Anhänger war meterhoch beladen mit Heu. Und am Steuer des Treckers saß Michael und lachte sich scheckig. Aber dem Vater fuhr ein Schreck in die Glieder. Wegen Michael musste Vater Ossi auch einmal vor Gericht: Der Sohn hatte sein Mofa frisiert und war mit dem getunten Zweirad der Polizei aufgefallen. Auch diese Geschichte trug dazu bei, die Prominenz der Zwillinge in Leutershausen zu steigern. Dennoch waren die beiden Lausbuben sehr beliebt, gerade wegen ihrer charmanten und fröhlichen Art.

Manchmal war geteiltes Leid jedoch auch halbes Leid. Einmal drangen die beiden Roth-Rabauken in den Stall eines benachbarten Bauern ein und schwangen – aus welchem Grund auch immer – wild mit einer Keule um sich. Zwei Hühner gerieten in die Flugbahn und bezahlten das mit ihrem Leben. Das löste natürlich mächtigen Ärger aus, weil abends der Bauer bei Ossi Roth auf der Matte stand.

Doch so unterschiedlich die Interessen waren und so eng sich die Roth-Zwillinge auch miteinander verbunden fühlten, wenn sie unterwegs auf Tour waren, so groß waren die internen Platzkämpfe, sobald sich die Haustür hinter ihnen schloss. Das fing beim Essen an. Wenn es daheim Spaghetti gab, hatten die Brüder die Gabeln schon in der Hand, bevor die Schüssel auf dem Tisch stand. Die Augen waren dabei immer fest auf den anderen gerichtet. Und sobald die Mutter dann das Essen freigab, aßen die beiden drauflos, als wäre es das letzte Nudelessen ihres Lebens. Und wehe dem, der mehr bekam als der andere. Jeder kleine Spaß zu Hause wurde zu einem Wettkampf zwischen den gleichen Brüdern. Tauchen mit Taucherbrillen in der Badewanne: Klar, aber Mutter Ursula musste zählen, wer länger unter Wasser bleiben konnte. Ständig gab es Stunk untereinander. Sie schubsten, boxten und prügelten sich. Jeden Tag, jeden Tag mehrmals.

Anlass waren oft Lächerlichkeiten. Da zog Michael die Hausschuhe von Uli an oder Uli das Hemd von Michael. Was an sich nicht weiter schlimm war, weil die Kleidungsstücke ja ohnehin identisch aussahen. „Aber dann haben wir uns deswegen doch wieder gekloppt", sagt Uli. „Vielleicht waren diese Hahnenkämpfe unsere Form, dem anderen und uns selbst zu zeigen, dass wir eben nicht immer gleich sein wollten. Jeder wollte etwas nur für sich haben und ein bisschen auch sein eigenes Leben führen."

„Einmal", erzählt Michael, „lagen wir in unserem Bett nebeneinander. Plötzlich fiel einem von uns ein, dass wir uns an diesem Tag noch gar nicht verhauen hatten. Deshalb erhielt der andere zunächst eine Kopfnuss, und dann ging es richtig zur Sache." Uli war zwar bei der Geburt der Schwerere von beiden, doch Michael hatte ihn bald überholt. Er blieb immer der etwas Kräftigere und Stärke. Ein anderes Mal veranstaltete der Bauer Walter Hauck in seiner Scheune ein privates Boxturnier, das Michael nutzte, um seinem Bruder eine blutige Nase zu verpassen.

Als die Brüder in die Grundschule kamen, war für Michael und Uli schnell klar, dass sie selbst in unterschiedliche Klassen wollten. Auf diese Weise entfielen die nervigen Fragereien, wer von beiden Uli und wer Michael ist. Und so konnten beide Klassensprecher werden, ohne bei der Wahl gegen den Bruder antreten zu müssen. Michael und Uli waren schlau, pfiffig und immer für einen guten Spruch zu haben. Aber sie waren lausige Schüler. „Wir waren stinkfaul", sagt Uli. „Doch es war der größte Fehler unseres Lebens, dass wir es nicht auf eine höhere Schule geschafft haben." Sosehr die Roth-Zwillinge auch Wert darauf legten, in unterschiedlichen Klassen unterrichtet zu werden, so einheitlich war ihr Lernverhalten: mies eben. Schon als Kinder merkten sie, dass sie unter ihren Möglichkeiten geblieben waren. Mehrmals sind sie ins sechs Kilometer entfernte Weinheim gefahren, dort, wo die weiterführenden Schulen waren. Und hier suchten sie die Gesamtschule auf, in die einige ihrer ehemaligen Klassenkameraden gingen, und setzten sich schließlich zur Probe auf die Stühle ihrer Altersgenossen, an die Pulte, die sie niemals erreichen würden. Auf diese Weise versuchten sie zu verarbeiten, dass es ihnen nicht gelungen war, auf die höhere Schule zu kommen. „Die hatten eben immer nur Sport im Kopf", sagt Ossi Roth. Wie jeder Vater hätte er es natürlich gern gesehen, wenn seine Söhne das Abitur geschafft hätten. Er besorgte auch Nachhilfestunden für seine Buben. Aber selbst das half nicht weiter. „Die Nachhilfelehrerin hatten wir schnell um den Finger gewickelt", erzählt Michael. „Wir haben mit ihr Cola getrunken und Kekse gegessen, aber kein bisschen gelernt." – „Wir haben sie letztlich nicht zum Lernen gezwungen, und wir haben uns über ihr Fortkommen auch niemals große Sorgen gemacht, weil wir wussten, dass etwas aus ihnen wird", sagt Ossi Roth.

So verbrachten die Roth-Zwillinge ihr Schulleben auf der Martin-Stöhr-Hauptschule in Leutershausen. Und hatten hier ihren Spaß. Uli war bald Schulsprecher, er organisierte Feste und Theaterabende. Und alles war nicht ganz so ernst.

Es geschah nicht oft, aber ab und zu nutzten sie es doch aus, identisch auszusehen. Einmal mussten beide an einem Tag eine Klassenarbeit schreiben, Michael in Musik und Uli in Biologie. Sie kamen auf die Idee zu tauschen, weil sie sich dadurch weniger Arbeit und bessere Noten versprachen. Michael hatte das Thema, das vorkommen sollte, bereits in seiner Klasse bearbeitet. „Aber das ging schrecklich in die Hose", sagt Uli. Er selbst holte für seinen Bruder zwar die Note Eins bis Zwei heraus. Aber Michael versagte kläglich in Biologie, weil der Lehrer kurzerhand das Thema gewechselt hatte. Das Doppelte-Lottchen-Spiel endete mit einem „Mangelhaft".

Zwilling zu sein war folglich ein Leid und ein Segen zugleich. Und manchmal war es auch ein bisschen mystisch. Die Kinderkrankheiten wie Keuchhusten, Masern und Windpocken bekamen beide immer im Gleichschritt. Und nicht etwa in den zeitlichen Abständen, wie es die Inkubationszeiten bei Brüdern vermuten ließen, die im gleichen Zimmer wohnen. Wenn der eine erste Masernpustel hatte, konnte der andere davon ausgehen, dieselben Ausschläge innerhalb von maximal zwei Stunden zu haben. Und wenn Michael am Morgen spürte, dass ein Milchzahn wackelte, konnte Uli sicher sein, dass mittags einer seiner Zähne an genau der

! Die Anatomie der Prostata

Die Prostata ist bei gesunden Männern rund 20 Gramm schwer, vergrößert kann sie bis zu 100 Gramm wiegen. Der deutsche Name der Prostata lautet „Vorsteherdrüse" und ist etwas irreführend, weil das recht kompliziert aufgebaute Organ in Wirklichkeit aus dreißig bis vierzig kleinen Drüsen besteht. Sie geben ihr Sekret direkt in die Harnröhre ab, die mitten durch das Sexualorgan läuft. Der Samenleiter führt ebenfalls zur Prostata und mündet dort in die Harnröhre. Ihren Namen hat die

Harnleiter

Samenleiter

Blase

Samenbläschen

Prostata

Äußerer Schließmuskel

Harnröhre

Nebenhoden

Hoden

Penis

Anatomie von
Prostata und Blase

Vorsteherdrüse, weil sie direkt vor der Harnblase platziert ist und den Blasenhals als unwillkürlichen Schließmuskel unterstützt. An ihrer Rückseite liegt die Prostata direkt am Mastdarm an, weshalb sie der Urologe mit dem Finger durch den After hindurch ertasten kann. An der Vorderseite wird sie durch das Schambein begrenzt. An ihren Seiten liegen die Erektionsnerven zusammen mit Blutgefäßen, die ebenfalls für die Versteifung des Gliedes von Bedeutung sind.

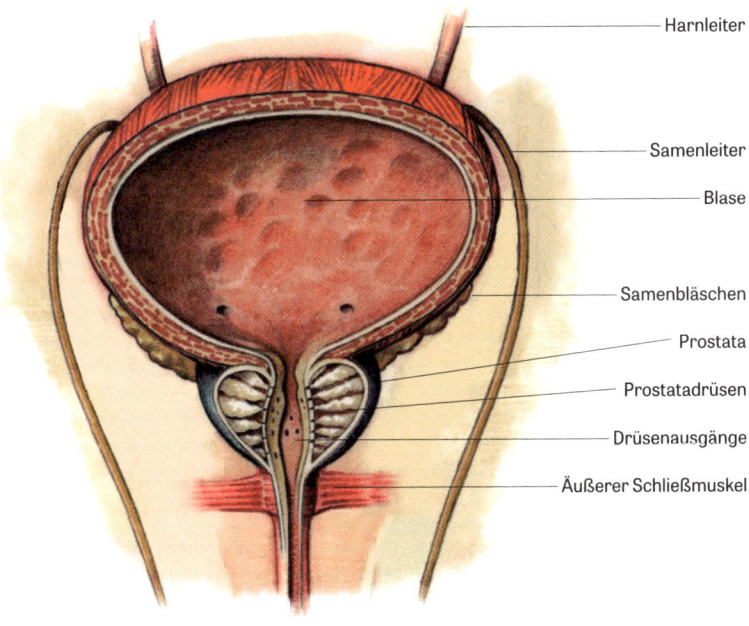

Harnleiter

Samenleiter

Blase

Samenbläschen

Prostata

Prostatadrüsen

Drüsenausgänge

Äußerer Schließmuskel

Querschnitt durch Blase und gesunde Prostata

Die Funktion der Prostata

Die Prostata hat ihre hauptsächliche Funktion beim Liebesspiel. Stimuliert von Nervenzellen, beginnen beim Geschlechtsakt unwillkürlich die Drüsen in der Prostata zu arbeiten. Das dort hergestellte Sekret gibt dem Sperma sein milchiges Aussehen sowie seinen speziellen Geruch und Geschmack. Es hat die Aufgabe, den Samen zu verflüssigen. Ein weiterer Inhaltsstoff, das Spermin, soll zudem die Erbinformation

Blutgefäße

Nervenbahn

Prostata

Äußerer Schließmuskel

Harnröhre

Gefäß- und Nerven-
versorgung der Prostata

der Spermien auf ihrem langen Weg zur Eizelle der Frau beschützen. Vor der Ejakulation sorgen die Muskelzellen in der Prostata dafür, dass sich das Drüsensekret mit dem Samen, der aus den Hoden kommt, vermischt und in die Harnröhre gepresst wird. Beim Erguss befördern dann die Muskeln des Beckenbodens und die Schwellkörper im Penis die vermischte Samenflüssigkeit nach draußen.

Darm
Harnleiter
Samenleiter
Blase
Samenbläschen
Prostata
Äußerer Schließmuskel
Harnröhre
Nebenhoden
Hoden

Anatomie von Blase, Prostata und Hoden

Die Lage der Prostata

Die Prostata zählt zu den Geschlechtsorganen, sie ist zudem in den Abtransport des Urins eingebunden. Dieser geht von den Nieren in die Blase und von dort weiter durch die Prostata in den Penis. Beim Samenerguss soll die Prostata verhindern, dass Urin durchgelassen wird und Sperma in die Blase fließt.

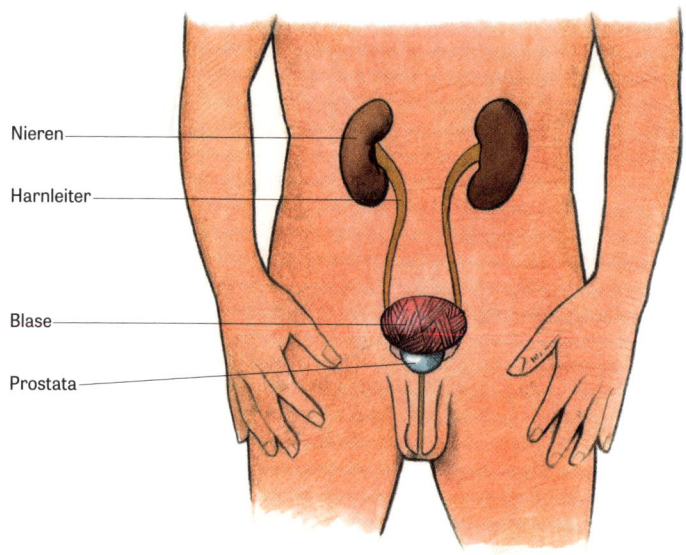

Nieren

Harnleiter

Blase

Prostata

Die Lage der Prostata im Unterleib

Der Tumor in der Prostata

Tumoren in der Prostata entstehen zu 80 bis 90 Prozent in den äußeren Regionen des Organs. Sie wachsen sehr langsam und breiten sich erst innerhalb der Prostata aus, ehe sie aus der Hülle ausbrechen. Metastasen finden sich dann in Nachbarorganen wie der Harnblase, dem Mastdarm oder in den Knochen. Ab einem Durchmesser von rund sieben Zentimetern kann der Arzt Prostatatumoren ertasten, wenn sie günstig liegen.

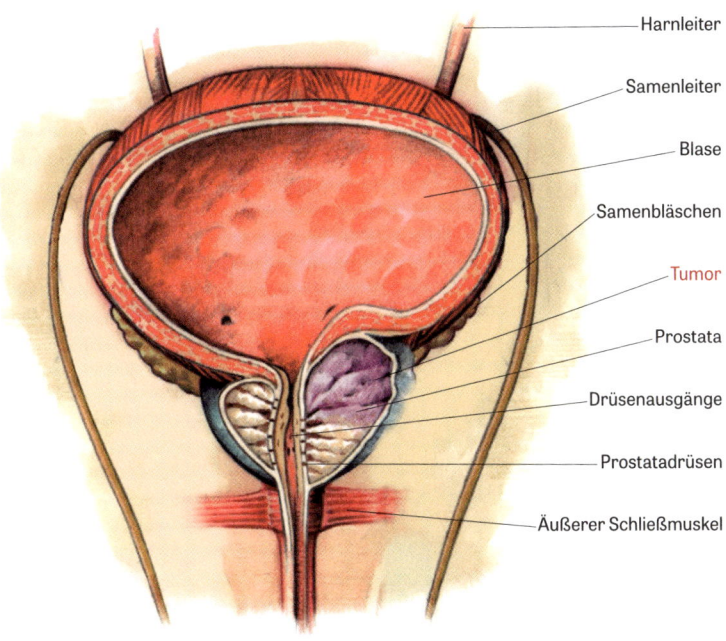

Harnleiter

Samenleiter

Blase

Samenbläschen

Tumor

Prostata

Drüsenausgänge

Prostatadrüsen

Äußerer Schließmuskel

Querschnitt durch Blase und erkrankte Prostata

23

gleichen Stelle auch wackeln würde. „Und das lag nicht daran, dass ich nachgeholfen habe, weil es für jeden ausgefallen Zahn von den Eltern eine Prämie von 50 Pfennig gab", wie Uli erzählt.

So sehr die beiden Jungen aufeinander fixiert waren, so schnell merkten sie, dass es auch andere interessante Menschen auf dieser Welt gab, und bald galt ihre große Leidenschaft zwei Bereichen: Handball und Mädchen. Sie mochten die Mädels, und die Mädels mochten sie. Sie waren stattliche Jugendliche mit gut trainierten Körpern, und ihr südamerikanischer Einschlag, die schwarzen Haare und die braunen Augen machten sie in Leutershausen bald zu echten Frauenhelden. Und dann auch in Schriesheim, und dann in Weinheim und den anderen Städtchen ringsumher. Die Brüder genossen es, Blickfang zu sein. „Wir haben es ausgelebt, und manchmal haben wir es peinlich überdreht", sagt Uli.

Michael und Uli Roth – die Kindheit war bestimmt von den Platzkämpfen zu Hause und dem bedingungslosen Zusammenhalt vor der Haustür. Und die Mädchen und später die Frauen gehörten eindeutig zu der Welt da draußen, hier gab es keinen Wettkampf. Kein einziges Mal haben sie sich um ein Mädchen oder eine Frau gestritten – man konnte sich aufeinander verlassen. „Oft hatten wir sogar dieselben Frauen – nacheinander", sagt Uli Roth. „Wir mögen den gleichen Typ, und wir hatten damals den Eindruck, dass es manchen Frauen egal war, mit wem von uns beiden sie zusammen waren, Hauptsache, es war ein Roth." Nur einmal gab es etwas Streit. Da bat Uli seinen Bruder, ihn bei einer Freundin zu vertreten, weil er auf eine andere Party gehen wollte. Er sollte sich dabei als Uli ausgeben. Michael stimmte zu, er gab alles. Vielleicht zu viel. Er knutschte mit Ulis Freundin, die zunächst ahnungslos blieb, wer sie an diesem Abend glücklich machte. Dann kam das Wechselspiel ein paar Tage später doch heraus, Uli war seine Freundin los – und danach mächtig sauer auf den forschen Michael.

Medaillen, Meisterschaften und die Steffi – der sportliche Aufstieg

Mit den vier Kindern, die fast gleichaltrig waren, herrschte in der Wohnung der Familie Roth stets ein ordentlicher Lärmpegel. Die Zwillinge sorgten schon dafür, dass es niemals Ruhe gab, sobald die Jungen zu Hause waren. Da waren die Raufereien. Da war zudem die Gewohnheit der Brüder, die Wohnung als eine Art Spielfeld zu betrachten.

Dann begannen sie, ernsthaft Sport zu betreiben. Mit sechs Jahren waren sie zunächst mit ihrem Vater Ossi nach Heidelberg mitgegangen, der in der Universitätsstadt als Basketballtrainer tätig war. Basketball blieb aber eine kurze Episode. Dann probierten es die beiden Jungen mit Fußball. Aber schon mit sieben Jahren kamen die Roths zum Handball, was in Leutershausen nicht erstaunlich ist, weil der kleine Ort als Hochburg des Handballs gilt – so wie Flensburg im Norden, Minden und Gummersbach im Westen und Großwallstadt im Süden Deutschlands. Ein Freund des Vaters war in Leutershausen als Übungsleiter tätig. Zweimal in der Woche hatten sie nun Training im Verein, und an den restlichen Tagen trainierten sie eben in der Wohnung. Dabei war es durchaus von Vorteil, einen Bruder zu haben, der die gleichen Interessen hatte, der ebenso gut fangen und werfen konnte wie man selbst. Und so passten sich die Jungen die Bälle zu, sie dribbelten und versuchten sich gegenseitig auszuwackeln. „Jede Tür wurde für einen Sprungwurf genutzt", sagt Ossi Roth.

Anders als in der Schule, wo sie gern in getrennten Klassen waren, spielten die beiden immer in der gleichen Mannschaft: Sie begannen in der E-Jugend der SG Leutershausen, dann rückten sie vor in die D- und C- und schließlich in die B-Jugend. Und dabei wurde ein Mann für sie immer wichtiger, der in Leutershausen als „knallharter Hund" bekannt war. Jürgen Hahn, der Jugendtrainer von Michael und Uli, war einstiger Handballnationalspieler. 1976 waren er und seine Mannschaft bei den Olympischen Spielen in Montreal auf den vierten Platz gekommen. Dieser Jürgen Hahn war nicht nur ein Freund der Familie, er bimste den beiden Jungen auch ein, dass Handball viel mehr sein kann als ein Spiel: eine Vorbereitung für das ganze Leben, eine Einnahmequelle und vor allem ein Sprungbrett nach oben. „Ihr seid in der Schule die Loser, nutzt den Handball, um mehr aus euch zu machen", sagte er seinen Schützlingen. „Ihr müsst über den Sport euer Leben bestimmen." Für Hahn, der zu Hause selbst zwei Töchter hatte, waren die Roths wie Ersatzsöhne.

Und mit seinen Worten traf Hahn durchaus den Nerv der Zwillinge. In den Ferien arbeiteten Michael und Uli oft bei heimischen Handwerksbetrieben, um Geld zu verdienen. Für sie war es immer eine schlimme Vorstellung, in einem dieser Betriebe zu enden. „Wir wollten keine Handwerker werden, zumal uns letztlich dafür auch das Talent gefehlt hat. Viele unserer Freunde verließen allein schon deshalb das Dorf, weil sie auf höhere Schulen gingen", sagt Uli. „Wir mussten den Sport nutzen, um hier wegzukommen, weil uns klar war, dass unsere berufliche Karriere hier nicht zu Ende sein durfte." Also trainierten sie, schufteten im Kraftraum oder bolzten Kondition. „Unser Geheimnis war Fleiß: Wir waren nie die talentiertesten Handballer, wir waren nie die muskulären Typen, sondern eher fleischig. Aber wir hatten ein Ziel. Wir trainierten und spielten immer zielorientiert und haben uns dadurch von vielen abgegrenzt, denen später die Mofas, die Partys oder die Freundin wichtiger als der Sport waren", sagt Uli Roth. „Wir haben uns dämlich trainiert."

Michael und Uli Roth hatten sich viele Gedanken über die Karrieren von Athleten gemacht: Warum schaffen es einige Talente nach oben und warum andere nicht? Warum können einige Sportler von ihrer Karriere zehren und manche nicht? Jürgen Hahn ist einer der wesentlichen Gründe, weshalb die Roths nach oben gelangten. „Er war schonungslos", sagt Uli Roth. „Einige Neider sagen über uns, wir hätten einfach Glück gehabt. Das ist falsch, weil wir von Jürgen Hahn gut beraten waren, auf ihn gehört haben und dann konsequent an unseren Defiziten mit sehr viel Disziplin gearbeitet haben."

Vater Ossi war stolz auf seine Kinder, er schaute sich die meisten Spiele an. Er war aber niemals der Antreiber, keiner dieser typischen Sportlerkinderväter, die ihre Sprösslinge nach vorne peitschen. Als ehemals glänzender Basketballer hatte er es nicht nötig, fehlende eigene Erfolge auf die Karriere der Kinder zu projizieren. Mutter Ursula war auch gern bei den Spielen dabei, verstand aber nicht viel von dem Sport.

In Leutershausen kannte längst jeder die Handball-Brüder. Michael, den Robusten, der als Mittelmann Spielgestalter aller Mannschaften war, und Uli, der als Torjäger auf halblinks oder als Kreisläufer spielte. Bald wurden auch die Trainer der Auswahlmannschaften auf die Zwillinge aufmerksam; und so ging es Stufe für Stufe nach oben und damit raus aus Leutershausen. Zunächst in die Kreisauswahl, danach in die badische Auswahl, dann in die süddeutsche Jugendauswahl. Und schließlich kam ein Sichtungsturnier mit mehreren Auswahlteams aus Südbaden, Nordbaden, Württemberg und Hessen. „Uns war sofort klar, dass es unsere Chance war. Wir mussten an diesem Tag gut sein", sagt Uli Roth. Es war wie so oft in ihrem Leben, sobald sie aufs Spielfeld liefen: Die Zwillinge fielen auch an diesem Tag sofort auf. Nicht nur, weil sie gleich aussahen, sie verkörperten auch eine Dominanz auf dem Spielfeld. Sie bildeten einen Doppelpack, der besonders in der Abwehr schwer zu überwinden war. Und im Angriff waren sie eine Achse, die sich beim Werfen im heimischen Kinderzimmer bis zur Perfektion herausgebildet hatte. Michael, der Spielgestalter, warf den Ball an den Kreis. Dort stand Uli. Eine kurze Drehung. Tor.

Und dennoch blieb an diesem Tag eine Ungewissheit, denn das Ergebnis sollte erst einige Tage später in einem Brief mitgeteilt werden. Es waren harte Tage, denn „schlimmer als eine Nicht-Berücksichtigung wäre es für uns gewesen, wenn nur einer nominiert worden wäre. Wir hatten Angst davor, getrennt zu werden. Wir wollten uns untrennbar machen", sagt Uli Roth. Und dann erhielten sie endlich den Brief vom Deutschen Handballbund: Uli Roth wird Jugend-Nationalspieler, hieß es in diesem, und mit der gleichen Post wurde zu aller Erleichterung auch Michael Roth nominiert. „Damit öffnete sich für uns der Horizont", sagt Uli Roth. Es ging nach Lübeck zum Länderspiel gegen Norwegen, nach Paris zu Länderspielen gegen Frankreich, insgesamt absolvierte Uli acht und Michael neun Spiele in der deutschen Jugendauswahl. Und dabei waren sie mit den besten jungen Handballern Deutschlands zusammen, mit späteren Weltklassespielern wie Rüdiger Neitzel, Jochen Fraatz oder Martin Schwalb.

Sie schnupperten also schon einmal die Luft der großen Welt. Nach Abschluss der Hauptschule hatte Michael als Verwaltungskraft im Rathaus von Leutershausen anfangen wollen. Kein Problem, dachte er sich, schließlich kannte er in dem Ort genug einflussreiche Leute. „Doch dann bekam ich den ersten Dämpfer", sagt er. Er wurde abgelehnt. Also sah er sich gezwungen, eine Lehre als Kraftfahrzeugmechaniker zu beginnen. Gar nicht einmal, weil er sich besonders für diesen Beruf interessierte, aber der Autofan glaubte auf diese Weise schneller an einen eigenen Wagen zu gelangen. Und Hauptsache, man hatte „irgendetwas in der Hand".

Uli begann eine klassische Verkäuferlehre bei einem Sportgeschäft in Weinheim. Das passte schon besser, schließlich interessierte er sich für Sport, und er konnte Menschen überzeugen, Dinge zu kaufen, von denen er glaubte, die Leute könnten sie gebrauchen.

Mit achtzehn Jahren spielten die Roth-Brüder schließlich in der ersten Mannschaft der SG Leutershausen, die damals den Sprung von der Regionalliga in die neu geschaffene Zweite Bundesliga schaffte. Wegen ihrer positiven Ausstrahlung und ihres Mannschaftsgeistes waren die beiden Youngster sofort akzeptiert im Team. Und auch die Brüder fühlten sich wohl, selbst wenn „wir uns immer mal wieder wie die Doofbacken von der Hauptschule gefühlt haben", sagt Uli. Handball war damals vielfach noch ein Studentensport, und deshalb „fuchste es uns", wenn die anderen vom Studium erzählten und „wir in die Berufsschule mussten. Ein bisschen haben wir uns auch geschämt." Und wenn die Mitspieler in die Studentenkneipen und Uni-Keller nach Heidelberg zogen, mogelten sich die Zwillinge mit rein. Später flunkerten die Roths manches mal, dass sie zumindest Realschulabschluss hätten, und Uli, der Verkäufer, gab sich großspurig als Außenhandelskaufmann aus.

Aber auf dem Spielfeld waren die Bildungsdefizite schnell vergessen. Schon in ihren ersten Jahren in der Erwachsenenklasse waren sie so gut, dass Bundesligavereine auf sie aufmerksam wurden. Im Frühsommer 1982 unterzeichneten die Roths schließlich einen Vertrag beim Bundesligisten Frisch Auf! Göppingen. Es sollte der erste große Vertrag für sie sein, der Schritt raus aus dem heimischen Milieu: 600 Mark, plus Auto, plus Wohnung. Und das Wichtigste: Sie konnten zusammenbleiben wie die achtzehn Jahre zuvor.

Es war dennoch ein schwerer Entschluss, weil sie sich gegen ihren Heimatverein entscheiden mussten. Mit den Funktionären von Frisch Auf! Göppingen vereinbarten die Zwillinge nach dem Abschluss des Vertrags an einem Samstagabend Stillschweigen, bis sie die

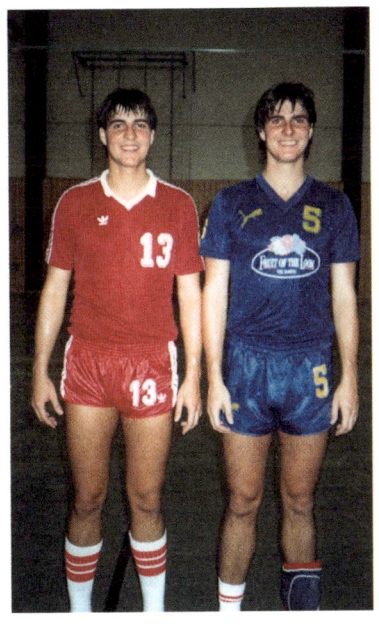

Kontrahenten: Michael (Leutershausen) gegen Uli (Schwabing)

Vereinsführung der SG Leutershausen über ihren Abgang informiert hatten. Umso entrüsteter waren die Brüder, als sie am Montagmorgen einen Anruf erhielten, die Stuttgarter Zeitung habe ihren Wechsel nach Göppingen vermeldet. Das werteten die beiden als Wort- und Vertrauensbruch. Aus Verärgerung über den Göppinger Vorstoß lösten die Zwillinge ihren Vertrag mit Frisch Auf! Göppingen wieder auf. Das war eine harte, eine einschneidende und konsequente Entscheidung. Denn Uli hatte gleichzeitig ein Angebot des Bundesligaaufsteigers MTSV Schwabing erhalten. Ihm kam dabei eine taktische Änderung zupass. Die Sowjetunion war seinerzeit prägend für das Handballspiel in der gesamten Welt. Und deren Trainer bevorzugten nun erstmals Kreisläufer, die nicht wie in Deutschland und überall in der Welt kräftig-muskulös und kompakt gebaut waren, sondern lange Kerle, die auch hohe Anspiele verwerten konnten.

Mit 1,96 Meter war Uli ein sehr großer Kreisläufer, und nun war er mit einem Mal en vogue. Michael indes galt vielen als noch zu unreif, um die wichtige Rolle des Spielgestalters in einem Bundesligaverein ausfüllen zu können. „Etwas neidisch war ich schon", sagt Michael Roth. „Uli zog in die weite Welt, ich blieb im verträumten Leutershausen zurück."

Uli war „maßlos enttäuscht" über die Folgen des Göppinger Vertrauensbruchs. Er war jemand, dem es „nur gut geht, wenn es anderen gut geht". Und nun musste er seinen geliebten Bruder zurücklassen, er sollte sein Alter Ego auf dem Spielfeld verlieren. Bisher war es doch so, dass „ich gejubelt habe, wenn Michael ein Tor geworfen hat, als hätte ich selbst es geworfen. Und ich habe mich geärgert, wenn er danebenwarf, als hätte ich selbst nicht getroffen." Und das alles war nun vorbei. Andererseits zog es ihn mit Macht nach Schwabing. München.

Eine Weltstadt. Er war da angekommen, wo ihn sich sein Handballtrainer Hahn so gern vorgestellt hatte. Er hatte erreicht, was er selbst sich immer als Ziel gesetzt hatte. Sie hatten ihre Lehren beendet, aber nun zählte für sie der Handballsport. Anfangs war es indes nicht einfach, sich zurechtzufinden neben all den Weltstars. Er hatte Glück, dass sein langjähriger Freund und Mannschaftskamerad Michael Sahm, genannt „Walter", mit nach München ging.

Der MTSV Schwabing galt als neues Modell für Deutschland. Handball sollte hier als Show aufgezogen werden, das Spiel sollte ein Event sein, das nicht nur in kleinen und mittelgroßen Städten wahrgenommen wird, sondern auch die großen Hallen in den Millionenstädten füllen kann. Die Spieler trugen keine grün-weißen Trainingsanzüge, sondern gelb-blaue, mit Sternen verzierte Designerteile. Und beim Auflaufen der Mannschaft sollten nicht nur die Oberschenkel der Handballer auffallen: Busenwunder Dolly Dollar war dabei, Go-Go-Girls und eine brasilianische Tanzband – es war eben so, wie es sich der Deutsche Vereinssport auf amerikanisch vorstellt. Und Uli Roth befand sich mittendrin. Schon nach dem ersten Jahr war er ein zentraler Mann dieser Truppe. Seine Karriere als Nationalspieler hatte jedoch zunächst eine kleine Delle erlitten. Bei einer Reise der Junioren-Nationalmannschaft nach Israel schoss Uli zunächst zehn Tore, dann aber nach dem eigentlichen Handballspiel ein folgenschweres Eigentor. Er verliebte sich in eine Israelin, die so „wunderschön war", wie er sagt, dass er nachts über den Balkon eine Etage tiefer zu ihr kletterte. Die Handballer logierten jedoch in einem streng überwachten Kibbuz, und natürlich kam das Fensterln prompt heraus. Trainer Zlatan (mannschaftsinterner Spott: „Satan") Siric hatte nichts übrig für solch amouröse Trainingseinheiten. Der Deutsche Handballbund suspendierte Uli daraufhin für ein halbes Jahr. Vermutlich kostete ihn die Leidenschaft für das andere Geschlecht und die darauf folgende Sperre seinen Einsatz bei der Handball-Weltmeisterschaft 1982 in Deutschland.

Die Geschichte war indes irgendwann vergessen. Im Oktober 1982 war Uli Roth zunächst zu einem Lehrgang der Junioren-Nationalmannschaft eingeladen, anschließend zu einem Lehrgang der A-Mannschaft. Zum Abschluss des Lehrgangs spielte das Nationalteam in einem Vierländerturnier unter anderem gegen die Tschechoslowakei. Am Abend vor dem Spiel traf Uli zufällig Bundestrainer Simon Schobel auf dem Flur des Hotels. Der Deutsch-Rumäne war stets etwas mysteriös, und er sagte dieses Mal, es könnte sein, „dass ich heute Nacht einen Traum habe". Mehr nicht. Roth fand das etwas eigenartig, dachte sich aber weiter nichts dabei. Am nächsten Morgen erzählte Simon auf der Mannschaftssitzung, er hätte heute Nacht geträumt, der Uli würde heute sein erstes Länderspiel machen. Und was man träumt, solle man auch in die Wirklichkeit umsetzen. Also absolvierte Uli Roth am 22. Oktober 1982 sein erstes Länderspiel. Er erzielte zwei Tore. Michael und die ganze Familie Roth saßen bei seinem Debüt im Nationaltrikot natürlich auf der Tribüne.

Der ehemalige Bundestrainer Vlado Stenzel nannte Uli Roths Aufstieg zum Nationalspieler „einen Witz". Das lag daran, dass der lange Kreisläufer polarisierte. Die Süddeutsche Zeitung schrieb einmal: „Er plustert sich gern auf wie ein Pfau, stolziert selbstbewusst durch den gegnerischen Block und versucht so, das Interesse auf sich zu ziehen." Michael und er hätten „stets durch unsere Lässigkeit provoziert", sagt Uli. Angst, vor 10 000

Leuten in Kiel zu spielen? Kannten die Roths nicht. Bei hitzigen Begeg-
nungen in aufgepeitschten Hallen einzuknicken? Das gab es nicht. Sie be-
wegten sich auf dem Spielfeld „wie Sonnenkönige". Die einen fanden ihre
Spielweise deshalb genial, die andern arrogant und pomadig.

Uli Roth war 1982 gerade einmal zwanzig Jahre alt, aber er hatte es
bereits an die Spitze des deutschen Handballs geschafft. Schobel nannte
Roth „meinen Lieblingsschüler". „Wir hatten eine gewisse Nähe", sagt Uli
Roth. „Ich habe ihm vertraut, und er hat mir vertraut." Schobel machte
den jungen Mann später sogar zum Mannschaftskapitän, obwohl es im
deutschen Auswahlteam so renommierte Spieler wie den Weltklassemann
Sepp Wunderlich gab.

Der neue Bundestrainer Schobel setzte auf die erfolgreichen Nach-
wuchsspieler, dazu kamen nur eine wenige gesetztere Spieler wie Wunderlich und Torhüter Andreas Thiel. Michael und Uli Roth gingen getrennte
Wege. Uli spielte in Schwabing, Michael wechselte 1983 zum Bundesligisten TuS Hofweier.

Sie waren räumlich getrennt, aber sie telefonierten miteinander, fast jeden Tag. Es waren meist belanglose Gespräche: „Was machst du, wo bist
du, wie läuft's so?" Über Freundinnen oder Gefühle sprachen sie so gut wie
nie. „Da waren wir nicht anders als andere Männer. Frauen können stundenlang quatschen. Wir brauchten unseren täglichen Kontakt, aber ins-
tinktiv haben wir nie über persönliche Dinge gesprochen", sagt Michael.
Die großen sportlichen Erfolge konnten sie weiter zusammen feiern, außerhalb ihrer Vereinsmannschaft. In Finnland gewannen sie bei der Junio-
ren-Weltmeisterschaft die Silbermedaille. Uli erzielte siebzehn Tore und
zählte zu den herausragenden Spielern. Kurz darauf bestritt auch Michael
sein erstes Spiel in der A-Mannschaft des Deutschen Handballbundes.

Und dann fuhren sie 1984 gemeinsam zu den Olympischen Spielen
in Los Angeles. Sie hatten Glück, weil sich die Mannschaft ursprünglich
bei der B-Weltmeisterschaft in Holland gar nicht für Olympia qualifiziert
hatte. Doch dann boykottierte der Ostblock die Spiele in den USA, und
die Bundesrepublik rutschte nach. Zu Recht, wie sich später herausstel-

len sollte. „Wir haben uns in einen Rausch gespielt", sagt Uli Roth. In der Vorrunde ging kein Spiel verloren, im entscheidenden letzten Gruppenspiel gewann Deutschland gegen Dänemark. Erst im Finale fehlten die Nerven. Beste Torchancen wurden vergeben. Und deshalb verlor die deutsche Mannschaft das Endspiel gegen Jugoslawien mit 17:18. Silber bei Olympia – es sollte für zwei Jahrzehnte der größte Erfolg einer deutschen Nationalmannschaft bleiben.

Uli organisierte im Olympischen Dorf zusammen mit Martin Schwalb und den befreundeten Wasserballern eine legendäre Party für die deutschen Sportler. Am nächsten Tag ging es ins Flugzeug, und die Handballer feierten dort weiter, bis die ersten Sitzkissen flogen und sich Sportler, die weniger gut abgeschnitten hatten, über die lauten Handballer beschwerten. Hätten sie gewusst, was auf sie in Deutschland zukommen würde, hätten sie sich womöglich etwas ausgeruht. Schon am Flughafen gab es das erste Empfangskomitee, von dort ging es mit einem Autokorso durch Leutershausen in die Heinrich-Beck-Halle: Die Roths waren endgültig kleine Könige an der Bergstraße.

Noch in der gleichen Saison folgte Michael seinem Bruder zum MTSV Schwabing. „Es war ein Fehler", wie er später feststellen würde. Die Mannschaft setzte auf Weltstars, und der Zweiundzwanzigjährige war zu jung, um dort als Spielmacher akzeptiert zu werden. Und irgendwie kam er auch nicht mit dem Trainer zurecht. So zog er bald weiter zum unterfränkischen TV Großwallstadt und wurde dort sofort Kapitän.

Michael und Uli Roth waren nun feste Größen im deutschen Handball. Uli blieb Kapitän der deutschen Nationalmannschaft. Erst als sein Mentor Simon Schobel nach der verpatzten Weltmeisterschaft 1986 in der Schweiz als Bundestrainer entlassen wurde, machte seine Karriere in der Nationalmannschaft eine mehrmonatige Pause, bis ihn Schobels Nachfolger Petre Ivǎnescu zurückholte.

Uli Roth absolvierte insgesamt 154 Länderspiele. Bis zur Vereinigung mit der DDR war er Rekordnationalspieler. Michael brachte es auf 44 Länderspiele. Seine Karriere im Nationaldress endete abrupt, als er sich

1987 das Kreuzband im Knie riss. Als er sich nach über einem halben Jahr Verletzungspause wieder fit fühlte, war der Posten des Nationaltrainers neu besetzt. Unter dem neuen Bundestrainer bekam Michael Roth keine Chance mehr.

Zusammen mit ihrem alten Kumpel Martin Schwalb, mit dem Essener Jochen Fraatz, Rückraumschütze Rüdiger Neitzel und Torhüter Andreas Thiel galten sie als eine goldene Generation des deutschen Handballs. Aber diesem Ruf konnten sie kaum jemals gerecht werden. „Schobel hatte unsere Mannschaft nach der Silbermedaille für unsterblich erklärt, aber wir waren noch nicht so weit", sagt Uli Roth. „Rückblickend muss man wohl sagen, dass der frühe Erfolg in Los Angeles für unser Team nicht dienlich war."

Uli Roths Karriere in der Nationalmannschaft ist vergleichbar mit den Karrieren eines Uwe Seeler oder Lothar Matthäus im Fußball. Dass selbst junge Handballer seinen Namen nicht mehr kennen, sagt viel über den Zustand dieser Sportart in Deutschland aus. Für Uli Roth kam das Ende im Auswahlteam, als die Nationalmannschaft 1989 die B-Weltmeisterschaft in Frankreich ziemlich vergeigte. Eigentlich wollte sich die Mannschaft dort für die nächste A-WM qualifizieren. Stattdessen stieg das Team in die Drittklassigkeit ab. Danach wurde ein neuer Bundestrainer berufen, ein Umbruch folgte, und Uli Roth wurde fortan wie ein Aussätziger behandelt. „Es gab nie eine freundliche Geste oder ein Abschiedsspiel durch den Deutschen Handballbund, das war ein schlimmer Abgang." Uli Roth hält es für einen schweren Fehler, auf die Erfahrung und die Strahlkraft ehemaliger Nationalspieler zu verzichten. Als Beweis dafür sieht er den Gewinn der Weltmeisterschaft 2007. Die deutsche Mannschaft habe zwar im eigenen Land den Titel gewonnen, aber von der Euphorie in den Hallen und am Fernseher sei einige Monate später kaum noch etwas übrig geblieben, bemerkt er. Auf diese Weise werde Handball trotz seiner Attraktivität für den Zuschauer niemals aus dem Schatten des Fußballs heraustreten können. Dabei wäre die Vermarktung durch Profis ähnlich wie im Fußball von großem Vorteil.

Uli Roth spielte fünf Jahre in Schwabing. Es waren aufregende Jahre, sportlich erfolgreiche Jahre. Der MTSV Schwabing spielte in der deutschen Spitzenklasse mit, gewann einmal den Pokal und wurde Vizemeister. Aber es war, anders als es sich die Erfinder des Projekts vorgestellt hatten, keine überragende Zeit. Große Titel blieben aus, und letztlich scheiterte man auch an dem Ziel, den Handballsport in der Millionenstadt München als feste Größe zu etablieren. Irgendwann ging den Initiatoren des Modells Schwabing dann das Geld aus. Eine Szene zeigt beispielhaft, dass die Handballer nie richtig bei den Münchnern angekommen waren. 1986 holte die Mannschaft den Deutschen Pokal, und wie üblich bei solchen Erfolgen gab es einen Empfang beim Oberbürgermeister. Die Handballer, immer ein lustiges Völkchen, gingen danach, so wie es die Fußballer des FC Bayern München vormachten, auf den Balkon des Rathauses und

Silber und eine legendäre Party im Olympischen Dorf:
Uli und Michael mit der Medaille 1984 in Los Angeles

spritzten zum Spaß Champagner nach unten. Doch auf dem riesigen Marienplatz war kein einziger Fan zu sehen, vermutlich wusste sogar niemand, dass an diesem Tag die Handballer des MTSV Schwabing geehrt wurden. Stattdessen fand auf dem Platz eine Messe statt, und als der Pfarrer die jubelnden Handballer auf dem Balkon hörte, rief er nach oben, ob sie nicht mal ein bisschen leiser sein könnten.

Michael Roth konnte in dieser Zeit mit seinem Provinzverein TV Großwallstadt durchaus mithalten. 1986 hätte er mit dem Traditionsklub fast den Europapokal der Pokalsieger gewonnen. Erst in der letzten Sekunde gelang dem Endspielgegner FC Barcelona der entscheidende Treffer zum Pokalgewinn. Von spezieller Bedeutung waren stets die Spiele in der Bundesliga, in denen die Brüder gegeneinander spielten. Es waren besondere Spiele für sie selbst, aber auch für die Zuschauer und die Medien, die genau beobachteten, wie sich die Zwillinge verhielten. Ein bisschen war es so wie einst in der elterlichen Wohnung in Leutershausen. Michael und Uli waren Konkurrenten, sie schenkten sich nichts. Sie packten zu, foulten einer den anderen, wenn keine weitere Möglichkeit blieb. Und einmal standen sie sich auch Kopf an Kopf gegenüber und pöbelten sich an. Michael und Uli waren Profis: Sie wussten, was die Trainer von ihnen verlangten. Und sie wussten auch, was die Medien wollten: ein bisschen Rabatz, ein bisschen Show. Im Grunde war es aber wie einst auf dem Schulhof. Wenn es wirklich ernst geworden wäre, hätten sie wieder bedingungslos zusammengehalten.

Die gespielte Gegnerschaft dauerte drei Jahre. 1987 folgte Uli seinem Bruder nach Großwallstadt. Jetzt war es wieder wie in der Jugend in Leutershausen und wie in den Spielen der Auswahlmannschaften. Michael passt, Uli fängt. Drehung. Und Tor. „Ich wusste natürlich genau, wie er sich bewegt, wo er den Ball haben möchte", sagt Michael, und als hervorragender Techniker fiel es ihm nicht schwer, den Ball genau dorthin zu platzieren. 1989 gewannen sie gemeinsam mit dem TV Großwallstadt den Deutschen Pokal. Michael und Uli genossen es, endlich wieder zusammen in einer Vereinsmannschaft zu spielen. Sie waren wieder die Zwei-Mann-

Wand in der Abwehr. Sie galten als „Klopper, und deshalb haben uns die Leute in fremden Hallen gehasst", sagt Michael. „Handball-Provokateur" nannte die Süddeutsche Zeitung einmal Uli Roth, weil er sich überall einmischte. Legendär waren die Motzereien gegen die Schiedsrichter, auch darin waren die Zwillinge gleich groß. „Der Umgang mit den Schiedsrichtern war sicherlich nicht unsere Stärke, wir sind oft wegen Meckerns vom Platz geflogen", sagt Uli.

In Großwallstadt wurden die Roths immer wieder an Freud und Leid des Zwillingsdaseins erinnert. „In der Beurteilung unserer Leistung gab es oft keine Unterschiede", sagt Uli Roth. Spielte der eine gut, war auch der andere gut. Spielte der eine schlecht, galt dies im Auge vieler Zuschauer ebenso für den anderen. Und die Verwechslungen hörten nicht auf. „Da habe ich in einem Spiel neun Tore geworfen und Michael zwei, aber in der Zeitung steht es genau umgekehrt", sagt Uli. Oder die Presse zeigte das Bild eines grandiosen Wurfes „von Uli Roth". In Wirklichkeit war es aber Michael, der auf dem Foto zu sehen ist. Es „verfolgt und ärgert uns bis heute", sagt Uli Roth, weil es wenig Rücksicht darauf nimmt, wie sehr beide auf ihrer eigenen Identität bestehen. Aber wohl auch, weil es trotz der emotionalen Zuneigung zueinander stets diese kleinen internen Abgrenzungskämpfe gab.

Einmal sorgten die Verwechslungen sogar für einen Skandal. In einem Spiel in Berlin wurde Michael Roth wegen eines Foulspiels des Feldes verwiesen. In Wahrheit hatte aber Uli das Foul begangen. Die Brüder protestierten und machten den Schiedsrichter auf den Fehler aufmerksam. Doch dieser war wie einst der Rektor an der Grundschule: Roth bleibt Roth – es ist gleichgültig, wer bestraft wird. Erst nach Spielschluss wurde der Fehler endgültig aufgeklärt. Ein Verbandsgericht des Handballbunds entschied später, dass das Spiel wiederholt werden musste.

Dann kam die Spielzeit 1989/1990. Es sollte eine besondere Saison beim TV Großwallstadt werden. Es lief nicht sehr gut, es gab Ärger mit dem Trainer und Zwist im Verein. Und dann verknoteten sich noch die beiden Leidenschaften der Roths miteinander: Handball und Frauen. Michael und Uli Roth waren die Blickfänge geblieben, die sie schon als Lausbuben in

Leutershausen waren. Nur waren aus den lustigen, schwarzhaarigen Zwillingen nun attraktive Männer geworden. „Wir lieben und wir liebten die Frauen", sagt Uli Roth, und damit meint er, dass die Roths nichts anbrennen ließen. Und das wusste man natürlich in Großwallstadt. Als es dann nicht richtig rund lief in der Mannschaft, wurde Uli als Sündenbock ausgemacht. Es existierten Gerüchte um angebliche Affären. Frühzeitig gab der Verein bekannt, dass sein Vertrag nicht verlängert würde.

Uli sagte der Mannschaft, dass er den Verein verlassen müsse, gleichzeitig schwor er die Mannschaft ein: Wie immer auch das Verhältnis zum Trainer sei, man würde noch einmal richtig Gas geben und den Titel holen. Und dann gelangte der TV Großwallstadt zur Überraschung der Fachwelt tatsächlich in die Play-off-Runde. Uli lief noch einmal zu großer Form auf, er wollte allen zeigen, „dass es eine Fehlentscheidung war, mich zu entlassen". Im Halbfinale erzielte er gegen den TBV Lemgo den entscheidenden Treffer aus der Linksaußen-Position – für einen Kreisläufer ein kleines Kunststück. Und zur Krönung der Saison gewann die Mannschaft

Uli und Michael bei der Ehrung durch Bundespräsident Richard von Weizsäcker
mit dem Silbernen Lorbeerblatt: Lohn für die Silbermedaille bei Olympia

dann tatsächlich die Deutsche Meisterschaft nach zwei Siegen über den TSV Milbertshofen.

Wer auch immer die Affärengerüchte in Großwallstadt in die Welt gesetzt hatte, die Anziehungskraft der Roths blieb niemandem verborgen. Im Juni 1990 kam das Boulevardblatt Echo der Frau mit einer Enthüllungsgeschichte an den Kiosk: Uli Roth und Steffi Graf sind ein Liebespaar: „Er ist verdammt attraktiv: Uli Roth (28), Handball-Star, 1,96 Meter groß, braune Augen, dunkler Teint. Und er sagt: ‚Sie ist eine verdammt attraktive Frau geworden.‘ Uli Roth spricht jedoch nur ungern in aller Öffentlichkeit über unsere Tenniskönigin Steffi Graf (20). Er möchte seine Beziehung zu ihr nicht an die große Glocke hängen. ECHO DER FRAU traf ihn nach dem Meisterschaftssieg seiner Mannschaft TV Großwallstadt über TSV Milbertshofen in Elsenfeld (bei Aschaffenburg). Der attraktive Sportler wird von den Fans umlagert. Sichtlich erschöpft rettet er sich in die Kabine. Auch viele weibliche Fans wollen ihn dorthin begleiten, versuchen sein Trikot, seine blaue Hose vom schweißnassen Körper zu ziehen: begehrte Trophäen!“ Und dann habe er von seinen gemeinsamen Diskobesuchen in Mannheim erzählt, von der gemeinsamen Verehrung der Popgruppe Simply Red und dass es immer etwas gebe, „was wir zusammen bereden müssen“. Die Gerüchte entstanden, weil Steffi Graf während eines Interviews über Tennis dem Reporter berichtet hatte, dass sie sich jetzt die zweite Halbzeit von Großwallstadt gegen Milbertshofen anschauen werde. In Wahrheit, sagt Uli Roth, sei er ein paar Mal mit Steffi Graf ausgegangen. Mehr sei nicht gewesen, denn Steffi Grafs Vater Peter habe dafür gesorgt, dass „nicht mehr passiert“.

In Wirklichkeit hatte sich Uli Roth im Sommer 1990 eine ganz andere Frau ausgesucht. Bei den Leichtathletik-Europameisterschaften in Split kam Gabi Lippe ins Finale über 100 Meter Hürden, wo sie ausschied und später die Silbermedaille in der 4 x 100-Meter-Staffel gewann. Roth gefielen die Interviews der Schwarzhaarigen, und er sah, wie Gabi Lippe bei der Abschlussfeier mit der deutschen Fahne in der Hand ins Stadion einlief. Als er auch noch erfuhr, dass die Leichtathletin für den benachbarten

MTG Mannheim startete, beschloss er, diese junge Frau unbedingt kennenzulernen. Und so geschah es: Er verliebte sich „unsterblich in sie", wie er sagt – und ein Jahr später war Gabi Lippe seine Ehefrau.

Nach der Deutschen Meisterschaft in Großwallstadt trennten sich die Wege von Michael und Uli wieder. Uli fasste einen weitreichenden Entschluss. Er wollte seine Karriere außerhalb des Sports vorantreiben. Deshalb ging der Neunundzwanzigjährige – gerade erst Deutscher Meister geworden – zurück zur SG Leutershausen. Es war eine Entscheidung, die viele nicht verstehen konnten. So einen Schritt machen Spitzensportler schon mal am Ende der Karriere, wenn ein lokaler Mäzen großzügig wird. Aber im besten Handballalter, mit neunundzwanzig?

Auch Michael wechselte, in die Zweite Liga zum TV Eitra in Osthessen, weil er dort „gut Kohle verdienen" konnte. Es war ein sportlicher Rückschritt, aber es brachte ihn dennoch weiter, wie er sagt. „Ich hatte nun in meinem Bekanntenkreis Doktoren und Unternehmer – Leute, die eine hohe soziale Stellung hatten. Und von denen habe ich mir einiges abgeschaut. So habe ich gehofft und es wohl auch geschafft, meine Bildungsdefizite ein wenig aufzurollen." Mit dem siebenundsechzigjährigen Otto Eidt ist Michael Roth bis heute befreundet. Zweieinhalb Jahre blieb Michael dort, dann ging in Eitra das Geld aus.

Bei TUSEM Essen endete seine Bundesligalaufbahn. Anderthalb Jahre spielte Michael dort, vor allem endete hier aber sein Leben als Single. Michael verliebte sich in Eva und sie folgte ihm nach Leutershausen. Zwei Jahre später folgte die Hochzeit.

Zwillinge haben es oft nicht einfach, feste Bindungen einzugehen. Jede neue Liebe wird bisweilen auch ein wenig als Verrat an dem Bruder oder der Schwester verstanden, mit dem oder der man bisher sein Leben geteilt hat. „Wir trauten uns nie recht, unsere neuen Freundinnen zu präsentieren. Wir haben immer gedacht, jetzt steht diese Person zwischen uns", sagt Michael Roth. Hinzu kam, dass die erfolgreichen Sportler keine Mühe hatten, ihr Dasein als Single auszukosten. Michael: „Wir waren Hingucker – und nutzten das oft aus. Nachdem wir eine Frau angesprochen haben, erzählten wir nur noch dummes Zeug. Dabei amüsierten wir uns, weil uns die Damen einfach den ganzen Blödsinn geglaubt haben. Im Nachhinein weiß ich natürlich, dass dies nicht grandios von uns war." Zu Hause verfolgten Gaby und Moni, die beiden Schwestern, die jahrelange Brunft ihrer Brüder und deren Abneigung, sich fest binden zu wollen, mit einem gewissen Unverständnis, doch ändern wollten und konnten sie daran auch nichts.

Als Uli Roth dann Gabi Lippe heiratete, war auch Michael bereit, sich nach vielen Jahren der Sturm-und-Drang-Zeit fester zu binden. Uli hatte noch vier erfolgreiche Handballjahre in Leutershausen. Der kleine Traditionsverein schaffte es mit jungen Nachwuchsleuten immer wieder, mit den großen Klubs der Bundesliga mitzuhalten. Als Uli und Michael sich in die große Handballwelt aufgemacht hatten, bekamen sie Auto und Wohnung gestellt, dazu etwas mehr als 600 Mark Gehalt. Nach vier Jahren in Schwabing verdiente Uli 3000 Mark, und die Gehälter stiegen stetig. Er hatte lukrative Angebote aus dem Ausland, zog es aber vor, nach Leutershausen zu ziehen, wo er rund ein Drittel weniger bekam. Ganz großes Geld gibt es in der Handball-Bundesliga erst seit Ende der neunziger Jahre zu verdienen. Aber da hatten die Zwillinge ihre Laufbahn längst beendet.

Dafür erlebte Uli Roth einen dieser magischen Momente eines Sportlers, an die man sich erinnert, solange man lebt. Die SG Leutershausen hatte 1992 das Halbfinale der Deutschen Meisterschaft erreicht, was schon eine große Überraschung war. Das erste Spiel dieses Halbfinales hatte die Mannschaft in Essen verloren, dann zu Hause gewonnen, und anschließend ging es wieder nach Essen. Kurz vor Schluss steht es unentschieden, Essen ist im Angriff – und verliert den Ball.

Uli zählte für gewöhnlich nicht zu den Spurtstärksten, und Tempogegenstöße waren deshalb nicht seine Sache. Aber in diesem Fall geht er nach vorn. In jedem anderen Spiel wäre er eingeholt worden, aber nicht heute. Und so stürmt er allein auf das Tor von Nationaltorhüter Stefan Hecker zu. Jeder deutsche Torwart wusste natürlich, dass Ulis Lieblingsecke rechts unten war. Also läuft Roth auf Hecker zu und grübelt: Wenn

? Die 10 häufigsten Fragen zum Prostatakrebs, gestellt an Professor Hartmut Huland

Was ist die beste Behandlung für mich?

Was sind die größten Fortschritte in der Diagnostik des Prostatakrebses?
Die Bildgebung hat sich in den letzten Jahren immer weiter entwickelt, besonders beim MRT gibt es Fortschritte. Ansonsten hilft uns der PSA-Test, Tumoren immer rechtzeitiger zu entdecken.

Was hat sich in den letzten zehn Jahren im Bereich der Therapie getan?
Es hat nicht den großen Knall gegeben. Die Strahlentherapie ist immer präziser geworden, sie hat sich enorm verbessert. Die Operationen werden immer schonender vorgenommen, um Potenz und Kontinenz zu erhalten. Dort hat auch die Da-Vinci-Methode geholfen. Aber man muss auch wissen: Es ist eine sehr teure Anschaffung, die Kosten pro Eingriff sind vergleichsweise hoch. Und nach unseren Daten sind die Ergebnisse nicht signifikant besser als in der offenen Operation.

Wie haben Sie die Diskussion über den PSA-Test wahrgenommen?
Der PSA-Test ist unbestritten der beste Früherkennungsmarker, den wir haben. Wir entdecken Tumoren fünf bis zehn Jahre früher als mit dem tastenden Finger des Urologen. Das ist eigentlich in der Wissenschaft völlig unstrittig. Das Problem ist: Wenn ein erhöhter PSA-Wert gemessen wird, muss ich das Wort Krebs in den Mund nehmen, um darüber mit dem Betroffenen zu sprechen – vier von zehn Männern mit einem erhöhten PSA-Wert haben einen bösartigen Tumor als Ursache der PSA-Erhöhung, bei den anderen sind gutartige Veränderungen wie Entzündungen oder gutartige Vergrößerungen die Ursache. Die Ärzte wissen aber heute sehr gut damit umzugehen.

Wie groß ist die Angst der Patienten vor einer Übertherapie?
Wenn die Männer zu uns in die Klinik kommen, haben sie in der Regel keine Angstgefühle. Das Wort Krebs ist leider immer noch das Problem, es dauert manchmal etwas, bis man erklären kann, dass Krebs nicht gleich Krebs ist. Und dass nicht jeder Krebs auch lebensbedrohlich ist.

Welche Männer sind am gefährdetsten, Prostatakrebs zu bekommen?

Dazu kann man keine generellen Aussagen treffen: Es kommt wesentlich darauf an, in welchem Stadium der Tumor entdeckt wurde. Wenn er schon gestreut hat, kann man ihn nicht mehr beseitigen, man kann nur versuchen, ihn jahrelang in Schach halten. Deshalb ist ja der PSA-Test so wertvoll, um die Tumoren möglichst früh aufzuspüren.

Wann entscheiden Sie sich zum Abwarten statt zum Operieren?

Diese Entscheidung wird auf Basis von zwei Komponenten getroffen. Einerseits der geschätzten Lebenswertung des Patienten. Der Krebs wächst so langsam, dass er für einen Neunzigjährigen nicht lebensbedrohend ist. Bei siebzig- oder achtzigjährigen Männern muss ich mir die Mühe machen, die Lebenserwartung abzuschätzen. Wenn sie schon an anderen schweren Krankheiten leiden, werden sie vermutlich daran sterben, aber nicht am Prostatakrebs. Andererseits spielt die Aggressivität des gefundenen Tumors eine Rolle. Es gibt Tumoren, vor denen sich selbst Fünfzig- oder Sechzigjährige nicht fürchten müssen. Die muss ich nur sehr genau beobachten, damit der Tumor nicht doch irgendwann explodiert, ohne dass ich es merke. Das ist eine Abwägung, die manchmal sehr kompliziert sein kann. Wichtig sind in diesen Fällen die PSA-Werte und die Analysen der Gewerbeproben.

Woher weiß ich, was die beste Therapie für mich ist?

Es gibt die Qual der Wahl zwischen zwei richtig guten Behandlungsmöglichkeit: Die Operation und die Bestrahlung. Welche im Einzelfall die richtige ist, müssen die Kliniken auch aufgrund der Erfahrung der eigenen Behandlungsdaten treffen, wobei die Heilungsraten, Komplikationen wie Impotenz und Inkontinenz sowie andere potenzielle Nebenwirkungen eine Rolle spielen. Es gibt ein bisschen die Tendenz: je fitter und jünger die Patienten sind, desto eher tendiert man zu einer Operation. Einen fragilen Siebzigjährigen, der vielleicht schon einen Herzinfarkt hinter sich hat, sollte man vielleicht nicht unbedingt einer dreistündigen Operation unterziehen.

Kann man als Patient auf medizinischen Fortschritt hoffen?

Wunder oder eine Wissensexplosion erwarte ich nicht. Am ehesten wird es wohl weitere Fortschritte bei der Bildgebung, also in der Diagnose, geben.

Uli und Michael Roth haben mit ihren offenen Worten über ihre Krankheit viele Menschen erreicht und bewegt. Haben Sie die Reaktionen auch in ihrer Klinik feststellen können?

Anfangs schon, die Brüder Roth haben viel dazu beigetragen, dass sich Männer mehr um sich selbst gekümmert haben. Aber leider hat das nicht lange angehalten. Die Männer hinken weit hinter dem Gesundheitsstatus der Frauen her. Sehr oft sind es in den Behandlungsgesprächen die Ehefrauen, die die Fragen stellen. Ich persönlich nehme die Frauen in Gesundheitsfragen immer noch als viel engagierter wahr. Die John-Wayne-Haltung der Männer – mir wird schon nichts passieren – ist leider noch nicht Vergangenheit.

Professor Hartmut Huland ist international einer der renommiertesten Mediziner für Prostatakrebs, sein Spezialgebiet ist die radikale Prostatektomie. Huland war 1998 Präsident der Deutschen Gesellschaft für Urologie, 2004 wurde er zum Chefarzt an der Martini-Klinik in Hamburg ernannt. Die Martini-Klinik gehört zum UKE Hamburg, in ihr werden weltweit mit die meisten Operationen an der Prostata durchgeführt.

du den reinbringst, sind wir im Finale. Aber der erfahrene Hecker weiß, dass du rechts flach wirfst. Also: Heute ausnahmsweise nicht in die Lieblingsecke werfen, heute einmal alles anders machen. In Bruchteilen von Zehntelsekunden gehen Sportlern solche Gedanken durch den Kopf. Uli Roth knallt den Ball trotzdem rechts unten in die Ecke. Der Ball ist drin. Das Spiel ist aus. Sieg. Finale.

Leutershausen war rot-weiß geschmückt. Es war so etwas wie der Sieg der kleinen Gallier über die Römer: ein Triumph der Tradition über das Geld. Es störte letztlich niemanden mehr in dem Ort, dass die Endspiele gegen die SG Wallau-Massenheim schließlich verloren gingen. Dort, wo Michael und Uli gemeinsam vor dreizehn Jahren mit dem Hochleistungssport begonnen hatten, beendeten sie dann auch offiziell ihre Karriere. Zu ihrem Abschied spielte in Leutershausen die Olympiamannschaft von 1984 gegen eine Bundesligaauswahl, und es war jeder dabei, der etwas vom Handball verstand und der die Roths kannte, denn alle wussten längst, sagt Michael, „dass es scheppert, wenn wir feiern".

Das Spiel ist aus, der Kampf geht weiter:
Das Leben von Michael und Uli Roth nach der Handballkarriere

Michael und Uli waren noch Kinder, als sie merkten, dass sie neben dem Talent zum Handballspielen noch ein zweites Talent hatten – zu verkaufen. Geschäfte organisieren, Menschen überzeugen und improvisieren, das konnten sie. So hatten sie in Leutershausen als Teenager den Job übernommen, die Bild am Sonntag zu verteilen, und sie überlegten, wie sie damit ohne viel Arbeit möglichst großen Gewinn erzielen konnten. Damals gab es kleine Abschnitte in dem Blatt, und am Sonntagabend schickten die Verkäufer zur Abrechnung die Abschnitte der Zeitungen, die sie nicht losgeworden waren, an die Zwischenhändler zurück. Die Roths schnitten nun aber auch jedem Bekannten, dem sie in Leutershausen die Bild am Sonntag veräußert hatten, die Abschnitte ab. Auf diese Weise sah es so aus, als hätten sie viel weniger Zeitungen verkauft, als es der Wirklichkeit entsprach. Ein hervorragendes Geschäft. Okay, das war ein klein bisschen Betrug. Clever war es indes, die Zuverlässigkeit der Menschen auszunutzen. So stellten die Zwillinge Zeitungskästen im Dorf auf, wo sich die Käufer bedienen konnten, wenn sie dort das Geld für die Zeitung hinterlegt hatten. Das war ein Renner. Später, als sie nach langen Diskonächten nicht mehr jeden Sonntagmorgen früh aufstehen wollten, engagierten sie junge Männer, die für sie gegen ein Honorar Zeitungen an die Haushalte verteilten. So wurden sie schon frühzeitig Unternehmer.

Aufgrund ihres Geschäftssinns konnten sie die ersten Mofas mit selbst verdientem Geld finanzieren. „Auf jeden Fall galt: Was wir einnehmen, wird auch wieder ausgegeben", erzählt Michael. Sie feierten, führten die Freundinnen zum Essen aus, und so erwarben sich die Roths in und um Leutershausen herum den Ruf, „Lebemänner zu sein". Uli, der in solchen geschäftlichen Dingen stets einen Tick schneller war als sein Bruder, erkannte seine Fähigkeit zum Handeln. Er lernte deshalb auch Einzelhandelskaufmann. Und als er als Handballer beim MTSV Schwabing anheuerte, bekam er zugleich einen Job bei der Modefirma Fruit of the Loom. Schnell machte er sich im Einkauf nützlich und war bald Einkäufer-Assistent. Später war er dort als Verkaufsleiter für drei Dutzend Leute verantwortlich.

Als die Brüder Roth anfingen, Handball in der Bundesliga zu spielen, begann sich das Profitum erst allmählich durchzusetzen. Hohe Einkommen konnten allenfalls die Ausländer verdienen, die deutschen Spieler waren entweder Weltklasse und kassierten ordentlich oder sie waren eben vielfach Studenten, die nebenher Geld verdienen mussten. Michael merkte schon in seiner Lehre schnell, dass es ihm leichter fiel, über Autos zu reden als im Blaumann unter ihnen zu liegen. Also verkaufte er als ausgebildeter Kfz-Mechaniker in Autohäusern in Garching und am Starnberger See BMW-Modelle. Später, als er in Großwallstadt spielte, betreute er wichtige Kunden eines Sponsors, dem Kaufhaus Ammerschläger auf der Frankfurter Zeil, und führte sie mit seinem badischen Singsang launig durch das Modegeschäft des Unternehmens.

„Die meisten Menschen in Deutschland legen im Alter von sechzehn bis dreiundzwanzig Jahren die Grundlagen für ihre späteren Karrieren", sagt Michael Roth. „Wir haben wegen unserer schulischen Defizite erst mit dreiundzwanzig Jahren angefangen, unsere berufliche Laufbahn zu starten." Dienstleistungen an den Mann zu bringen, das lag ihm, und Reisen mochte er auch, also begann Michael Roth mit Ende zwanzig noch eine weitere Ausbildung, und zwar zum Reiseverkehrskaufmann. In der Berufsschule war er zwar einer der Ältesten und einer der wenigen Männer. Aber gerade dies machte ihm das Fortkommen einfach. Er hatte in der Klasse gleich mehrere Klassenkameradinnen, die sich freiwillig zur Nachhilfe anboten. Später eröffnete er „Roths Reisen", ein Reisebüro in Leutershausen.

Uli hatte bei Radio Gong in München erste Erfahrungen in der Medienwelt gemacht. Seitdem war ihm klar, dass er in dieser Branche seine Zukunft sah. Zunächst wollte er zum ZDF nach Mainz, und er hatte mit dem Sportchef Dieter Kürten bereits über ein Volontariat gesprochen. Doch diese Ausbildung vertrug sich nicht mit seinem Trainingsplan in Großwallstadt. Also wurde Uli Roth eines Tages bei Radio Primavera vorstellig, einem lokalen Privatsender in Aschaffenburg. Dessen Geschäftsführer, Lothar Steigerwald, ist dieser Moment in Erinnerung geblieben: „Da saß so ein Handballer vor mir und erzählte, dass er sich gut vorstellen könne, in der Promotion zu arbeiten. Er wolle nur angestellt sein, gar nichts verdienen. Man könne später über seine Bezahlung reden, wenn er sich nützlich gemacht habe." Bald moderierte Uli Roth eine Reisesendung. Und er machte Primavera bekannt, indem er Veranstaltungen organisierte und mit Mikrofon bei Stadtteilfesten auftrat. „In Aschaffenburg ist mir aber auch bewusst geworden, dass ich nicht zum Journalisten tauge", sagt Uli Roth. „Dazu fehlte mir die Allgemeinbildung, aber nun wusste ich, dass Promotion das ist, was ich wirklich kann."

Als Achtundzwanzigjähriger war sich Uli Roth nun sicher, was er in Zukunft beruflich machen wollte. Dadurch ging er den Schritt, den viele Kollegen aus der Handball-Bundesliga nicht verstehen konnten, als er als frisch gebackener Deutscher Meister im besten Handballalter zur SG Leutershausen zurückkehrte. „Meine Bedingung war jedoch, dass ich Privilegien erhielt, etwa nicht zum Vormittagstraining musste, und dass mir der damalige Präsident einen Kontakt zu Radio Regenbogen verschaffte", sagt Uli Roth.

Und so geschah es. Uli Roth wurde beim Manager des baden-württembergischen Senders, Klaus Schunk, vorstellig und als Promotion-Assistent eingestellt. Und als seine Vorgesetzte schwanger wurde, bekam er den Posten des Promotion-Leiters. Später wurde er Marketingleiter, verantwortlich für ein Dutzend Mitarbeiter. Uli Roth waren die Lücken in seiner Ausbildung bewusst – und er ging auch offensiv damit um. Statistiken und Rechnungen aufzustellen und Schreibarbeiten zu erledigen waren nie seine Stärken. Also suchte er sich Mitarbeiter, die dieses Manko ausfüllen konnten. Mit Rolf Balschbach, einem erfahrenen Musikredakteur, organisierte er Musikveranstaltungen für den Sender, zugleich Stadtfeste und Benefiz-Galas.

Michael hatte zunächst größere Schwierigkeiten, den Abschied aus dem Rampenlicht des Spitzensportlers zu verkraften. Er zog ebenfalls wieder nach Leutershausen, dorthin, wo er sich wohlfühlte und wo seine Familie lebte – aber es war auch der Ort, den er vor über zehn Jahren verlassen hatte, um etwas aus seinem Leben zu machen. Er ging nun wie so viele andere Arbeitnehmer in Deutschland um neun Uhr zur Arbeit, in sein Reisebüro in Leutershausen, machte von 13 bis 15 Uhr Mittagspause und betrat anschließend wieder das Geschäft. Er hatte das Gefühl, dass „jeder bei mir vorbeikam, um zu quatschen". Zudem lief es zu diesem Zeitpunkt mit seiner künftigen Frau Eva nicht so rund. Sie stammte aus Essen, und „die Leute aus dem Ruhrgebiet sagen frei heraus, was sie denken", erklärt Michael Roth. „Wir Badener sagen erst mal nichts und reden nur in der Kneipe." Es war für beide Seiten schwer, sich aneinander zu gewöhnen. Michael rutschte in eine „Identitätskrise", wie er sagt. Uli gruppierte ständig alle Freunde, Bekannte und Verwandte um sich, er aber wäre auch mal gern allein gewesen, habe sich zurückziehen wollen. Es waren schwere Wochen für ihn – voller Angst, wie es beruflich und familiär weitergehen sollte.

Aber wann immer es dem einen Bruder schlecht ging, war der andere Bruder zur Stelle. Es war ein bisschen wie einst im Handball: Der eine warf dem anderen den Ball zu, und der musste ihn nur noch fangen und verwerten. Radio Regenbogen, wo man inzwischen den Rat von Uli sehr schätzte, gründete zu dieser Zeit einen zweiten Sender. Also stieg Michael dort ein und half mit, das Rhein-Neckar-Odenwald-Radio publik zu machen. „Mir hat in dieser Phase sicherlich geholfen, dass Uli stets einen Touch voraus war und ich mich an ihm orientieren konnte", sagt Michael Roth. Zusätzlich gründete er mit seinem Freund Dennis Gissel die Promotion-Agentur DeMi. Veranstaltungen, die der Radiosender an andere Firmen vergab, könne man doch genauso gut selbst übernehmen, dachte er sich. Und seitdem veranstaltete er Promotion-Events für Firmen und Konzerte. Irgendwann organisierte seine Firma auch Großveranstaltungen, in Zusammenarbeit mit Ulis Firma Live Act Music, wie zum Beispiel die Auftritte der Popgruppe PUR in der Schalke-Arena.

Gleichzeitig bereitete Michael seinen Einstieg ins Trainergeschäft vor. Obwohl er seine eigentliche Spielerkarriere beendet hatte, hängte er noch ein Jahr beim TSV Östringen an, einem ambitionierten Regionalligaverein südlich von Mannheim. Zudem leitete er dort das Training. Es dauerte nicht lange, und Michael Roth galt als Macher im Klub. Er trainierte, organisierte, managte, promotete. Und dann schaffte der gelernte Kraftfahrzeugmechaniker und Reiseverkehrskaufmann sein Meisterstück als Sportmanager: Er half 2002 wesentlich mit, den TSV Östringen mit dem lange Zeit verfeindeten Nachbarklub TSG Kronau zu fusionieren. Das Ziel der Klubgemeinschaft: Aufstieg in die Handball-Bundesliga. Gleichzeitig arbeitete Roth an einem ehrgeizigen Konzept. Er wollte als Heimmannschaft in die neue SAP-Arena einziehen, einen 14 500 Zuschauer fassenden Sportpalast im Osten von Mannheim, den der Milliardär Dietmar Hopp und dessen Sohn Daniel projektierte.

Im Sport geht manches schneller und brutaler als im normalen Geschäftsleben. Ein Jahr nach der Fusion war der Aufstieg in die Bundesliga zwar perfekt – und der Umzug von der Halle in Eppelheim nach Mannheim in die Sportarena vereinbart. Michael Roth sollte sportlicher Direktor werden. Doch erst einmal musste das erste Jahr in der Bundesliga überstanden werden – es war nun ein großer Druck, den Michael spürte. Nach den ersten Spielen war klar geworden, dass es mit dem Klassenerhalt der SG Kronau/Östringen eng werden würde. Jedes Spiel war ein kleines Schicksalsspiel. Und erstmals lernte er nun, dass es in seinem Unterleib ein Organ gibt, das Prostata heißt. Nach der Hinrunde erholte er sich auf Fuerteventura, wo er bemerkte, dass er große Schmerzen beim Wasserlassen hatte. Als er zu Hause im Nachbarort Dossenheim seinen Urologen aufsuchte, stellte dieser fest, dass die Vorsteherdrüse stark geschwollen

Der legendäre Bruderkuss

war – eine „Irritation" der Prostata, wie es der Fachmann nennt, hervorgerufen durch Bakterien, vermutlich aber auch stressbedingt. Der Arzt behandelte die Entzündung mit Antibiotika. Und dann passierte das, was das Leben der Menschen so enorm erleichtert. Als der Schmerz wieder weg war, dachte Michael nicht mehr an seine Prostata, und er stürzte sich mit seiner Mannschaft in den Kampf gegen den Abstieg.

Im letzten Spiel der Saison verlor die SG Kronau/Östringen in Schwerin, ein Tor fehlte zum Klassenerhalt. „Es war ein Schock für mich, der erste Abstieg als Trainer", sagt Michael. „Ich war gnadenlos enttäuscht." Und nach der Rückkehr kam der zweite Schlag. Kollegen, mit denen er jahrelang vertrauensvoll zusammengearbeitet hatte, stellten nun seine Position infrage. „Menschen, die mir vor vier Wochen noch auf die Schulter geklopft hatten, ließen mich jetzt im Regen stehen. Ich war so ausgelatscht. Ich konnte nicht mehr." Die persönliche Enttäuschung darüber, jahrelang an einem Projekt gearbeitet zu haben und dann aussortiert zu werden, traf ihn menschlich sehr. Es war aber auch die berufliche Niederlage, die ihm zusetzte. Er hatte viel Arbeit, Zeit, private Entbehrungen investiert – und bekam nun nicht den Lohn dafür. Der Stachel saß so tief, dass Michael Roth nach dem Abschied von Kronau/Östringen ein Jahr Pause vom Sport brauchte. Nun konnte er mit seiner Frau Eva, Tochter Natassja und seinem Sohn Niklas, der 1997 geboren worden war, gemeinsam in den Urlaub fahren, zu Hause ins Schwimmbad gehen. „Das war unsere schönste Familienzeit", meint Michael.

Uli Roths Leben änderte sich radikal, als er bei Promotion-Auftritten von Radio Regenbogen die Mitglieder der Popgruppe PUR kennenlernte. Nach einer dieser Veranstaltungen lehnte er an einem Abend im Februar 1996 mit seinem Freund Uwe Dittus, einem ehemaligen Fußballprofi des Karlsruher SC, an der Theke eines Hotels, als sie mit Hartmut Engler, Ingo Reidl und Roland Bless ins Gespräch kamen: Sie redeten viel über Sport, etwas über Musik und ein wenig über Promotion. Am nächsten Morgen sagte Dittus zu Roth: „Du bist der richtige Mann als Manager für diese Band." – „So ein Quatsch", antwortete Uli Roth. Aber aus der fixen Idee wur-

?

Fragen an Wolfgang Bosbach:
Wie lebt es sich mit einem metastierenden Tumor?

Bei Ihnen wurde vor zehn Jahren Prostatakrebs festgestellt. Wie geht es Ihnen heute?

So la la. Nach ärztlicher Einschätzung ist zwar mit vollständiger Heilung nicht mehr zu rechnen, aber ich lasse den Kopf nicht hängen. Ich lebe mein Leben so, wie ich es mir wünsche. Ich nehme tapfer meine Medikamente und versäume keine Untersuchung, aber ich denke auch nicht jeden Tag darüber nach, was noch kommen könnte. Viele sind schlimmer dran als ich. Leider.

Wie haben Sie von der Diagnose erfahren?

Der stark erhöhte PSA-Wert war ein Zufallsfund beim Austausch meines Herzschrittmachers. Bis dahin hatte ich südlich des Äquators nie Probleme.

Es ist schon viele Jahre her, wie erinnern Sie sich an den Moment, als Ihnen die Erkrankung mitgeteilt wurde?

Zuerst heißt es ja immer „muss aber nix Ernstes sein". War aber was Ernstes, denn der Krebs wurde leider erst sehr spät entdeckt. Also Operation und später Strahlentherapie als Zugabe. Beides verlief leider nicht mit dem erhofften Erfolg.

Welche Therapie wurde bei Ihnen angewandt?

Nach den erwähnten Eingriffen begann die medikamentöse Therapie mit Bicalutamid 150mg/Tag. Bis heute.

Gab es andere therapeutische Ansätze, oder warum haben Sie sich ausgerechnet für diese Therapie entschieden?

Das war die Empfehlung von gleich zwei Fachärzten und entspricht wohl auch den berühmten Leitlinien.

Wie vertragen Sie die Therapie?

Eigentlich ganz gut, bis auf die chronische Müdigkeit. An die werde ich mich nie gewöhnen.

Wie lautete die Prognose für Sie und ist es so eingetreten, wie es Ihnen die Ärzte vorhergesagt haben?

Gott sei Dank nicht (lacht). Zu Beginn wurde prognostiziert, dass diese Therapie etwa vier bis fünf Jahre die gewünschte Wirkung haben könnte, jetzt bin ich schon im sechsten Jahr.

Hätte es andere therapeutische Ansätze für Sie gegeben, wenn der Tumor frühzeitiger erkannt worden wäre?
Ja. Ich denke aber nicht ständig dran, es bringt ja nix. Es ist, wie es ist.

Waren Sie vor Ihrer Erkrankung zur Vorsorge gegangen?
Nie. Kein einziges Mal. Das bereue ich natürlich sehr.

Männer tun sich immer noch schwer mit der Vorsorge. Warum ist das so?
Gute Frage, man müsste dazu mal eine Umfrage starten. Bei mir war es so, dass ich immer zwei Ausreden hatte. Nr. 1: Mir fehlt doch nix, alles ok. Nr. 2: Jetzt habe ich keine Zeit, später mal.

Tauschen Sie sich mit anderen Männern aus, die in einer ähnlichen Situation wie Sie sind, oder versuchen Sie allein mit Ihrer Erkrankung klarzukommen?
Selten, ganz selten. Ich habe viel um die Ohren und will mich damit nicht auch noch belasten. Ab und zu nehme ich mal eine Einladung an, so im Herbst vom UKE in Hamburg.

Sie sind mit den Brüdern Roth in Kontakt gekommen. Wie sind Sie auf sie aufmerksam geworden?
Uns eint die gemeinsame Liebe zum Sport. Allerdings: So talentiert und erfolgreich wie die beiden war ich nie.

Wolfgang Bosbach, 68, ist Rechtsanwalt und zog 1994 für die CDU in den Bundestag ein. Von Februar 2000 bis November 2009 war er stellvertretender Vorsitzender der Bundestagsfraktion der Union.

Seit 1994 leidet der Rheinländer an einer Herzinsuffizienz und trägt seit 2004 einen Herzschrittmacher mit kombiniertem Defibrillator. Im Juni 2013 machte Bosbach öffentlich, dass er seit drei Jahren an einer Prostatakrebserkrankung leide, und gab bekannt, dass die Erkrankung wegen fortgeschrittener Metastasen unheilbar sei.

Im August 2016 teilte er mit, dass er nicht mehr für den Bundestag kandidieren wolle. In einem Interview sagte er: „Ich habe lange mit mir gerungen. Aber als die Ärzte diagnostizierten, dass sich bei mir ein Tumor in der Lunge gebildet hätte, stand meine Entscheidung fest. In Zukunft muss die Gesundheit einen höheren Stellenwert bekommen als die Politik."

de Ernst. Und so traf man sich bald bei einem Fondue-Essen im Hause von Roland Bless, dem Schlagzeuger von PUR, der damals auch so etwas wie der Manager der Band war. PUR hatten zu diesem Zeitpunkt gerade ihre CD „Abenteuerland" veröffentlicht, eine Ansammlung von Hits, die später die zweithäufigste jemals verkaufte CD in deutscher Sprache werden sollte. Roth erklärte sich beim Fondue zwischen Weißwein und Fleischstücken bereit, die große Open-Air-Tour von PUR zu vermarkten.

Die erste Aktion war gleich spektakulär: Roth verlegte das Heimkonzert der Gruppe von ihrem beschaulichen Bietigheim ins Stuttgarter Daimler-Stadion. Es war eine mutige Entscheidung gegen die Fans und ein bisschen auch eine gegen die Band selbst. Aber es war auch eine Entscheidung für eine professionelle Vermarktung. Jetzt konnten 52 000 Leute PUR sehen, und nicht nur einige Tausend Bietigheimer. Später kamen zu den Konzerten in Düsseldorf und auf Schalke noch mehr Fans. Aus der schon erfolgreichen Band wurde endgültig eine nationale Größe. Innerhalb einer Tour sahen eine Million Menschen die Auftritte der fünf Musiker.

Aber Uli Roth musste für seine Doppelbelastung als PUR-Betreuer und Radio-Regenbogen-Mann auch bezahlen. Seine Familie, zu der mittlerweile auch die Töchter Franziska und Magdalena zählten, sah ihn kaum noch. „Manchmal ging ich ans Telefon und wusste im ersten Moment nicht, wem der Anruf galt: PUR oder Radio Regenbogen." Er musste sich entscheiden. Es war Februar 1997, er war gerade in Basel auf einer Toilette, als der PUR-Sänger Hartmut Engler anrief, Roth müsse jetzt unbedingt ganz als Manager zu ihnen kommen. Zwei Tage später lag ein Vertrag auf seinem Tisch mit einem Festgehalt, „weit weg von den Vorstellungen, die ich jemals hatte", erzählt Uli Roth. Geld und Abenteuer bei PUR oder Sicherheit und Spaß mit seinen Kollegen bei Radio Regenbogen? Er war ratlos, was er jetzt tun sollte. Stundenlang telefonierte Uli in den folgenden zwei Tagen mit seinem Bruder, dann stand sein Entschluss fest, PUR zu managen.

Michael Roth hatte seine Prostata längst wieder vergessen und sein Akku war nach der einjährigen Pause wieder voll, als er 2005 seinen neuen Trainerposten beim Bundesligaverein TV Großwallstadt antrat. Er war „hochmotiviert" und begeistert, an den Ort zurückzukommen, wo er als Spieler seine größten Siege gefeiert hatte. Und in diesem Ort hatte er nun als Trainer Erfolg. Der nicht gerade üppig finanzierte Verein etablierte sich in der Bundesliga. Michael Roth brachte ihn erstmals seit sieben Jahren wieder in einen Europacup. Doch so viel Spaß ihm der neue Job auch machte, so gut wusste er nun, dass es riskant ist, allein auf das schnelllebige Sportbusiness zu setzen. Er war keiner dieser Sportenthusiasten, die nichts anderes im Kopf haben als Gespräche über den nächsten Gegner und die Aufstellung für die kommende Begegnung. Michael Roth suchte auch die Herausforderung außerhalb des Spielfelds. Er machte weiter mit seiner Veranstaltungsagentur DeMi. Und deshalb sah sein Arbeitstag so aus: morgens zwischen sechs und sieben im Büro, dann die eineinhalbstündige Fahrt zum Training, abends um neun Uhr erst wieder zu Hause. Seine Termine beim Training musste er oft mit denen seiner DeMi-Veranstaltungen abstimmen, bei denen er glaubte, als Geschäftsführer dabei sein zu müssen. „Man macht das alles und empfindet zunächst keinen Stress, solange alles gut läuft", sagt er. „Man spürt nur, dass einem drei Dinge fehlen: Zeit, Zeit, Zeit." In dieser schwierigen Phase konnte sich Michael auf seinen Freund und Geschäftspartner Dennis Gissel verlassen.

Und auch die ersten Rückschläge waren für Michael keine Warnhinweise. In dieser sehr beanspruchenden Zeit kam das Familienleben viel zu kurz, ohne dass es Michael damals bewusst war. In seiner Ehe lief es immer schlechter. Die vielen Termine, die täglichen Fahrten zwischen Großwallstadt und Weinheim, wo die Familie inzwischen wohnte. Er nahm sich ein Appartement in Großwallstadt und erkannte, dass damit das Ende der Beziehung zu seiner Ehefrau praktisch besiegelt war. Und dann verkaufte der Verein 2008 zwei seiner wichtigsten Spieler im Kader. Mit einer jungen Mannschaft konnte er zunächst mithalten, aber es begann eine Niederlagenserie. Michael Roth war lange genug im Profigeschäft um zu spüren, dass sich etwas gegen ihn zusammenbraute. Es ist wie überall im Sport. Die Funktionäre und Manager können mit ihren Personalentscheidungen sehr weit danebenliegen, letztlich hat der Trainer die Konsequenzen dieser Fehlplanungen zu tragen. Michael stellte die Entscheider des TV Großwallstadt zur Rede, bekam aber zuerst nur ausweichende Antworten. Er wollte aber eine Entscheidung herbeiführen, und so wurde der Vertrag in beidseitigem Einverständnis nicht verlängert. Man müsse einerseits bereit sein, einiges zu ertragen und einzustecken, auf der anderen Seite „musst du überzeugt sein, ein guter Trainer zu sein", sagt Michael.

Michael Roth war davon überzeugt, ein guter Trainer zu sein. Also machte er weiter. Im Januar 2009 gab er bekannt, in der neuen Saison die Bundesligamannschaft der HSG Wetzlar zu übernehmen. Uli Roth war seit nun zwölf Jahren Manager von PUR und leitete außerdem als Geschäftsführer „Live Act Music", eine Firma für Künstler- und Konzertmanagement, die unter anderem auch die österreichische Rocksängerin Christina Stürmer betreut.

Beim fünfzigsten Hochzeitstag seiner Eltern hielt Michael Roth eine Rede, die davon erzählt, wie sein Leben sich schon im Mutterleib an das Leben seines Bruders Uli gekettet hat: „Wenn man da neun Monate im Bauch liegt, geschieht etwas, was dich nicht wieder voneinander loslässt." Sie haben zusammen Siege und Feste gefeiert, und sie haben zusammen die Niederlagen verarbeitet.

Michael und Uli sagen beide, sie hätten „schöne Zeiten erlebt mit den wohl emotionalsten Momenten, als die eigenen Kinder auf die Welt kamen". Dennoch zerbrachen ihre Ehen nicht zuletzt an dem beruflichen Stress und dem unruhigen Lebenswandel. Für beide war das Scheitern ihres Familienlebens eine ihrer größten Niederlagen.

2

Michael Roth: Diagnose Krebs

Der Schock in Schweinfurt – wie sich das Leben
von einem auf den anderen Tag ändern kann

Am 15. April 2009 fährt Michael Roth von Großwallstadt nach Schweinfurt. Im Leopoldina-Krankenhaus arbeitet Hubert Seggewiß. Der Professor für Kardiologie ist seit einigen Jahren Mannschaftsarzt des TV Großwallstadt, und er ist in dieser Zeit so etwas wie ein Freund von Michael Roth geworden. Der Handballtrainer schätzt die ruhige und gewissenhafte Art von Seggewiß. Er ist keiner dieser Sportärzte, die sich Woche für Woche an den Rand des Spielfeldes setzen, um in der Öffentlichkeit zu stehen und damit ihr Ego zu befriedigen. Und er ist keiner dieser Mediziner, die mit dem Nebenjob im Sport ihren Marktwert und damit den Umsatz ihrer Praxis mehren wollen. Seggewiß ist ein angestellter Chefarzt und hat diese Art der Promotion nicht nötig. Ihm liegt die Gesundheit der Sportler am Herzen. Seit Jahren setzt er sich für umfangreiche kardiologische Untersuchungen von Spitzenathleten ein, um damit plötzliche Zusammenbrüche und Todesfälle zu verhindern.

Seggewiß wiederum schätzt an Roth, dass er ein Trainer ist, der auf den Rat von Experten hört und nicht meint, alles besser zu wissen, wenn es um die Belange seiner Sportler geht. Und der Mediziner respektiert ihn, weil er als Trainer keiner dieser Schleifer und Selbstdarsteller ist, denen der Erfolg der Mannschaft nur so lange wichtig ist, wie er dem eigenen Ruhm dient. Seggewiß weiß, dass Michael Roth sehr beliebt bei den Spielern ist.

An diesem Tag im April wollte Michael Roth eigentlich nur eine Spiegelung des Magen-Darm-Traktes vornehmen lassen. Bruder Uli hatte ihm dazu geraten, er hatte es auch schon machen lassen. Michael Roth war jetzt siebenundvierzig Jahre alt. Sicher, er hatte etwas an Gewicht zugelegt in den vergangenen Jahren. Aber dann wieder abgenommen. Zwischen Weihnachten und Silvester 2006 hatte Seggewiß ihn das letzte Mal eingehend durchgecheckt. Zusammenfassend schrieb Seggewiß danach in seinem Arztbrief: „Die erfreulicherweise durchgeführte Gewichtsabnahme sollte zumindest stabil gehalten werden, wenn nicht sogar weiter fortgesetzt werden." Michael rauchte ab und zu mal. Seggewiß' letzter Satz lautete deshalb: „Darüber hinaus würde ich mich natürlich freuen, wenn du deinen – wenn auch geringen – Nikotingebrauch komplett einstellen würdest." Michael Roth feierte gern, und wie überall im Sport wird dabei viel getrunken. Freunde und Verwandte nannten ihn deshalb „Schorle", weil sein Lieblingsgetränk Wein gemischt mit Wasser geworden war.

Aber insgesamt war Michael Roth topfit. Für ihn war es eine Selbstverständlichkeit, regelmäßig seinen Körper kontrollieren zu lassen – anders als für viele andere Deutsche, die zwar regelmäßig in die Werkstatt fahren, um ihr Auto durchchecken und Verschleißteile austauschen zu lassen, aber ihren eigenen Leib vernachlässigen. Womöglich hat die verantwortungsvolle Haltung gegenüber dem eigenen Körper mit seiner Vergangenheit als Sportler zu tun. Zu dem Sportler oftmals eine ganz besondere Beziehung haben. Sie wissen, dass Organe und Gliedmaßen ihr Kapital sind. Nur wenn die gesund und gut in Schuss sind, sind sie optimal einsatzfähig. Intensive Pflege und regelmäßige Kontrolle sind für sie deshalb Voraussetzung, um ihren Job ausüben zu können. Nachdem er seine aktive Karriere als Handballer beendet hatte, war es Michael Roth wichtig geblieben, auf den Zustand seines Körpers zu achten. „Wenn du gern lebst, wenn du den heutigen Tag und auch den nächsten Tag genießen möchtest, dann musst du dich fragen, ob du alles dafür tust, dass es so bleibt", meint er. „Und wenn du mal auf natürliche Art und Weise abtrittst oder durch einen Unfall oder einen anderen Schicksalsschlag ums Leben kommst, und du schaust von einer Wolke zurück auf die Erde, dann musst du sagen können: ,Eigentlich schade, dass du nicht mehr dabei bist. Aber als du noch gelebt hast, hast du alles gegeben, dass es so bleibt, wie du es dir vorgestellt hast.' Als verantwortungsvoller Mensch war es für mich immer wichtig, für andere da zu sein. Für meinen Bruder, für meine Familie, für meine Mannschaft. Das war Teil meiner Zufriedenheit. Aber dazu zählte auch, dass ich nie ignorant gegenüber Krankheiten war, weil ich damit andere womöglich belastet hätte. Ich habe mich schon immer mit ihnen auseinandergesetzt, weil ich nie der Meinung war: Krankheiten interessieren mich nicht, die kriege ich eh nicht."

Als Michael Roth vor Seggewiß in dessen Klinik saß, erinnerte der ihn an den PSA-Test. Dieser Kontrollwert für Prostatakrebs war bei der letzten Untersuchung leicht erhöht gewesen. Deshalb hatte Seggewiß ihm geraten, bei jeder Routinekontrolle auch diese Untersuchung zur Früherkennung von Tumoren in der Prostata mitmachen zu lassen. Also nahm ihm an diesem Tag eine Krankenschwester Blut ab. Anschließend tastete Dr. Roland Bonfig, der Chefarzt für Urologie, seine Prostata ab. Die Drüse war leicht geschwollen, aber es war nicht besorgniserregend. „Pass auf deine Blutwerte auf", gab ihm der Urologe noch mit auf dem Weg.

Zurück im Zimmer von Seggewiß wartete Michael Roth auf die Blutwerte. Als die endlich da waren, konnte er schon am Gesicht des Arztes ablesen, dass etwas nicht in Ordnung war. „Michael, das sieht nicht gut aus, wir werden uns bald wieder sehen müssen", sagte er. Das war „der Moment, in dem in meinem Magen eine Bombe explodiert ist", sagt Michael Roth. Der PSA-Wert betrug nun 4,1. Mediziner halten 4,00 für den Schwellenwert. Hat ein Mann einen Wert, der darüber liegt, ist die Wahrscheinlichkeit hoch, dass er einen Tumor hat.

Die Diagnose war ein Schock. „Du denkst sofort an den Tod – es ist, als ziehe dir jemand den Stuhl, auf dem du sitzt, unter dem Hintern weg." Ist es nicht so, dass die Diagnose Krebs für die meisten Menschen immer gleichbedeutend ist mit dem Tod? Zumindest gleichbedeutend mit einer monatelangen Odyssee durch Krankhäuser, mit einem Leben im Rollstuhl oder ausgefallenen Haaren und eingefallenen Wangen? In diesem Fall war es ja nicht einmal so, dass Michael Roth eine Chance gehabt hätte, sich auf diesen Moment vorzubereiten. Er hatte außer seinem PSA-Wert beste Laborwerte, er fühlte sich hervorragend, sah blendend aus, er war voller Tatendrang. „Die Krankheit kam aus dem Nichts", sagt er.

Es ist ein Übel des Prostatakrebses, dass er sich im Körper versteckt. Er sendet keine Signale aus wie Unwohlsein, Schmerzen, Knoten oder Hautveränderungen. Zwar bekommen die meisten Männer irgendwann Probleme mit ihrer Vorsteherdrüse. Verstärkter Harndrang, Schwierigkeiten beim Wasserlassen und die Unfähigkeit, die Blase ganz zu leeren, sind die Anzeichen. Und dann sind diese Männer, die nachts mehrmals aus dem Bett müssen, die Zielscheibe der Pharma- und Werbeindustrie. Die Firmen bieten eine Vielzahl von Tabletten und homöopathischen Tinkturen an. Das Perfide ist: Die bösartigen, die malignen Prostatahyperplasien, die durch Karzinome entstehen, wachsen zunächst fast ausschließlich im äußeren Teil der Prostata. Sie verursachen deshalb erst Probleme beim Urinieren oder Schmerzen beim Geschlechtsverkehr, wenn sie schon relativ groß sind. Ebenso selten sind Blutspuren im Urin oder in der Samenflüssigkeit festzustellen. Wenn sie nicht zur Früherkennung gehen, bemerken die meisten Männer erst dann ihren Krebs, wenn sich Metastasen im Rücken oder in den Knochen festgesetzt haben. Die gutartigen Wucherungen der Prostata, die sogenannten benignen Prostatahyperplasien sind dagegen nervig, aber nicht lebensbedrohlich.

Nachdem ihn Seggewiß über seinen hohen PSA-Wert informiert hatte, saß nun Michael Roth vor dem Urologen Bonfig und hatte einen Tunnelblick. „Ich will alles wissen, die ganze Wahrheit", sagte er noch. Er hörte sein Gegenüber reden, aber es rauschte an ihm vorbei, er verstand nichts. Als Bonfig geendet hatte zu sprechen, bat ihn Roth, alles noch einmal zu wiederholen.

Die schlaue Tat – warum der erste Krebstest so hilfreich war

Bis zum Zeitpunkt seiner Tumordiagnose kannte Michael Roth Krebs, wie man Krebs als Deutscher so kennt. Irgendwie lauert er überall, und immer ist er mit einem Drama verbunden, weil er auch die Starken und die Aktiven trifft. Der Schauspieler Ulrich Mühe, Hauptdarsteller im oscarprämierten Film „Das Leben der Anderen" war 2007 nach langem Kampf an Magenkrebs gestorben. Beim deutschen Basketball-Nationalspieler Ademola Okulaja hatten Ärzte entdeckt, dass ein Tumor seinen siebten Brustwirbel zerstört hatte. Der deutsche Handball-Nationalspieler Oleg Velyky laborierte bereits seit Jahren an Hautkrebs. Hoffen und Bangen lösten sich ab, sichtbares Zeichen der Nebenwirkungen seiner Chemotherapie war eine Glatze. Barbara Rudnik, die Schauspielerin aus München, litt an Brustkrebs und nahm soeben den finalen Kampf auf. Der Theatermacher Christoph Schlingensief hatte ein Buch darüber geschrieben, dass er einen Tumor in der Lunge hat, und er war dabei, sich damit abzufinden, dass nun da „drinnen ein unangenehmer Zeitgenosse lebt. Ein Dreckskerl."

Krebs ist eine öffentliche Krankheit geworden. Die Krankheit ist ein mediales Ereignis, weil sie so gut für eindringliche Geschichten taugt. Der oftmals verzweifelt geführte Kampf gegen das Böse liefert Dramatik zwischen Leben und Tod. Krebs ist eine Frage der Gerechtigkeit, weil er auch die Privilegierten trifft, die sich alles leisten können und keine Sorgen zu haben scheinen, bis sie ebenfalls von der tödlichen Diagnose getroffen werden. Und Krebs wirft die Frage nach der persönlichen Schuld auf: Sind es nur die Gene oder sind es Umweltfaktoren, die die Tumoren zum Wachsen bringen? Hat man nicht selbst ein klein wenig mit seinem ungesunden Lebenswandel dazu beigetragen, dass sich der Körper nun rächt?

Zur menschlichen Natur gehören die Angst vor Krankheiten und die Sorge um die Gesundheit, zu ihr gehört aber auch das Verdrängen. Krebs haben immer die anderen. Man kann noch so viele tragische Krankengeschichten lesen, die Angst, dass es schon bald einen selbst treffen kann, ist meist schnell wieder verflogen. Und nun saß Michel Roth im Leopoldina und glaubte, gerade eine Art Todesurteil über sich vernommen zu haben.

Professor Seggewiß und der Urologe Bonfig wollten später die weiteren Schritte mit ihm bereden. Aber nun sollte er erst noch zu der ursprüng-

! Gutartige Wucherungen – was haben sie mit Krebs zu tun?

Ein Fernsehnachmittag mit dem ZDF kann ganz schön ernüchternd für älter werdende Männer werden. Für Knoblauchpillen wird dabei geworben, die der allgemeinen Fitness dienen sollen. Oder für Salben gegen Arthrose und Gelenkschmerzen. Vor allem werden immer wieder Mittel gegen den lästigen Harndrang vorgestellt. Extrakte aus Brennnesselwurzeln und Sägezahnpalme, aus Kürbiskernen und Roggenpollen sollen helfen, die nächtlichen Wanderungen aufs WC zu reduzieren.

Die harmlosen Wucherungen in der Prostatat

Grund für den Werbeeifer der Industrie sind die häufigen Veränderungen und Wucherungen in der Prostata. Auch diese Malaise der Herren resultiert aus Zellveränderungen, sie sind aber im Gegensatz zu Krebszellen gutartig, bleiben also auf das Organ beschränkt. Eine Vergrößerung der Prostata, benigne Prostatahyperplasie (BHP) genannt, lässt sich bei rund der Hälfte aller sechzigjährigen Männer und 90 Prozent der über Achtzigjährigen nachweisen. Aber nicht alle Menschen leiden darunter. Da die Wucherungen im Inneren der Prostata beginnen, die die Harnröhre umschließt, kommt es bei vielen Männern zu Schwierigkeiten beim Wasserlassen, medizinisch Miktion genannt. Diese Veränderungen der Prostata können zwar sehr unangenehm sein, weil die Männer nachts bis zu viermal auf die Toilette müssen, aber es gibt keine genauen Daten dazu, weil sich die meisten Männer mit rezeptfreien Arzneimitteln selbst therapieren. Laut einer Studie in den Niederlanden mit 80 000 Männern kam es unter tausend Teilnehmern jährlich zu rund fünfzehn Neuerkrankungen, wobei die bis zu Neunundvierzigjährigen nur selten betroffen waren. Die Quote stieg aber stark an, sobald die Probanden älter wurden. Vermehrter Konsum von Alkohol, Bluthochdruck und Diabetes stehen im Verdacht, das gutartige Prostatasyndrom zu fördern. Bei normalgewichtigen Männern, die regelmäßig Sport treiben, kommen diese Veränderungen jedoch seltener vor.

Bei den harmlosen Wucherungen im Kern der Prostata reichen in der Regel die naturheilkundlichen Mittel durchaus aus, um nächtliche Toilettengänge im Halbschlaf zu reduzieren. Allerdings kann der schwächere Harnfluss die vollständige Entleerung der Blase verhindern und zur Bildung von Restharn führen, der Infektionen fördert. Zu viel Restharn ist zudem gefährlich für die Nieren. Gutartige Prostatavergrößerungen bedürfen spätestens dann der Behandlung, sind aber nicht lebensbedrohlich. Für die Therapie gibt es sogenannte Alpha-Rezeptorenblocker und Alpha-Reduktasehemmer, die den Harnfluss lockern und die Prostata wieder schrumpfen lassen. Erst wenn die Harnwege dauerhaft entzündet sind und die

Blase überlastet ist, muss ein Urologe eingreifen und die Prostata etwa mit einem Draht ausschaben oder abhobeln. Schmerzen im Bereich der Prostata deuten also eher nicht auf einen Tumor hin, meist werden sie durch diese benignen Prostatasyndrome hervorgerufen. Mögliche Ursachen können aber auch eine Entzündung in der Prostata, die sogenannte Prostatitis, oder andere nichtentzündliche Schmerzsyndrome sein, deren Ursache noch weitgehend ungeklärt ist.

Manche Männer bemerken im zunehmenden Alter auch eine Veränderung beim Geschlechtsverkehr. Der Leipziger Buchautor Peter F. Weitzel schreibt etwa: „Ich persönlich bemerkte bei mir seit einigen Jahren, dass mein Sperma trotz heftiger Orgasmen und Kontraktionen nicht mehr aus der Samenröhre geschleudert wurde, sondern nur noch floss. Mein Arzt nahm daran keinen Anstoß. Auch zeigte sich bei mir spürbar weniger Ejakulat je Orgasmus. Damals maß ich dem aber wenig Bedeutung bei, weil ich glaubte, es sei alterbedingt. Heute weiß ich, dass dieser Effekt durch die Blockierung von Ejakulatkanälchen in der Prostata zustande kommt." Bei Weitzel wurde wenig später Prostatakrebs diagnostiziert. Wissenschaftlich gibt es bisher keinen Beweis dafür, dass spürbare Veränderungen beim Orgasmus auf ein Karzinom hindeuten. Womöglich motivieren solche Probleme die Männer jedoch dazu, zum Urologen zu gehen. Indirekt würde die Prostatavergrößerung somit also einen Beitrag zur Früherkennung leisten, wenn der Arzt bei der Untersuchung auch einen PSA-Test macht.

Wenig Fett, viel Gemüse

Um die Folgen der vergrößerten Prostata zu mindern, verabreicht man bisweilen Alpha-Reduktasehemmer zur Blockierung eines bestimmten Enzyms. Alpha-Rezeptorenblocker vermindern die Spannung der glatten Muskelfasern in der Prostata und befreien auf diese Weise die Harnröhre. Sie werden aber von einigen Männern nicht vertragen und können zu Blutdruckabfall und Schwindelgefühlen führen.

Der gebräuchlichste Wirkstoff ist Finasterid. Er nimmt Einfluss auf das Testosteron und bremst somit das Gewebewachstum. Eine Zeit lang hatten Mediziner gehofft, dieses Mittel auch zur Vorbeugung von Prostatakrebs einsetzen zu können, da in Studien festgestellt worden war, dass Männer, denen Finasterid verabreicht wurde, seltener einen bösartigen Tumor hatten. Doch die Nebenwirkungen waren zu hoch; viele Probanden klagten über Erektionsstörungen, nachlassende Lust auf Sex oder ein Wachstum der Brustdrüsen. Zur kurzfristigen Schrumpfung der Prostata taugt Finasterid, für den lebenslangen prophylaktischen Einsatz gegen Tumoren hat es sich nicht durchgesetzt. Es ist dafür auch nicht zugelassen.

Professor Huland, der Operateur der Brüder Roth, empfiehlt statt belastender Pharmazie ganz einfache Dinge, um der Geschwulst weniger Chancen zu geben: „Wenig Fett essen und dafür viel buntes Gemüse. Am besten Paprika, Tomaten, Soja."

lich vorgesehen Magen-Darm-Spiegelung. „Ich bin wie betäubt über die Gänge geschlichen und habe gedacht, was machst du hier eigentlich? Du hattest gerade den schlimmsten Moment deines Lebens, was soll diese Untersuchung noch? Du hast Krebs!", sagt Michael Roth. Und wie sollte er nun mit dem Krankenhauspersonal umgehen? Er war doch der, der stets gut drauf ist. Jemand, der immer einen Spruch auf den Lippen hat. „Ich bin wie durch eine dichte Nebelwand gelaufen." Hubert Seggewiß kannte Michael Roth als einen Menschen, der normalerweise nicht gerade ängstlich ist. „Aber hier saß nun jemand, der hatte Angst."

Und dann kam endlich das abschließende Gespräch mit den beiden Ärzten. Obwohl es statistisch gesehen wenig wahrscheinlich ist, dass ein siebenundvierzigjähriger Mann an Prostatakrebs erkrankt ist, waren sich die beiden Mediziner sicher, dass genau dies trotzdem eingetreten war. Ihr Patient hatte nämlich eine ungewöhnliche Vorgeschichte. Er hatte, ungeachtet seines Alters, bereits mehrere PSA-Tests hinter sich. Gut zehn Jahre zuvor war sein Schwiegervater an einem Prostatatumor erkrankt. Seine Ehefrau Eva hatte aus Angst, dass Michael ein ähnliches Schicksal ereilt, danach darauf gedrängt, dass er zur Vorsorge ging.

Also marschierte Michael Roth schon mit Ende dreißig in die Praxis eines Urologen. „Was wollen Sie denn in Ihrem Alter schon hier? Es ist doch noch viel zu früh", begrüßte ihn der Arzt. Roth bestand dennoch auf einem Test. Und das war nun sein Glück. Die Ärzte stellten jetzt fest, dass sein hoher Wert von über vier nicht natürlich sein konnte. Er war im Laufe der Jahre Schritt für Schritt gestiegen. Im Dezember 2006 hatte er noch 3,0 betragen. Im Juni 2008 waren es 3,29 gewesen. Ungewöhnlich war damals schon der Wert des sogenannten freien PSA. Er betrug lediglich 0,4. Das freie PSA ist eine andere molekulare Form, die bei bösartigen Prostataerkrankungen besonders niedrig ausfällt. Wegen der Werte hatten Seggewiß und Bonfig auch auf einer regelmäßigen Kontrolle bestanden. Zudem war auch bei Michaels Vater Ossi Roth vor einigen Jahren ein Prostatatumor diagnostiziert und daraufhin bestrahlt worden. Die Roth-Zwillinge fühlten sich folglich familiär vorbelastet.

Und nun, im April 2009, hatte Michael Roth einen PSA-Wert von 4,1. Dazu wieder einen freien PSA-Wert von 0,4, was einen Quotienten von 0,097 bedeutete. Die Mediziner errechneten daraus, dass Roth „mit einem Risiko von knapp 50 Prozent" von dem Vorliegen eines Prostatakarzinoms ausgehen müsse. Dazu kam der Tastbefund. Roland Bonfig hat viel Erfahrung mit Prostataerkrankungen, vor allem aber hatte er schon einmal die Vorsteherdrüse von Michael Roth ertastet, und deshalb wusste er, dass sich das Organ im Vergleich zur letzten Untersuchung verändert hatte. Das allein hätte ihn nicht sonderlich beunruhigt, aber zusammen mit dem niedrigen Quotienten hatte dieser Befund eine stärkere Bedeutung. Bonfig und Seggewiß machten Roth dennoch Mut. Sie erklärten, dass das Untersuchungsergebnis noch nicht viel bedeuten müsse, aber sie rieten ihm auch dringend, eine Prostata-Biopsie vornehmen zu lassen.

Für Mediziner ist dies keine leichte Situation. Zum einen müssen sie mit aller Deutlichkeit auftreten, damit der Patient die Diagnose ernst nimmt und die weiteren Untersuchungsschritte unternimmt. Auf der anderen

Handballtrainer Michael Roth:
„Um eine Mannschaft zu führen, brauche ich meine ganze Kraft."

! Der PSA-Test – lebensrettend oder belastende Qual?

Obwohl die Methoden zur Früherkennung von Prostatakrebs einfach und schonend für den Körper sind, haben sie einen sehr schlechten Ruf. Die gesetzlichen Krankenkassen zahlen im Rahmen der Vorsorgeprogramme nur Tastuntersuchungen ab dem vierzigsten Lebensjahr. Und viele Männer scheuen sich davor, sich vom Arzt durch den After die Prostata massieren zu lassen. Die seit mehr als fünfundsiebzig Jahren praktizierte Tastmethode ist zudem nicht sonderlich effektiv, weil selbst der Facharzt nur Tumoren erkennen kann, die schon eine gewisse Größe erreicht und in der Prostata bereits fühlbare Veränderungen bewirkt haben. Nehmen gar Allgemeinmediziner den Test vor, die weniger Erfahrung damit haben als Urologen, sinkt der Nutzen weiter.

Weniger als 40 Prozent aller Tumoren werden auf diese Weise entdeckt, in manchen Studien wird sogar eine noch schlechtere Erfolgsquote angegeben. Zudem handelt es sich bei über 50 Prozent der so aufgespürten Prostatakarzinome um bereits fortgeschrittene Tumoren mit wesentlich schlechteren Heilungschancen. Große Hoffnungen setzten Wissenschaftler deshalb in den PSA-Test, eine Blutuntersuchung auf das prostataspezifische Antigen (PSA). Dieses Eiweißmolekül wird von den Zellen der Prostata gebildet. Es hat den Zweck, den Samen zu verflüssigen, und geht in die Blutbahn über. Ein Wert von über vier Nanogramm PSA pro Milliliter Blut gilt als verdächtig, er deutet auf einen Tumor hin. Es gibt Berechnungen, nach denen durch den neuen Früherkennungsmarker der Tumor acht bis zwölf Jahre eher entdeckt wird als bei der Tastmethode.

Warum schwankt der PSA-Wert?

Doch die PSA-Werte haben einen Nachteil: Sie können stark schwanken. Eine lange Fahrradtour, harte körperliche Arbeit, Geschlechtsverkehr oder Entzündungen in der Blase können das Ergebnis beeinflussen.

Was die Beurteilung für die Mediziner noch schwieriger macht, ist die Tatsache, dass das Überschreiten dieser 4-Nanogramm-Schwelle keine eindeutige Diagnose darstellt. Es existiert kein auf jeden zutreffender Normalwert. Denn nicht jeder Getestete, der darüber liegt, ist krebskrank. Es gibt durchaus Menschen, für die kann ein PSA-Wert von fünf oder höher normal sein, und diese Menschen können jahrzehntelang hervorragend damit leben. Auf der anderen Seite können Männer, die unterhalb des 4-Nanogramm-Wertes liegen, durchaus einen Prostatatumor haben. Der PSA-Wert liefert deshalb nicht mehr als einen Hinweis, dass womöglich etwas nicht in Ordnung ist. Wie schon bei so vielen Neuheiten in der Diagnose und Therapie von Krebs, ist auch der PSA-Wert im Laufe der Zeit Opfer enttäuschter Hoffnungen geworden. Der Glaube, mit diesem Tumormarker endlich eine Methode in der Hand zu haben, die eindeutige Ergebnisse für die Früherkennung liefert, aus denen sich dann eindeutige Strategien für die Behandlung von Krebs ableiten lassen, war schnell hinfällig. Und wie so oft in der Medizin, wenn es mehrere unterschiedliche Schulen oder Meinungen gibt, stehen sich die Befürworter und die Gegner der PSA-Messmethode fast feindlich gegenüber.

Generell gilt:

- Bei jedem zehnten Mann mit einem PSA-Wert von eins entwickelt sich zwar auch ein Tumor. Aber die kleinen Karzinome haben in den meisten Fällen keine Auswirkungen auf die Gesundheit.
- Bei einem PSA-Wert zwischen zwei und vier muss jeder vierte Mann mit einem Tumor rechnen. Derzeit gilt aber unter den meisten Urologen die Ansicht, dass dieser Wert noch keinen Anlass für weitergehende Untersuchungen ist.
- Vier von zehn Männern, die einen PSA-Wert zwischen vier und zehn haben, müssen davon ausgehen, ein Prostatakarzinom zu haben, das behandelt werden sollte.
- Steigt der Wert über zehn, haben schon 70 Prozent aller untersuchten Männer einen Tumor, der sich bei weitergehenden Analysen feststellen lässt.
- Bei einem PSA-Wert über zwanzig hat so gut wie jeder Mann Prostatakrebs.

Professor Hartwig Huland, Chef der Hamburger Martini-Klinik, hält den Test trotz „vieler Schwächen" für eine „fantastische Methode, um Prostatakrebs frühzeitig zu erkennen". Besonders unter den noch relativ jungen Männern wie Michael und Uli Roth, bei denen der Tumor in der Regel schneller und aggressiver wachsen kann als bei älteren Herren, vermag seiner Ansicht nach der Test Leben zu retten oder zumindest viel Lebensqualität zu erhalten.

Was die Gegner am PSA-Test kritisieren

Gegner des PSA-Tests kritisieren dagegen die Ungenauigkeiten. Diese können dazu führen, dass die Patienten weitere, oft nutzlose, aufwendige und bisweilen gar schmerzhafte Diagnoseverfahren über sich ergehen lassen müssen. In dieser Zeit seien die Männer oft völlig sinnlos einer psychischen Belastung ausgesetzt, weil sie befürchten müssen, Krebs zu haben. Zudem würden auf diese Weise bei älteren Patienten Karzinome entdeckt, die keine Beschwerden verursachten und auch nicht lebensbedrohlich seien. Ältere Männer würden dann aus den unterschiedlichsten Ursachen sterben, aber nicht an ihrem Prostatatumor. „Es ist richtig, dass wir bei drei Männern das hässliche Wort Krebs aussprechen und sie mit intensiveren Diagnoseverfahren belästigen müssen, um dann nur bei einem einen Tumor zu finden. Das ist eigentlich unerträglich", sagt Huland. Und natürlich gilt auch für den Prostatakrebs: Wann immer eine Krankheit in Deutschland zu einem Massenphänomen geworden ist, lockt es die Geldschneider an. Mediziner, denen primär nicht daran gelegen ist zu heilen, sondern sich die eigenen Taschen zu füllen. Im August 2009 kam heraus, dass einige deutsche Kliniken sogenannte Fangprämien an niedergelassene Ärzte bezahlt hatten. Für jeden Patienten, den sie in Krankenhäuser überwiesen, erhielten die Mediziner eine Prämie – darunter sollen auch Urologen gewesen sein, die Männer zu Prostataoperationen an bestimmte Hospitäler geschickt hatten.

Was haben die Massenuntersuchungen ergeben?

Aufklärung darüber, wie zuverlässig der PSA-Test wirklich ist, versprachen sich die Mediziner von einer breit angelegten Untersuchung, an der 162 000 Männer zwischen fünfundfünfzig und neunundsechzig Jahren aus sieben verschiedenen Ländern Europas teilnahmen. Die eine Hälfte dieser „European Randomized Study of Screening for Prostate Cancer" (ERSPC) nahm regelmäßig einen PSA-Test vor, die andere Hälfte der Testpersonen verzichtete darauf. Das Ergebnis war eindeutig: In der PSA-Gruppe wurden mehr Karzinome entdeckt als in der nicht getesteten Gruppe. Nur die Interpretationen der Ergebnisse, die 2009 veröffentlicht wurden, waren widersprüchlich: Um nur einen Todesfall zu verhindern, so die Rechnung der ERSPC-Wissenschaftler, müssten sich 1410 Männern regelmäßig testen lassen. Oder anders ausgedrückt: Lassen sich 10 000 Männer regelmäßig testen, würden 343 Tumorfälle zusätzlich entdeckt. Aber es würden dadurch nur sieben Menschen weniger an Prostatakrebs sterben, 336 Männern würde jedoch die Prostata herausgeschnitten, viele würden unnötigerweise mit belastenden Behandlungen wie der Strahlentherapie traktiert.

Ähnliche Ergebnisse lieferte eine amerikanische Studie, die zwischen 1993 und 2001 durchgeführt wurde. An ihr nahmen 76 000 Männer teil. Der eine Teil ging auch hier zur Krebsvorsorge – entweder PSA-Test oder Tastuntersuchung –, der andere verzichtete darauf. Die Untersuchung verzeichnete zunächst ebenfalls einen erheblichen Anstieg der Krebsfälle in der Gruppe der Vorsorger. Aber nach einer zehnjährigen Nachbeobachtungszeit konnten die Wissenschaftler keinen Unterschied in den Sterberaten verzeichnen. Ob Vorsorge oder nicht – es starb die gleiche Anzahl der Männer.

Selbst die groß angelegten Studien ließen folglich keine eindeutigen Schlüsse zu. Die Deutsche Gesellschaft für Urologie interpretierte sie so, dass es durch einen massenhaften PSA-Test 20 Prozent weniger Krebstote geben würde. Die Deutsche Krebsgesellschaft hielt zur gleichen Zeit fest, dass der PSA-Test für einen flächendeckenden Einsatz nicht geeignet sei.

Was kostet ein PSA-Test?

Ein Problem besteht nämlich auch darin, dass die wissenschaftlichen Massener-
hebungen nicht allein die Effektivität von Vorsorgetests erforschten. Vernachlässigt wird in den Interpretationen bisweilen, dass nicht die Ergebnisse der Vorsor-
gemaßnahmen schlecht waren, sondern die anschließende Behandlung oftmals
nicht angemessen war. Auf eine ähnliche Art und Weise geriet auch die Vorsorge
des Brustkrebses in Misskredit. Dort waren in erster Linie nicht die Methoden zur
Früherkennung von Tumoren schlecht, sondern die Auswertung der Röntgenbilder
durch die Mediziner.

Die unbefriedigenden und sich widersprechenden Ergebnisse zum Prostata-
test geben vielen Männern eine Rechtfertigung, nicht zur Vorsorge zu gehen. Und
den Krankenkassen liefern sie einen Vorwand, den PSA-Test nicht bezahlen zu
müssen. Nur die Privatversicherten können ihr Blut kostenlos überprüfen lassen,
gesetzlich Versicherte müssen den PSA-Test nämlich in der Regel als sogenannte
individuelle Gesundheitsleistung (IGeL) vornehmen lassen. Er kostet sie zwischen
15 und 30 Euro; inklusive der Beratung durch einen Arzt können bis zu 100 Euro
fällig werden.

Immer wieder Debatten über den Sinn des PSA-Tests

Trotz aller Vorbehalte sprechen sich die meisten Mediziner eindeutig für PSA-
Tests aus – allerdings nur, wenn bestimmte Bedingungen erfüllt sind. Die Deutsche
Krebsgesellschaft und die Deutsche Gesellschaft für Urologie empfehlen in ihren
Leitlinien aus dem Jahr 2002, Männern zwischen dem fünfzigsten und fünfundsiebzigsten Lebensjahr ein Aufklärungsgespräch über den PSA-Test anzubieten.
Erst wenn die Patienten umfassend über die möglicherweise negativen Folgen
schlechter PSA-Werte informiert sind, sollte der Test auch tatsächlich vorgenommen werden. Der Hamburger Prostataexperte Huland rät allen Männern ab fünfundvierzig Jahren, regelmäßig einen Test machen zu lassen. Wenn in der Familie
bereits ein Prostatakrebsfall aufgetreten sei, solle man schon mit vierzig Jahren
beginnen – und sei es nur deshalb, um wie im Fall der Brüder Roth in späteren Jahren Vergleichswerte vorliegen zu haben. Männer über siebzig Jahren sollten sich
genau informieren, ob für sie der Test noch sinnvoll ist. Für Männer, die bereit sind,
sich um ihre Gesundheit zu kümmern, gibt es folglich keinen Grund, auf einen regelmäßigen PSA-Test zu verzichten. 2008 hat die AOK zusammen mit der Universität
Bremen und dem Deutschen Krebsinformationsdienst in Heidelberg das Internet-
projekt „Früherkennung Prostatakrebs" gestartet. Männer, die den Gang zu ihrem
Urologen scheuen, finden dort wichtige Informationen zur Krankheit. Die AOK hat
die Vorteile und die Nachteile des PSA-Tests zusammengetragen. Und am Ende
kann der Besucher der Website einen Selbsttest machen. Nach ein paar Maus-

klicks erhält der Mann sein individuelles Ergebnis, ob für ihn ein PSA-Test sinnvoll erscheint oder eher nicht.

Aber auch solche Aktivitäten konnten die Diskussionen um den PSA-Wert nicht beenden. Dazu trug bei, dass die Wissenschaftler bei ihren Studien zum PSA-Wert nicht immer sauber gearbeitet hatten. Die breit angelegte Untersuchung in den USA, an der 76 000 Männer teilgenommen hatten, erwies sich im Nachhinein als einer der größten Wissenschaftsskandale der Urologie. Die Forscher hatten die Sterbequoten von Männern, die sich einem PSA-Wert unterzogen hatten, mit denen verglichen, die sich nicht hatten testen lassen. „Wir konnten nicht nachweisen, dass der PSA-Test Leben gerettet hat", sagte die Studienleiterin Christine Berg vom National Cancer Institute und konterte damit eine europäische Studie mit 18 000 Männern, die von einer Halbierung des Sterberisikos durch den PSA-Test gesprochen hatte. Zwei Urologen aus den Vereinigten Staaten sahen sich allerdings später die US-Studie noch einmal an und entdeckten einen gravierenden Fehler, über den sie im „New England Journal of Medicine" berichteten: Neun von zehn Männern aus der Kontrollgruppe hatte den PSA-Test ebenfalls durchführen lassen, obwohl man ihnen ausdrücklich dazu nicht geraten hatte. Deshalb war es nicht erstaunlich, dass die Wissenschaftler zwischen den Gruppen keinen Unterschied in der Prostatasterblichkeit finden konnte.

Die Kritik des IQWiG am PSA-Screening

Das Problem des Fehlers waren die Folgen: Aufgrund der Studie hatte die USP Task Force, eine maßgebliche Institution für die öffentliche Vorsorge in den USA, ausdrücklich vom PSA-Test abgeraten. Der Bluttest verschwand weitgehend aus dem Untersuchungsprogramm für Männer. Später wurden über 30 Prozent weniger Prostatatumore in den USA entdeckt.

In Deutschland sorgte Anfang 2020 ein Bericht des Instituts für Qualität und Wirtschaftlichkeit im Gesundheitswesen (IQWiG), das im Auftrag des Gemeinsamen Bundesausschuss oder des Bundesministeriums für Gesundheit Gutachten und Stellungnahmen über medizinische Fragestellungen verfasst, für große Aufmerksamkeit. Die Kernbotschaft des Institutes lautete: „Prostatakarzinomscreening mittels PSA-Test: Nutzen wiegt den Schaden nicht auf. Ein PSA-Screening erspart einigen Patienten die Belastungen einer metastasierten Krebserkrankung, Schäden durch Überdiagnosen und Übertherapie überwiegen jedoch."

Das Institut begründete, wie es zu dieser Einschätzung gelangte: „Die jetzt vorliegende IQWiG-Nutzenbewertung eines PSA-Screenings beruht auf der Auswertung von elf randomisierten kontrollierten Studien mit mehr als 400 000 eingeschlossenen Teilnehmern (in der Regel Männer zwischen fünfundfünfzig und siebzig Jahren, Beobachtungszeitraum zwischen dreizehn und zwanzig Jahre).

In allen Studien verglichen die Studienautorinnen und -autoren ein Prostatakarzinomscreening mittels PSA-Test mit keinem Screening auf Prostatakrebs. Nach Auswertung der Studienlage halten die Wissenschaftlerinnen und Wissenschaftler des IQWiG fest, dass ein Screening mittels PSA-Wert einigen Patienten nützt, indem es ihnen eine Belastung durch eine metastasierte Krebserkrankung erspart oder verzögert. Hiervon profitieren durchschnittlich etwa 3 von 1000 Patienten innerhalb von 12 Jahren. Unklar bleibt, ob das Screening dabei zu einer nennenswerten Lebensverlängerung von Patienten führt. Denn zwar bewahrt ein PSA-Screening statistisch betrachtet 3 von 1000 Patienten innerhalb von 16 Jahren vor dem Tod durch ein Prostatakarzinom, eine Änderung der Gesamtsterblichkeit ließ sich dagegen in den Studien nicht zeigen. Wie kann das sein? Da der Anteil der Prostatakarzinomtode an der Gesamtsterblichkeit gering ist, ist es einerseits statistisch schwierig, mit den Studien einen Unterschied in der Gesamtsterblichkeit zu zeigen. Andererseits ist es dadurch aber auch nicht unwahrscheinlich, dass die in der Regel älteren Männer, die durch ein PSA-Screening vor dem Tod durch Prostatakrebs bewahrt werden, ohnehin zu einem vergleichbaren Zeitpunkt an einer anderen Ursache sterben.

Die ausgewerteten Studien zeigen aber auch, dass ein PSA-Screening bei Männern ohne Verdacht auf Prostatakrebs häufig zu Überdiagnosen und falschpositiven Befunden führt. „Screeningmaßnahmen können erhebliche Schäden nach sich ziehen", erläutert IQWiG-Leiter Jürgen Windeler, „beim PSA-Screening kommt es insbesondere zu einer beträchtlichen Zahl von Überdiagnosen, die an sich belastend sind, vor allem aber Übertherapien nach sich ziehen und letztlich zu schwerwiegenden und langanhaltenden Komplikationen wie Inkontinenz und Impotenz führen können. Männern ohne Verdacht auf Prostatakrebs sollte deshalb gegenwärtig innerhalb der GKV kein organisiertes Prostatakarzinomscreening mittels PSA-Test angeboten werden."

Die Gegenrede der Deutschen Gesellschaft für Urologie

Unter den Urologen löste das IQWiG-Papier große Diskussionen, zum Teil auch Empörung aus. Professor Jens Rassweiler, der Präsident der Deutschen Gesellschaft und für Urologie, und Maurice-Stephan Michel, der Generalsekretär der Gesellschaft, reagierten mit einem Positionspapier. Als Grundlage ihrer kritischen Bewertung schauten sie sich alle Studien, die dem IQWiG zugrunde gelegen hatten, noch einmal an und schrieben anschließend: „Da bzgl. des Gesamtüberlebens kein Effekt in eine Richtung nachweisbar war, sich jedoch Vorteile des PSA-Screenings hinsichtlich des prostatakarzinomspezifischen Überlebens und der Diagnose metastasierter Erkrankungen gezeigt haben, spiegelt die Schlussfolgerung des Vorberichts („das PSA-Screening schadet mehr als das es nützt') die Datenlage nicht adäquat wider. Das Risiko von Überdiagnosen betrifft in Deutschland bei einem PSA-Cut Off Wert von 4 ng einen geringen Anteil der Patienten von 0,7–1,6 %. Potentiell negative Folgen wie Ängste oder zusätzliche Untersuchungen werden in der Diskussion des IQWiG genannt, aber nicht mithilfe von Daten quantifiziert bzw. objektiviert. So gibt es bspw. für den Endpunkt gesundheitsbezogene Lebensqualität überhaupt keine randomisierten zur Verfügung stehenden Daten. Dennoch wird die vermeintlich eingeschränkte Lebensqualität mehrfach als Argument gegen ein PSA-Screening angeführt. Außerdem werden die Daten der ERSPC-Studie aus Finnland nicht berücksichtigt, die gezeigt haben, dass psychische Belastung sowie Lebensqualität nach einer Biopsie ohne Krebsnachweis gleich sind wie bei den Patienten ohne Gewebeprobe.

In diesem Zusammenhang ist der im Bericht verwendete Begriff ‚falsch-positiv' insbesondere für Patienten irreführend, da ein PSA-Wert größer 4 ng/ml kein Beweis für ein Prostatakarzinom ist. Die PSA-Werte und deren Bedeutung müssen ohnehin mit dem behandelnden Urologen ausführlich diskutiert und durch weitere Untersuchungen wie die digital-rektale-Untersuchung und ggf. mit einem multiparametrischen MRT der Prostata ergänzt werden. Weiterhin wird vernachlässigt, dass nicht die absolute Betrachtung des PSA-Wertes im klinischen Alltag von Bedeutung ist, sondern dass Parameter wie die PSA-Geschwindigkeit oder verschiede PSA-Quotienten weitere nützliche Hinweise auf das Vorliegen eines Prostatakarzinoms geben können.

Diejenigen Männer, die von sich aus nach einer Früherkennung fragen, sollen ergebnisoffen über die Vor- und Nachteile aufgeklärt werden. Dabei sollen der mögliche Nutzen wie auch die Risiken (Überdiagnose und Übertherapie) in natürlichen Zahlen und auch grafisch dargestellt werden. Weiterhin wird für ältere Patientengruppen (> 70 Jahre), die einen niedrigen PSA-Wert aufweisen, ohnehin keine weitere PSA-Testung empfohlen."

Das Fazit der Deutschen Gesellschaft für Urologie: „Die vom IQWiG präsentierten Ergebnisse und die daraus gezogenen Schlussfolgerungen sind nicht kongruent und werden von der Datenlage nicht unterstützt. Zudem werden weitere alltäglich diagnostische Verfahren in der Interpretation vernachlässigt, die in Deutschland routinemäßig für eine optimierte Diagnosestellung zum Einsatz kommen. Die Deutsche Gesellschaft für Urologie nimmt diesen Vorentwurf des IQWiG und die daraus resultierte Vermengung von individualisierter Früherkennung und populationsbasiertem PSA-Screening in der Presse mit Bedauern zu Kenntnis. Hierdurch besteht die Gefahr, dass Männer Früherkennungsuntersuchungen vermeiden und in der Konsequenz langjährige Belastungen durch Metastasen, lokale Symptome und Behandlungsfolgen durch Chemotherapie sowie die Mortalität zukünftig stark zunehmen."

Wie die Öffentlichkeit reagiert

In der Tat hatte der Bericht des IQWiG große Resonanz in der Öffentlichkeit gefunden. Die Süddeutsche Zeitung betitelte einen Bericht mit der Überschrift „Test ohne Wert". Im Text hieß es dann: „Oftmals verunsichert das Untersuchungsergebnis Männer nur und zieht konkrete körperliche Schäden nach sich. Zu diesem Ergebnis kommt das Institut für Qualität und Wirtschaftlichkeit im Gesundheitswesen (IQ-WiG). Experten haben die Studienlage ausgewertet und schließen in ihrem 86-seitigen Vorbericht daraus, dass die gesetzliche Krankenversicherung kein Screening auf PSA anbieten und erstatten sollte. Einige Männer haben zwar Vorteile von der Untersuchung, insgesamt übertrifft der Schaden den Nutzen aber bei Weitem. Das IQWiG erstellt umfangreiche Gutachten zu Nutzen und Nachteilen medizinischer Tests und Therapien für den Gemeinsamen Bundesausschuss (G-BA). Dieses Gremium wiederum entscheidet, ob die gesetzliche Krankenversicherung die Kosten übernimmt."

Betroffene melden sich zu Wort

Einige Betroffene reagierten in Leserbrief auf den Bericht. Ein Mann aus Berlin schrieb: „Dem PSA-Test verdanke ich mein Leben. Die Kassen-Krebsvorsorge – Abtasten der Prostata durch den Anus – hätte bei mir erst in mehreren Jahren zu einem Befund geführt. Der Krebs war aber da, und hochaktiv. Prostatakrebs „harmlos", wie Herr Bartens in dem Artikel suggeriert? Metastasierter Prostatakrebs ist nicht mehr heilbar, alles kommt auf die rechtzeitge Diagnose an! Durch den PSA-Test früh erkannt, ließ er sich bei mir noch besiegen. Es ist richtig, dass der PSA-Test in circa 25 Prozent der Fälle einen falschen Warnhinweis gibt. Darüber wird man vorab informiert. „Ein miserables Ergebnis?" Für 75 Prozent der Getesteten bedeutet der frühe Befund schlicht deutlich höhere Chancen aufs Überleben! Geradezu absurd empfinde ich die Darstellung, die falschen Meldungen würden quasi zwangsläufig zu einer Übertherapierung führen, mit ‚Inkontinenz oder Impotenz'. Was bei kritischem PSA-Wert angezeigt ist, ist schlicht eine Biopsie, wie sie nach Tastbefund ebenfalls stattfindet; dabei wird die Prostata an zehn Stellen angestochen und auf Krebs untersucht. Diese Biopsie ist nicht angenehm, aber auch nicht dramatisch. Wird kein Krebs gefunden, wird weiter beobachtet, sonst nichts (‚war wohl falscher Alarm'). Wird Krebs gefunden, wird er nach seiner Gefährlichkeit klassifiziert; dann ist über die geeignete Behandlung zu entscheiden. Hierfür stehen dem Patienten zahlreiche Beratungsangebote zur Verfügung. Sollten noch Mängel erkannt werden (‚Übertherapie'), soll man sie bekämpfen. Deswegen auf eine ausgezeichnete Möglichkeit der Frühdiagnose zu verzichten, ist sicherlich die falsche und für viele Männer tödliche Antwort. Selbstverständlich sollte der PSA-Test allen Kassenpatienten angeboten werden. Lieber einmal zu Unrecht gewarnt werden als an Krebs sterben! Nur wenn er in nennenswertem Umfang vorliegenden Prostatakrebs übersähe, wäre sein Sinn infrage zu stellen. Dazu enthält der Artikel aber keine Aussage."

Uli und Michael Roth mischen sich ein

Auch Uli und Michael Roth waren empört darüber, dass der PSA-Test, der ihnen das Leben gerettet hatte und der Teil ihrer Aufklärungskampagne ist, derart ins schlechte Licht geriet. Sie wandten sich ebenfalls mit einem Leserbrief an die Süddeutsche Zeitung: „Als Betroffene haben wir mit Enttäuschung zur Kenntnis genommen, dass das Institut für Qualität und Wirtschaftlichkeit im Gesundheitswesen ein Prostatakrebs-Screening mit dem PSA-Test negativ bewertet hat. Enttäuscht sind wir aber auch von der unkritischen Art und Weise, wie darüber in der SZ berichtet wurde. Aus unserer Sicht muss auch der individuelle Nutzen des Einzelnen gesehen werden und sollte nicht als statistische Randnotiz abgetan werden. Dass überwiegend ältere Männer an Prostatakrebs erkranken, hilft dem einzelnen Betroffenen nicht. Wir waren erst 47 Jahre alt, als die Erkrankung bei einer Routinevorsorge mit dem PSA-Test bei uns entdeckt wurde. Wir haben uns operieren lassen und sind weder inkontinent noch impotent. Heute sind wir seit zehn Jahren krebsfrei und davon überzeugt, dass der PSA-Test unser Leben gerettet hat. Deshalb setzen wir uns seit der Prostatakrebserkrankung öffentlich für die Aufklärung von Männern ein, wollen ihr Gesundheitsbewusstsein gerade mit Blick auf Früherkennung stärken. Jeder Mann sollte sich beraten lassen und, wenn er sich für den PSA-Test entscheidet, Anspruch auf bestmögliche Früherkennung haben."

Ab 45 Jahren wächst das Risiko

Prostatakrebs-Neuerkrankungen pro 100.000 in Altersgruppen

Quelle: Krebs in Deutschland, Robert Koch Institut, 2016

Altersgruppe

Seite dürfen sie den Patienten nicht zusätzlich beunruhigen. Denn noch war das Ergebnis nicht eindeutig, und das Wort Krebs löst allein schon große Ängste aus.

Michael Roth stimmte der Biopsie sofort zu. „Für mich stand irgendwie schon fest, dass ich Krebs habe. Aber ich wollte es jetzt ganz genau wissen, und zwar am liebsten sofort", erinnert er sich. Er hatte das Glück, auf zwei verständige und hilfsbereite Ärzte zu treffen, was im deutschen Gesundheitswesen nicht immer selbstverständlich ist, und so verabredete man sich für Ostermontag erneut in der Klinik.

Als Michael das Krankenhaus verließ, rief er sofort bei Uli an. Es war, als habe sein Zwillingsbruder selbst die Diagnose bekommen. „In diesem Moment wäre es für mich einfacher zu ertragen gewesen, hätte ich selbst soeben erfahren, womöglich ein Prostatakarzinom zu haben", sagt Uli Roth. „Aber weder Michael noch mir kam in diesem Moment in den Sinn, dass ich als sein nächster Verwandter ebenfalls gefährdet sein könnte."

Kurz nach der Untersuchung hatten die Brüder mit ihren Kindern und mit Freunden einen Skiurlaub geplant, von Donnerstag bis Montag. Bis er aber losfahren konnte, hatte Michael Roth noch ein paar Tage Zeit. Es waren grässliche Tage. „Du grübelst die ganze Zeit. Du surfst im Internet und liest alles Mögliche, aber statt schlauer zu werden, machst du dich immer verrückter", erklärt er. Noch war Michael allein mit seiner Krankheit. Außer Uli wollte er zunächst niemanden mit der Information über den schrecklichen Befund belästigen, solange er keine Gewissheit hatte. Zu Hause erwähnte er gegenüber seinen Eltern und den Kindern nur beiläufig, dass er wegen weiterer Untersuchungen demnächst noch einmal in die Klinik müsse. Der Kurzurlaub sei „zu diesem Zeitpunkt das Beste gewesen, was mir passieren konnte. Raus aus dem Alltag, eine ideale Ablenkung. Und ich habe eine Eigenschaft an mir festgestellt, die mir sehr geholfen hat: Die Verdrängungsmechanismen in mir haben gegriffen. Ich war wieder gut drauf, und ich behaupte auch, dass niemand der anderen Urlauber geahnt hat, dass mir eine schlimme Zeit bevorstehen könnte."

Die Gewissheit und der komplizierte Ausstieg
aus dem Trainerjob

Direkt nach dem Urlaub, am Ostermontag, wollte sich Michael Roth also zur Biopsie nach Schweinfurt aufmachen. Er hatte Glück gehabt, dass er in Professor Seggewiß einen Arzt hatte, der zwar selbst kein Urologe war, dem er aber voll und ganz vertrauen konnte. Roth hatte auch ihm gleich nach der Tumorverdachtsdiagnose gesagt: „Ich will die Wahrheit wissen. Alles, und zwar ungeschminkt." Und Seggewiß hatte ihm die Konsequenzen aufgezeigt. Ganz offen und ungeschönt.

Und nun fuhr Michael Roth wieder nach Schweinfurt. Sicher hatte er auch irgendwo gelesen, dass sich nur bei drei von vier Männern die Tumordiagnose nach dem PSA-Test bestätigt, aber er rechnete längst mit dem Schlimmsten. „Man liest dann immer diese zwei Schlagwörter: Impotenz und Inkontinenz. Und ich weiß nicht, was schlimmer ist. Impotenz heißt für mich, dass ich mit keiner Frau mehr schlafen kann und keine Kinder mehr zeugen kann. Inkontinenz bedeutet, dass man seinen Urin nicht mehr halten kann, eine extreme Einschränkung der Lebensqualität. Also lässt man sich beraten, redet mit jedem, der so etwas schon mal hatte. Und dann versucht man sich zu beruhigen und sagt sich, wenn nichts ist, trinken wir drei Flaschen Wein, aber wenn doch etwas ist, dann trinken wir sechs Flaschen Wein."

Morgens frühstückte Roth noch bei Professor Seggewiß, und dann gingen sie gemeinsam von Seggewiß' Haus quer über die Straße ins Leopoldina. Bei der Biopsie stanzte der Urologe Bonfig mit einer langen Nadel jeweils sechs einen halben Millimeter breite und fünfzehn Millimeter lange zylinderförmige Gewebeproben aus der linken und der rechten Hälfte der Prostata heraus. Bei dieser Untersuchung habe er erstmals körperlich gespürt, dass sich ein böser Eindringling seines Körpers bemächtigt habe. „Es ist nicht nur die unangenehme, etwas erniedrigende Haltung vor dem Urologen in einem Stuhl wie bei einem Frauenarzt", sagt Roth, „gegen das blöde Gefühl kann man ankämpfen, indem man sich sagt, dass hier in

einem solchen Stuhl alle Männer gleich sind: der Bundesliga-Handball-
trainer genauso wie der Arbeiter am Opel-Fließband oder der Bundespräsident. Und es ist auch nicht der leichte Schmerz beim Einschießen der
Biopsienadel. Aber als ich mir die Gewebeproben angeschaut habe, die
aussahen wie kleine Kaulquappen, da habe ich das erste Mal richtig begrif-
fen, dass ein Organ in meinem Körper angegriffen ist." Die Ergebnisse der
Biopsie sollten drei Tage später eintreffen. Bis dahin nahm Michael Roth
seine Arbeit als Trainer wieder auf, am Mittwoch dieser Woche fuhr er mit
der Mannschaft des TV Großwallstadt zum Spiel gegen die HSG Nord-
horn. Sie verloren knapp, nachts ging es mit dem Bus zurück. Am nächsten
Morgen war das Auslaufen mit der Mannschaft, danach Mittagessen mit
seinem Co-Trainer, um die nächste Begegnung gegen die SG Flensburg-
Handewitt vorzubereiten. Nach dem Essen klingelte das Handy. Hubert
Seggewiß war am Apparat. Er müsse ihm leider sagen, dass „das Schlechte
eingetreten" sei, sagte der Arzt. Die Werte aus dem Labor der Pathologie
seien eindeutig gewesen. Im Arztbrief wird später ein nüchterner Satz stehen: „Insgesamt ergibt sich der Befund eines Prostatakarcinoms. Auf Empfehlung von Herrn Chefarzt Dr. Bonfig sollte eine radikale Prostatektomie
durchgeführt werden." Zu Deutsch: Die Prostata sollte samt Tumor herausoperiert werden.

Seggewiß, Bonfig und Roth hatten danach in langen Gesprächen zu
zweit, zu dritt, persönlich und am Telefon das weitere Vorgehen besprochen. Die Mediziner ließen keine Zweifel daran, dass nach diesem Befund
und wegen des noch jungen Alters von Michael Roth nur eine Entfernung
der Prostata infrage kommen konnte. Und Michael hatte stets nur ein Ziel
favorisiert: schnell weg mit dem Eindringling, keine Zeit verlieren, nicht
weiter grübeln. Und so verabredete man, dass Michael Roth schon zwei
Wochen später in das Schweinfurter Leopoldina aufgenommen werden
sollte. Bevor jedoch der Eingriff durchgeführt werden sollte, wollte sich
Michael Roth noch eine zweite Meinung einholen. Nach der Biopsie war
allerdings schon ziemlich klar geworden, dass Michael durch die frühe
Entdeckung des Tumors womöglich großes Glück gehabt hatte. Das Kar-

zinom lag eingekapselt in der Prostata, hatte wohl noch keine Metastasen gestreut. Nachdem er am Telefon seinen endgültigen Krebsbefund
erfahren hatte, setzte sich Michael Roth in sein Auto. „Die Nachricht war
kein Schock mehr für mich. Auch wenn die Chancen nach den Vorunter-
suchungen 50 zu 50 gestanden hatten, war für mich längst klar, dass der
Tumor mich erwischt hat." Michael rief wieder Uli an. Der war zu diesem
Zeitpunkt in Kitzbühel, wo er mit seinem Businesspartner und Freund den
jährlichen Männer-Geschäftsurlaub machte: ausspannen, gut essen und
ordentlich trinken, und zwischendurch über die Entwicklung der eigenen
Firma nachdenken. Kitzbühel in der Nebensaison war stets ein guter Ort
für solche Vorhaben. Als Michael anrief, sagte Uli sofort: „Du kommst jetzt
hierher, wir reden über alles und besprechen die nächsten Schritte." Sein
Bruder sei viel überraschter über den Befund der Biopsie gewesen als er
selbst, erzählt Michael, „bei ihm war die Hoffnung wohl viel stärker als bei
mir, dass sich alles noch im Guten auflöst."

Doch der „kritischste Moment", wie Michael Roth es nennt, stand ihm
noch bevor. Er telefonierte zunächst mit seinen beiden Schwestern Moni
und Gaby und informierte sie über seine Krankheit. Danach fuhr er zu seinen Eltern. Sie leben im Erdgeschoss des Hauses von Uli, am oberen Orts-
rand von Leutershausen. Er teilte ihnen die Diagnose mit. Anschließend
machte er sich auf nach Weinheim, um den Geburtstag seiner Tochter Natassja zu feiern. Auch Michaels getrennt von ihm lebende Frau und Ulis
Exfrau waren bei dem kleinen Fest anwesend. Und in diese gute Stimmung
platzte nun Michael mit seiner Nachricht vom Prostatatumor. „Am emotionalsten war es für mich, meiner Tochter von der Diagnose zu berichten",
meint Michael Roth, und im Nachhinein, so räumt er ein, sei es „vielleicht
ein Fehler gewesen, den engsten Verwandten und den Kindern den Befund auf diese Art und Weise, mitten in die Geburtstagsfeier hinein, mitzuteilen." Er war nun nicht mehr in der Lage, an diesem Nachmittag heile
Welt zu spielen. „Danach haben wir alle geweint", sagt Tochter Natassja.
„Und ich hatte den Eindruck, dass wir noch viel trauriger waren als Papa
selbst."

Ossi Roth sagt, dieser Tag sei „ein Schock" für ihn gewesen. „Mein Sohn war doch noch ein junger Kerl, der will noch etwas erleben. Als ich mit über siebzig Jahren meine Prostata-Diagnose hatte, war das schlimm, aber in dem Alter spielen sexuelle Dinge keine so große Rolle mehr." Und es kamen sogleich die Gedanken an die eigene Schuld. Er hatte vor nur einigen Jahren einen Prostatatumor gehabt, und nun Michael – hatte er ihm die Gene dieser Krankheit vererbt? „Das hat mich lange Zeit sehr beschäftigt", sagt der Vater. Erst später habe er sich ein wenig beruhigen können, als ihm ein Urologe erklärt habe, sein Tumor sei ein typisches Alterskarzinom gewesen. Das unterscheide sich sehr deutlich von der Tumorart Michaels.

Auch die beiden Schwestern spürten sofort, wie sich ihr Bruder auf einen Schlag verändert hatte. „Michael war jemand, der für seinen Erfolg gekämpft hat, anders und mehr noch als Uli, dem vieles zugefallen ist", sagt Schwester Monika. Aber er sei auch „immer ein Lebemann gewesen, es gab kein Fest, dass ohne ihn stattgefunden hätte", meint Schwester Gaby. „Und nun sah man ihm an, dass ihm die Endlichkeit dieses Lebens von einer Minute auf die andere bewusst geworden war. Die Leichtigkeit war weg." Michael Roth hatte den Kampf mit dem Eindringling bereits aufgenommen. Nach der „ersten Phase des Schocks", erinnert er sich, sei er dann schnell in die zweite Phase gekommen. Die konstruktive Phase, die Zeit der Überlegungen, wie man mit der neuen Situation umgehen soll. „Wir waren ja bisher für die Öffentlichkeit die Sonnyboys", sagt er, die Kerle, die Erfolg bei Frauen haben und denen das meiste, was sie anpacken, auch gelingt. Nach dem endgültigen Befund, meint Michael Roth, habe sich „dieser Ich-Gedanke" entwickelt. „Ich wollte mit aller Macht die Krankheit besiegen. Und dafür wollte ich meine Familie und meine Freunde um mich haben und natürlich meinen Zwillingsbruder. Man braucht in dieser Phase kein Mitleid, aber man braucht Zuneigung und viele Gespräche. Man muss sich austauschen. Man will wissen, ob man alles richtig macht. Es soll sich alles nur um einen selbst drehen."

Für Michael Roth war klar, dass er mit dieser Diagnose nicht auf die Trainerbank zurückkehren würde. Seine Mannschaft machte ohnedies

Der Urologe Rolf-W. Otto über seine Patienten Michael und Uli Roth

„Bleiben wir dran, es lohnt sich."

Als niedergelassenem Urologen kann ich Michael und Uli für ihr beispielhaftes Verhalten im Rahmen der Gesundheitsvorsorge-Untersuchungen nur danken.

Die beiden hatten als aktive Sportler immer mal Beschwerden mit der Prostata. Dabei war bei ihnen seit den frühen Zwanzigerjahren auch immer wieder der PSA-Werte untersucht worden. Als sich nach vielen Jahren ein PSA-Anstieg zeigte und nach weiterführenden Untersuchungen schließlich Biopsien durchgeführt worden waren, war bei beiden ein Prostatakarzinom festgestellt worden, worauf sie sich nach intensiven Gesprächen und Beratungen zur Operation entschieden hatten.

Nach ihren erfolgreichen Operationen thematisierten sie untereinander, in der Familie, aber auch öffentlich sehr offen ihre Erkrankung. Dieses Outing führte auch in unserer Praxis zu vermehrter Nachfrage nach Vorsorgeuntersuchungen auch jüngerer Patienten, die sich vorher keine Gedanken über die Früherkennung gemacht hatten.

Michael und Uli konnten durch ihr Verhalten die Notwendigkeit dieser Vorsorgeuntersuchung betonen und schildern, dass diese Untersuchung allenfalls unangenehm, aber nicht schmerzhaft ist. Sie haben aufgezeigt, dass der konsequente Umgang mit Vorsorgeuntersuchungen, die schlimmstenfalls eine OP zur Folge haben können, Erfolg hat – auch bei jüngeren Patienten, denen man womöglich eine frühzeitige OP empfehlen muss, denen man aber ein langfristiges, beschwerdefreies Überleben sichern kann – so wie es die Brüder Roth jetzt erleben.

Möglicherweise hat das mit den lokalen Besonderheiten zu tun, weil die Brüder Roth in ihrer Heimat sehr bekannt sind – aber generell kann ich sagen, dass durch Michael und Uli die Grundangst vieler Männer vor rektalen Untersuchungen deutlich abgenommen hat. Mittlerweile unterhalten sich die Männer bereits am Stammtisch darüber, wie groß ihre Prostata ist. Da sind Tabus gebrochen worden. Inzwischen weiß jedermann, dass die Untersuchung der Prostata keine Qual ist.

Als niedergelassener Arzt kann ich nur bedauern, dass die Bestimmung des PSA-Wertes nach wie vor ein Politikum ist. Sie kann primär nicht als Kassenleistung abgerechnet werden, sondern sie zählt zu den sogenannten IGeL-Leistung – individuelle Gesundheitsleistungen, was nichts anderes heißt, als dass die Patienten selbst die Rechnung bezahlen müssen. Nur bei einem erstmalig erhöhten IGeL-PSA-Wert können die Folgekontrollen dann über die Kasse abgerechnet werden.

Früher kamen die Männer in die Praxis, wenn schon etwas weh tat. Das war oft eine tragische Situation, weil der Krebs dann zumeist einen tückischen Lauf genommen hat. Deshalb finde ich es bedauerlich und unverständlich, dass es noch kein PSA-Screening gibt, also die kostenlose Routinetestung des PSA-Wertes für jedermann. Uns Urologen ist nicht daran gelegen, mit den IGeL-Leistungen Geldmacherei zu betreiben, sondern wir wollen die beste Vorsorge für alle Männer. Und auch das Argument, das PSA-Screening führe zu einer Übertherapie kann so nicht stehen bleiben, weil wir den Patienten sehr genau das Spektrum erläutern, was an weiteren Schritten notwendig ist. Und nach den Untersuchen bei Michael und Uli war ganz nun einmal völlig klar: Die Prostata muss raus.

Einige Kritiker sagen, der PSA-Test führe zu vielen belastenden Biopsien. Ich kann dazu sagen, dass die Biopsien kein Schreckgespenst sind. Eine Biopsie wird unter lokaler Betäubung vorgenommen, das ist kein Drama. Zudem wird sie in Zukunft weniger zum Einsatz kommen, wenn Methoden der unblutigen Diagnostik wie das MRT und spezifische Blut- und Urintests weiterentwickelt werden.

Man kann nur hoffen, dass das Engagement der Brüder Roth eine noch größere Ausbreitung in der Öffentlichkeit bekommt – etwa stimuliert über das Internet, in dem die beiden etwa auf dem Portal „FFF – Für alle. Für jeden. Für uns. Die Urologie." www.urologie-fuer-alle.de aktiv sind. Neben Patienten erreichen sie dabei auch die Fachschaft der Urologen, was in der Betreuung ihrer Patienten durchaus nützlich ist.Das ist ein toller Weg. Bleiben wir dran, es lohnt sich für alle Beteiligten.

Rolf-W. Otto ist seit vielen Jahren der betreuende niedergelassene Urologe von Michael und Uli Roth in Dossenheim bei Heidelberg.

gerade eine schwere Phase durch. Nach einem guten Saisonstart hatte es eine Serie von Niederlagen gegeben. Schon Anfang des Jahres hatte Roth deshalb seinen Abschied aus Großwallstadt bekannt gegeben und seinen Wechsel zur HSG Wetzlar verkündet. „Ich war psychisch nicht mehr bereit, eine Mannschaft zu führen." Uli Roth sagt, der Moment, als ihn Michael darüber informiert habe, dass er nun keine Mannschaft mehr betreuen könne, habe ihm richtig bewusst gemacht, wie es um ihn steht: „Ich habe ihn immer bewundert, wie er vor viertausend Zuschauern und mehr sein Team dirigiert hat. Trotz der Nachricht über seinen Krebs hatte ich eigentlich gedacht, dass er die Saison zu Ende steht. Als er nun freiwillig darauf verzichtete, wusste ich endgültig, wie schwer ihn der Befund getroffen und wie er ihm im Kern zugesetzt hat."

Wenige Tage nachdem er die Ergebnisse der Biopsie erfahren hatte, machte sich Roth auf den Weg nach Großwallstadt, an seiner Seite Doktor Seggewiß. Dem Trainer war klar, dass er seiner Mannschaft die Wahrheit sagen musste. Aber in der Öffentlichkeit wollte er jetzt keine Schwäche zeigen. „Ich wollte nicht öffentlich in die Ecke dieser Krebskranken geschoben werden, die überall im Fernsehen und in den Zeitungen auftauchen. Erst recht wollte ich in keiner Rangliste von Sportlern oder ehemaligen Sportlern stehen, die alle den Krebs besiegt haben", sagt Michael Roth. Noch unangenehmer war ihm die Vorstellung, überall vom Mitleid eingehüllt zu werden: „Zum Beispiel mit meiner Mannschaft nach Lemgo zu fahren, an der Linie des Spielfeldes zu stehen und zu wissen, die Zuschauer da oben sagen zu ihrem Nachbarn: ‚Guck mal, der arme Kerl da unten hat Krebs.'" Also überlegten sich Michael Roth, der Trainer des TV Großwallstadt, und Hubert Seggewiß, der Mannschaftsarzt, während der Fahrt, welche Formulierungen sie später für die Pressemitteilung wählen sollten. „Wir waren zunächst ziemlich ratlos", erinnert sich Seggewiß, „weil weder das Wort Karzinom noch das Wort Prostata auftauchen sollte."

Die Prostata hat etwas mit dem Unterleib zu tun, und auf seinen Unterleib wollte Michael Roth nichts kommen lassen – schließlich zentriert sich dort in den Augen der meisten Männer der Kern ihres Mannseins. Und kann sich jemand vorstellen, wie sich ein Mann im besten Alter fühlen muss, der seit seinem sechsten Lebensjahr als Charmeur und Aufreißer durchs Leben gerauscht ist und nun womöglich das verliert, was ihm stets so wichtig war? „Für Michael wäre es schlimmer gewesen, seine Potenz zu verlieren als seine Wurfhand", sagt scherzhaft sein Arzt Seggewiß. Michael Roth wusste, dass er mit Seggewiß den richtigen Mann an seiner Seite hatte. Schon einmal hatte sich der Mediziner in ähnlicher Angelegenheit große Verdienste erworben. Im Herbst 2006 hatte Jens Tiedtke, der beste Kreisläufer im Team des TV Großwallstadt, über Kopfschmerzen und Sehstörungen geklagt. Mediziner entdeckten bei Untersuchungen einen Hirntumor. Roth hatte sehr viel Mitgefühl mit dem damals siebenundzwanzigjährigen Nationalspieler entwickelt. Er war deshalb nicht in der Lage gewesen, seiner Mannschaft selbst den Befund ihres Mitspielers mitzuteilen. Seggewiß, der als Arzt natürlich Erfahrung mit solchen Gesprächen besaß, hatte die Aufgabe übernommen, der Mannschaft von der Krebserkrankung zu berichten. Roth konnte nur mit Tränen in den Augen danebenstehen.

Nun aber war die Aufgabe mindestens ebenso schwierig. Nun galt es, den Männern, mit denen man zum Teil vier Jahre lang zusammengearbeitet hatte, mit denen man unendlich viele gemeinsame Busfahrten zu den Auswärtsspielen unternommen, mit denen man Siege gefeiert und Niederlagen erlitten hatte, zu sagen, dass er selbst schwer krank sei und sein Amt sofort niederlegen würde. „Die Mannschaft war total geschockt", sagt Seggewiß, „an diesem Tag hat man erkannt, wie beliebt Michael unter den Spielern war." Und noch erstaunlicher war: Von der Ankündigung vor dem Team drang nichts nach außen. „Großwallstadt ist wie eine Familie", sagt Seggewiß, „wenn jemand ein großes Problem hat, hält man zusammen."

Kranksein – ein Männertabu

„Frauen betreiben Vorsorgemedizin – Männer Reparaturmedizin", dieser Satz steht als Überschrift über dem Katalog an Angeboten des Hamburger Urologen Frank Sommer. Seit 2005 leitet der Professor Deutschlands bisher einzigen Lehrstuhl für Männergesundheit am Hamburger Universitätskrankenhaus Eppendorf (UKE). Jahrhundertelang war es selbstverständlich, dass es zwar eine spezielle Heilkunde für Frauen gab – aber eine entsprechende Fachrichtung, die sich nur an Männer richtete, existierte nicht.

Das hat einen schlichten Grund: Es gibt nur zwei Sorten von Männern – eine kleine Gruppe von Hypochondern, die beim geringsten Kratzen im Hals das große Medizinbuch aus dem Regal holen und am nächsten Tag mit einer vorgefassten Diagnose durch die Drehtür der Arztpraxis hasten. Und es gibt die große Gruppe der Verdränger. Das sind diejenigen, die glauben, keine ärztliche Hilfe zu benötigen, in Wahrheit aber Angst vor den möglichen Konsequenzen der Diagnose haben, weil sie stets mit dem Schlimmsten rechnen. Oder diejenigen, die glauben, sie seien so stark und so unangreifbar, dass Kranksein immer nur für andere gilt. Oder die trotz Schmerzen im Kopf oder einem Ziehen in der Brust weiterarbeiten, weil sie sich für unverzichtbar im Beruf halten.

Lieber ein Rückzug aus dem Sexleben

Und wenn Kranksein schon verpönt ist, braucht man auch gar nicht erst zur Vorsorge zu gehen. Das Berliner Robert Koch-Institut beklagt deshalb in seinem Gesundheitsbericht für die Bundesregierung die mangelhafte Gesundheitsvorsorge der männlichen Bevölkerung: „So nehmen insbesondere Frauen bis zum Alter von fünfzig Jahren die Möglichkeiten zur Krebsfrüherkennung zu über 50 Prozent wahr, die Beteiligung erreicht teilweise fast 65 Prozent … Bei Männern überschreitet die Inanspruchnahme von Krebsfrüherkennungsmaßnahmen erst nach dem sechzigsten Lebensjahr die 20-Prozent-Marke. Auch gesundheitsfördernde Präventionskurse der Krankenkassen nehmen Männer weit weniger wahr als Frauen."

Schwach zu sein ist für Männer tabu. Und als gäbe es die Steigerungsform von tabu, sprechen sie über einige Körperregionen besonders ungern. Dazu zählt beim Mann in erster Linie all das, was zwischen den Lenden platziert ist – zumindest dann, wenn damit etwas nicht in Ordnung ist. So leiden nach Schätzungen viele hunderttausend Deutsche an einer erektilen Dysfunktion. Das heißt: Ihr Schwellkörper hat seinen Dienst weitgehend eingestellt. Obwohl viele Fälle organische Ursachen haben und leicht abzustellen wären, akzeptieren Männer lieber ihren Rückzug aus dem Sexleben, als sich medizinisch helfen zu lassen.

Oder sie bedienen sich klammheimlich übers Internet oder über einschlägige Zeitschriften mit Hilfsmitteln, die sie von einem grauen Gesundheitsmarkt beziehen. Männer und Frauen haben unterschiedliche Beziehungen zu ihrem Körper. Männer trinken mehr, sie rauchen mehr, sie sind – relativ betrachtet – dicker, und sie sind häufiger an Unfällen beteiligt. Diese Risikobereitschaft, den eigenen Körper als große Müllverbrennungsanlage zu betrachten, korreliert mit einer abenteuerlichen Sorglosigkeit. Es gibt Untersuchungen, die besagen, dass Männer einen Arztbesuch doppelt so lange hinauszögern wie Frauen. Während Frauen, wenn sie Blut im Urin entdecken, bereits Stunden später den Arzt aufsuchen, brauchen Männer im Durchschnitt rund zehn Tage, bis sie mit diesem eindeutigen Signal für eine Krankheit in einer Praxis vorsprechen.

„Wir haben nicht das Gefühl, älter zu werden"

In einem weiteren Bericht für die Bundesregierung über geschlechtsspezifische Unterschiede in Gesundheitsfragen fasste das Berliner Robert Koch-Institut zusammen: „Während die gesundheitlichen Bedürfnisse von Frauen in den letzten dreißig Jahren von der Frauengesundheitsforschung und der Frauengesundheitsbewegung bereits thematisiert wurden, gilt dies nicht für die Gruppe der Männer. Erst in letzter Zeit gibt es einige wenige Ansätze, die gesundheitlichen Probleme von Männern zu thematisieren."

Für Männer ist der Körper das Mittel zum Zweck geblieben. Wie in der Urzeit, als es darum ging, Tiere zu jagen und Feinde abzuwehren, ist der Körper das Instrument, um ein bestimmtes Ziel zu erreichen. Und dabei tunen die Kerle ihre Muskeln und tun so, als habe es die Erfindung des Autos, der Maschine oder des Computers nie gegeben.

Besonders eindrucksvoll ist dieses Effektivitätsdenken des angeblich starken Geschlechts bei Vierzigjährigen zu beobachten – die also in einem Alter sind, in dem früher die Männer bereits zu alten Herren wurden. „Wir haben doch gar nicht das Gefühl, dass wir älter werden", sagt Michael Roth, „deswegen wollen wir auch nicht einsehen, dass wir älter werden."

Der Dauerlauf wird zur Religion

Und deshalb ziehen die Männer mit den angegrauten Schläfen und dem dünner werdenden Haar Sneakers vom Sportausrüster an, tragen zerrissene Jeans und Hemden des Lieblings-Fußballvereins und fangen wieder an, Sport zu treiben. Oftmals so, als würde es keine biologischen Grenzen geben und als habe auch die Phase der rapiden Gewichtszunahme nach der Eheschließung niemals stattgefunden. Jeder Dauerlauf wird dann zu einem Wettkampf, jeder Fitnessstudiobesuch zu einer Art Religion.

Das Glied ist die Antenne des Herzens

Professor Frank Sommer hat mit seiner „Männergesundheitssprechstunde" am Hamburger UKE auf die typisch männliche Handlungsweise reagiert. Er bietet den Kunden einen Mix aus Gesundheitsvorsorge und „Lebensstilberatung" an. Dazu zählt auch die Aufklärung über Erektionsstörungen, weil ein schlaffer Penis nicht nur die Lebensqualität und die Partnerschaft gefährden kann. Ein nicht funktionierender Schwellkörper kann auch ein wichtiger Hinweis auf andere Krankheiten sein, etwa des Herz-Kreislauf-Systems. Denn, so resümiert Sommer: „Die Funktion des männlichen Gliedes ist die Antenne des Herzens."

Die Entscheidung darüber, wer
den Eindringling wegoperieren soll

Am 16. April 2009 gab der TV Großwallstadt eine Pressemitteilung heraus. Darin hieß es: „Wegen eines operativen Eingriffs der Harnwege wird der Trainer Michael Roth voraussichtlich die nächsten vier Wochen nicht zur Verfügung stehen."

Diese Ausrede mit der Operation war „irgendwie nicht die Wahrheit, aber es war ja auch nicht richtig falsch", sagt Hubert Seggewiß. Für Michael war indes deutlich geworden, dass er in vier Wochen nicht wieder in der Sporthalle stehen würde. Für ihn war die Saison und damit das Kapitel Großwallstadt endgültig beendet. „Für mich stand fest, ich musste abtauchen. Und zwar sofort. Noch vor dem nächsten Spiel. Ich durfte nicht grübeln, nicht verkrampfen. Ich brauchte einen klaren Verstand, um zielgerichtet die nächsten Schritte anzusteuern."

Noch am gleichen Tag machte sich Michael Roth auf den Weg nach Kitzbühel. Seitdem Michael und Uli denken können, haben sie ständigen Kontakt miteinander. Sie hatten zwar mal Meinungsverschiedenheiten, es hatte diese Kabbeleien als Kinder gegeben, und es existiert bis heute dieser sportliche Wettkampf darum, wer attraktiver ist, wer die bessere Figur macht. Aber es entzündete sich zwischen den Zwillingen niemals ein ernsthafter Streit oder eine Situation, in der einer von beiden so sauer auf den anderen gewesen wäre, dass er auf das tägliche Gespräch verzichtet hätte. Die neue Lage schweißte sie noch enger aneinander – so als wären sie wieder im Mutterleib zusammen. Im Kitzbüheler Hotel Arosa schliefen sie erstmals seit Jahrzehnten wieder auf einem Zimmer, im Doppelbett.

Dabei trieften die Roths nicht im Selbstmitleid. Im Gegenteil – sie traten dem Feind in Michaels Körper entgegen, als müssten sie wie früher auf dem Spielfeld eine Strategie gegen einen übermächtig erscheinenden Gegner entwerfen. Sie spielten Golf, machten mit dem gemeinsamen Freund Günter Liebherr ausgedehnte Wanderungen, abends gingen sie gemeinsam zum Essen und Trinken. Es war zwischen Michael und Uli verabredet, dass das Thema Krebs tabu ist, sobald sie die Tür des Hotelzimmers hinter sich geschlossen hatten. Aber zwischendurch telefonierten sie durch die gesamte Republik. Sie holten Informationen ein, nutzten ihre privaten und geschäftlichen Kontakte und diskutierten über die weiteren Schritte. Von einem ehemaligen Kollegen aus der Handball-Nationalmannschaft erfuhren sie, dass ein anderer deutscher Spitzensportler, den sie selbst von den Olympischen Spielen her kannten, auch Prostatakrebs gehabt hatte. Sie riefen ihn an, um von ihm alles darüber in Erfahrung zu bringen. Der mitgereiste Freund hatte als Steuerberater viele Ärzte in seiner Kundschaft. Sie kontaktierten etliche davon.

Ein wenig war die Situation wie damals in Großwallstadt, als Uli keinen neuen Vertrag als Handballer bekommen sollte, er zunächst geschockt war und dann die ganze Mannschaft mitgerissen hatte. Jetzt war Michael betroffen. Wieder waren sie zunächst wie paralysiert. Aber dieser Zustand dauerte nicht lange, dann schmiedeten sie gemeinsam einen Plan. Gemeinsam gegen die Ungeheuerlichkeit, so früh Krebs bekommen zu haben. Und wieder nutzten die Roths ihr Netzwerk aus. Damals waren es die Mannschaftskameraden gewesen, die sie überzeugten. Gemeinsam wurden sie dann Deutscher Meister. Diesmal waren es Freunde und Bekannte, die sie kontaktierten, um zur Lösung ihres Problems beizutragen.

Michael hatte bereits einen festen OP-Termin bei seinem Schweinfurter Urologen, einem Mann, dem er vertraute und der das Verdienst hatte, den Tumor in einem offenbar sehr frühen Stadium entdeckt zu haben. Aber Bonfig und seine Kollegen hatten auch keine Einwände, als Roth sagte, er wolle weitere Meinungen hören, bevor er sich im Leopoldina operieren lasse. Der langjährige Freund und ehemalige Mannschaftsarzt Stefan Maibaum gab ihm den Tipp, Kontakt mit Professor Maurice Stephan Michel, dem Chefarzt der Urologischen Uni-Klinik Mannheim, aufzunehmen. Ein anderer empfahl ihnen Großhadern in München. Sie hatten auch von der Martini-Klinik im Universitätskrankenhaus Hamburg-Eppendorf (UKE) gehört, einem Krankenhaus, das nur Behandlungen an der Prostata vornimmt. Martin Schwalb, der alte Freund aus der Handball-Nationalmannschaft und vom TV Großwallstadt, der inzwischen den Hamburger SV Handball trainierte, hörte sich in Ärztekreisen über den Ruf der Klinik um.

Am Montagabend, dem Tag vor der Abreise aus Kitzbühel, sagt Michael Roth, „war ich völlig relaxed". Er konnte sich weiterhin gut vorstellen, sich in Schweinfurt operieren zu lassen. Aber er wollte sich zuvor die Kliniken in Mannheim, München und Hamburg anschauen, und er hatte bereits Kontakt mit den Professoren aufgenommen. Großhadern strich er schnell von der Liste, weil es dort einige Zeit gedauert hätte, bis er sich mit seiner Krankheit hätte vorstellen können.

An diesem letzten Abend in Kitzbühel saßen sie in einem Restaurant, als eine Gruppe junger Frauen hereinkam, von denen eine Geburtstag hatte, und so feierten die Roths und ihr Freund mit ihnen bis morgens um fünf. „Viel später erzählte ich einer von ihnen, dass ich Krebs hätte", sagt Michael Roth. „Die wollte das zunächst gar nicht glauben, weil wir in dieser Nacht so gut drauf waren." Danach startete Michael Roth seine Ärztetour. Er sprach mit Professor Michel in Mannheim, einem jungen, engagierten Mann, der sich viel Zeit für ihn nahm. Als er die Ergebnisse der Biopsie analysiert hatte, sah auch er keine andere Wahl als die sofortige Entfernung der Prostata. Er selbst bot an, mit der sogenannten Da-Vinci-Methode zu operieren. Bei diesem Verfahren assistiert ein OP-Computer dem Urologen, der Schnitt in die Bauchdecke ist minimal, der Aufwand für die OP deshalb geringer als bei der traditionellen Methode. Das überzeugte Roth. Mannheim war nun sein eindeutiger Favorit, trotzdem wollte er sich am nächsten Tag noch die Klinik in Hamburg ansehen.

Die Martini-Klinik ist eine privatwirtschaftlich organisierte Tochtergesellschaft des UKE. Solche Einrichtungen sind nicht unumstritten, weil sie in erster Linie darauf aus sind, Gewinne zu erzielen und damit dem Gesundheitswesen Geld zu entziehen. Außerdem forcieren sie eine Zwei-Klassen-Medizin, weil sie sich überwiegend an Privatversicherte und Selbstzahler wenden. Auf der anderen Seite bieten diese Institute meist hochklassige Medizin und einen individuellen Service statt der Massenabfertigung in vielen Allgemeinkrankenhäusern.

Auf dem Gelände des UKE gibt es weiterhin noch die traditionelle Urologische Abteilung des Klinikums, aber die Martini-Klinik behandelt ausschließlich Männer mit Prostatakrebs. Sie wurde 2004 auf Initiative von
Professor Hartwig Huland, einem weltweit anerkannten Operateur für
Prostatakarzinom, gegründet. Anfangs waren nur die privaten Kassen
bereit, den Pauschalpreis von rund 15 000 Euro pro Behandlung zu bezahlen. „Wir hätten gern schon von Beginn an auch Kassenpatienten behandelt", erklärt Huland, aber der Krankenhausbedarfsplan habe dagegen
gesprochen. „Nun aber sind wir stolz darauf, dass auch einige gesetzliche
Krankenkassen mit uns kooperieren und Patienten schicken." Etwa mit der
Deutschen Angestellten Krankenkasse (DAK) oder der Techniker Krankenkasse (TK) gibt es entsprechende Verträge. Inzwischen gelten Huland und
seine beiden Chefarztkollegen mit jährlich rund tausend radikalen Prostatektomien weltweit als Marktführer. Selbst die großen Spezialkliniken in
den USA nehmen nicht mehr Eingriffe im Jahr vor. Die Martini-Klinik ist
eine kleine Oase inmitten des riesigen UKE-Reichs, in dem jährlich mehrere zehntausend Menschen behandelt werden. Es herrscht ein ruhiger
Tonfall, keine Hektik, am Empfang steht ein Kaffeeautomat, der jedem frei
zugänglich ist. Es gibt fast ausschließlich Einzelzimmer, die geräumig und
geschmackvoll eingerichtet sind.

Huland nahm sich zwei Stunden Zeit für das Gespräch mit Roth – so wie
bei jedem Patienten. Wobei Michael Roth ein Sonderfall war, weil er allein
zu ihm kam. Die meisten anderen Männer bringen ihre Ehefrauen mit.
„Und es sind auch die Frauen, die die meisten Fragen stellen", sagt Huland.
Wie seine Kollegen Bonfig und Michel war auch Huland der Überzeugung,
dass bei Michael Roth nur die sogenannte radikale Prostatektomie infrage
kommt. Der Tumor schien klar abgegrenzt zu sein. Zudem war Michael
Roth jung, die Wahrscheinlichkeit, dass sich Muskeln und Nerven nach
dem Eingriff wieder erholen würden, war deshalb sehr hoch. Hulands
Statistiken besagen, dass 95 Prozent seiner Patienten weiterhin ihre Fähigkeit besitzen, das Wasser zu halten, und 90 Prozent der Patienten potent
bleiben, vorausgesetzt, sie waren auch vorher sexuell aktiv. Noch besser

seien die Bedingungen bei einem körperlich so gut trainierten Mann wie Michael Roth.

Im Juli oder August könne er ihn operieren, meinte Huland. Für Roth war das viel zu spät. „Das Ding muss raus", entgegnete er. Außerdem beginne im Sommer sein neuer Job in Wetzlar, da wolle er wieder fit sein. Huland schaute noch einmal in seinem Terminkalender nach und bot schließlich den 30. April als OP-Termin an. Dann müsse er an diesem Tag eben drei Männer behandeln, für gewöhnlich nehme er pro Tag maximal zwei Eingriffe vor. Als Huland und Michael Roth über die Ursachen des Karzinoms und die möglichen Folgen sprachen, wollte der Professor wissen, ob Michael noch Brüder habe. Michael erzählte von seinem Zwillingsbruder. Als Huland das hörte, drängte er darauf, dass sich auch Uli testen lasse solle. Und zwar dringend. Dass Zwillingsbrüder gefährdet sind, hatten ihm zwar bereits Bonfig und Michel gesagt, aber so recht ernst hatte es besonders Uli zunächst nicht genommen. Schließlich ging auch er regelmäßig zur Prostatakrebs-Früherkennung, und nie war etwas aufgefallen.

Prostata-Patienten Uli und Michael Roth mit Professor Hartwig Huland:
„Uli und Michael Roth haben mit ihrer Arbeit vielen Männern das Leben gerettet."

Huland gab Michael Roth noch eine dicke blaue Mappe mit allen wichtigen Informationen mit, und als er damit über den Klinikflur ging, kam ihm eine Krankenpflegerin entgegen. Sie wussten sofort, dass sie sich kannten, nur nicht woher und wann sie sich zuletzt gesehen hatten. Sie tauschten ihre Telefonnummern aus.

Nach dem Gespräch setzte sich Michael Roth ins Auto, um die sechshundert Kilometer zurück nach Hause zu fahren. Er legt auch solche weiten Strecken gern mit dem Wagen zurück, „weil ich dabei gut nachdenken kann". Jetzt musste er viel nachdenken. Irgendwie fühlte er sich weiter bei Bonfig in der Pflicht, auch der Mannheimer Michel hatte ihm „sehr gut gefallen". Und seine Familie hatte ihn gebeten, doch in der Nähe von Leutershausen zu bleiben, damit sie ihn leichter besuchen könne. Und einige Freunde hatten ihn gewarnt. Er solle nicht auf die Hochglanzbroschüren einiger Kliniken hereinfallen und sich nicht blenden lassen.

Auf der anderen Seite hatte ihm dieser Huland imponiert – diese offene, eloquente und elegante Art des Siebenundsechzigjährigen. Der Professor war zudem weltweit eine Kapazität und machte nur Prostataoperationen. Und sind nicht die Fachleute, die sich auf einen einzigen Eingriff konzentrieren, die Besten? Ähnlich wie im Handball, wo es auch den Kreisläufer, den Mittelmann und die Außen gibt und jeder auf seiner Position ganz genau weiß, was er in der jeweiligen Situation zu tun hat? Michael war in den vergangenen Tagen seit der Biopsie eines ganz klar geworden: „Hier geht es jetzt nur noch um mich. Und es geht darum, wo ich mich gefühlsmäßig am meisten aufgehoben fühle."

Michael Roth rauschte über die Autobahn und machte sich seine Gedanken, als er einen Anruf auf seinem Mobiltelefon erhielt. Es war Dennise, die OP-Schwester, die er auf dem Flur wiedergesehen hatte. Ihr war eingefallen, wo sie sich kennengelernt hatten: vor Jahren auf einer Skifreizeit. Sie redeten sehr intensiv miteinander, und Dennise erzählte, dass sie bereits sehr lange OP-Schwester bei Huland sei. Und dann sagte sie noch einen Satz: „Ich will keine Werbung für unsere Klinik machen, aber wenn du mein Bruder wärst, dann würde ich dich auf jeden Fall zu Profes-

sor Huland schicken." Am nächsten Morgen rief Michael Roth in Hamburg
an und bestätigte seinen Operationstermin für den 30. April.

Der chirurgische Eingriff und der schwere Weg
zurück in die Normalität

Drei Tage vor seinem Operationstermin fuhr Michael Roth nach Hamburg.
Er mietete sich im Park Hyatt ein. Das Hotel liegt direkt an der Möncke-
bergstraße, der größten Hamburger Einkaufsmeile, und ist ein Fünf-Ster-
ne-Haus. Michael Roth wollte sich etwas gönnen: Sauna, gut essen, ins
Fitnessstudio gehen. Und er wollte allein sein, mit sich und dem Eindringling, den er hoffentlich bald los sein würde, und mit der Gewissheit, alle
wichtigen Schritte zu seiner Genesung getan zu haben. In den Tagen zuvor
hatte er noch seinen Umzug nach Wetzlar organisiert, wo er im Juli seinen
neuen Trainerposten antreten würde. Jetzt wollte er „runterkommen, meine Ruhe haben. Und die Sache mit mir selbst ausmachen."

Als er sich am Abend des 29. April im Hotel verabschiedete, sein Auto
in der Tiefgarage in Eppendorf parkte und an die Rezeption der Martini-
Klinik ging, wurde ihm noch einmal die Absurdität seiner Krankheit bewusst. „Ich bin da eingelaufen wie Herkules", sagt er. „Du merkst nichts
von dem Tumor, du fühlst dich gut, du bist so gut drauf, wie du immer
warst, und dann gehst du durch die Tür des Krankenhauses und bist mit
einem Mal ein Patient. Ein kranker Mann. Und du bist auf die Hilfe dieser
Menschen hier angewiesen, damit du nicht irgendwann bald tot bist." Und
dieser Umstand wurde ihm umso bewusster, als er die anderen Männer in
dem Haus sah. „Ich war das Küken da drin, die anderen Patienten, die dort
herumliefen, waren alle über sechzig Jahre alt."

Er bekam ein Zimmer zugewiesen und telefonierte mit Uli, der ihn an
diesem Tag nicht begleiten konnte, weil er in Berlin einen wichtigen Pres-
setermin mit seiner Band PUR hatte, die er noch immer promotete. Uli
wollte ihm noch einmal gut zusprechen. Aber sein Bruder hatte dies jetzt
nicht mehr nötig: „Ich hatte keine Angst, ich war völlig relaxed, weil ich

! Operieren, bestrahlen, spritzen oder lieber gar nichts tun: die vielfältigen Methoden, den Tumor zu bekämpfen

Prostatakrebs hat den großen Vorteil gegenüber anderen Tumorarten, dass sich die Krebszellen in der Regel sehr langsam vermehren. Den meisten Patienten bleibt also genügend Zeit, sich zu informieren. Auf der anderen Seite kann der lange Zeitraum bis zur Behandlung Patienten aber auch verunsichern, weil die Veröffentlichungen über Prostatakrebs und seine Bekämpfung oft widersprüchlich sind.

Prostatakrebs ist zudem sehr weit verbreitet. Das bedeutet, dass viel geforscht wird, immer neue Behandlungsmethoden entwickelt werden oder neue Nuancen in der Behandlung entstehen – wegen der hohen Gewinnerwartungen hat die Industrie ein großes Interesse an diesem Männermarkt. Das führt aber auch dazu, dass manche Ärzte in der Praxis bisweilen Behandlungen anbieten, für deren Erfolg es noch nicht ausreichend wissenschaftliche Belege gibt.

Zum Beispiel behaupten Mediziner, eine Stärkung der Abwehrkräfte durch Impfung mit abgeschwächten Tumorzellen oder Pflanzenextrakten zu erzielen, die allerdings bis heute, wenn überhaupt, nur in Einzelfällen zur Besserung geführt hat. Auch mit Hormonen wird über die gesicherten Anwendungsgebiete hinaus experimentiert, ohne dass eine allgemeine Wirksamkeit nachgewiesen werden konnte. Deshalb werden solche Therapien auch von keiner Kasse bezahlt und kosten den Patienten viel Geld.

Viele Krankenkassen haben Experten, bei denen sich ihre Versicherten über empfohlene Therapien informieren können. Außerdem hat die Urologische Fachgesellschaft 2009 eine neue Patientenleitlinie herausgegeben, die über den Stand der Forschung Auskunft gibt (siehe Internetadressen). Gerade bei neuen Methoden kann es vorkommen, dass Mediziner sie anwenden, die dafür zu wenig Erfahrung besitzen. Dann kann sich ein zu erwartender Nutzen leicht ins Gegenteil verkehren.

Grundsätzlich unterscheiden die Urologen vier Behandlungsmethoden von Prostatakrebs:

„Watchful Waiting"

Diese Form der Behandlung von Prostatakrebs ist abhängig vom Alter des Patienten, seiner Lebenserwartung, von seinem PSA-Wert und den Laborergebnissen nach der Biopsie. Vor einer Therapie steht oft das „kontrollierte Warten" – es folgt der Erkenntnis, dass der Patient zwar einen Tumor hat, er aber an diesem nicht sterben und voraussichtlich auch keine Einschränkung seiner Lebensqualität haben wird. „Watchful Waiting" („beobachtendes Abwarten") oder „wait and see" („warten und schauen") wird diese Methode auch genannt. Neuerdings verwenden Mediziner häufig den Begriff „aktives Management". Es soll zeigen, dass die Ärzte den Tumor intensiv beobachten, indem sie etwa die wichtigsten Daten wie den PSA-Wert regelmäßig kontrollieren, sie aber so lange nicht eingreifen, wie sich keine dramatischen Veränderungen einstellen.

Für junge Männer wie Michael Roth kommt diese Methode nicht infrage. Bei ihm waren die PSA-Werte und damit das Tumorwachstum relativ rasch angestiegen, und bei einer zu erwartenden Lebensdauer von über dreißig Jahren war irgendwann mit einer Ausbreitung des Karzinoms in andere Organe zu rechnen. Zudem hätten sich mit zunehmendem Alter die Erfolgsaussichten für die Operation verschlechtert.

Das Abwarten kann für viele Patienten sehr belastend sein, weil sie wissen, dass sie einen Krankheitsherd in sich tragen, und deshalb ein unkontrolliertes Wachstum der Krebszellen befürchten. Besonders für ältere Patienten ist es allerdings oft sinnvoll abzuwarten, auch wenn es den Patienten und deren Angehörigen schwerfällt, dies zu akzeptieren.

Wenn Urologen ältere Männer nicht mehr operieren wollen, hat dies nichts mit Alterdiskriminierung oder mit Sparmaßnahmen des Gesundheitssystems zu tun. Es sind schlichtweg nüchterne Wahrscheinlichkeitsrechnungen. Wird bei einem siebzigjährigen Mann ein Prostatakarzinom entdeckt, das noch nicht gestreut hat, so hat er ein zehnprozentiges Risiko, in den kommenden Jahren an dem Tumor zu versterben. Die Wahrscheinlichkeit, wegen einer anderen Ursache zu versterben, beträgt indes 50 Prozent.

Operation

Bei Männern mit lokal begrenzten Tumoren, die ansonsten gesund sind und eine Lebenserwartung von mehr als zehn Jahren haben, gilt die radikale Entfernung der Prostata als Behandlung der ersten Wahl.

Seit 1982 Patrick Walsh am berühmten Johns Hopkins Hospital in Baltimore diese Operation erstmals nervenschonend vornehmen konnte, sind mit dieser Methode viele Erfahrungen gemacht worden. Die Gefahr von Inkontinenz und Impotenz konnte deutlich gesenkt werden. Erst wenn der Tumor so groß ist, dass er den Rand der Prostatakapsel erreicht hat, sind wahrscheinlich auch die Erektionsnerven betroffen und müssen mit entfernt werden.

Als Zugangsweg zum Tumor bieten sich verschiedene Möglichkeiten, die von den Kliniken unterschiedlich bevorzugt werden. Bei der offenen, sogenannten retropubischen OP, wie sie Professor Huland bei den Brüdern Roth gemacht hat, erfolgt der Schnitt über der Bauchdecke.

Zustand vor der Operation

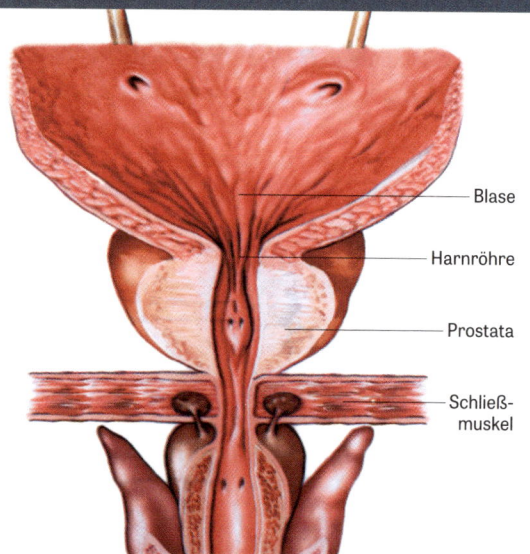

Blase

Harnröhre

Prostata

Schließ-
muskel

Die Entfernung der Pros-
tata ist eine komplizierte
Operation. Der Chirurg
muss zunächst die
Harnleiter, die durch die
Vorsteherdrüse führen,
oben und unten abtren-
nen. Dann muss er die
Nerven- und Blutgefäße
lösen. Erst dann kann er
die Prostata heraus-
schneiden.

Zustand nach der Operation

Nach der Entfernung
der Prostata zieht der
Chirurg die Blase her-
unter und verbindet den
Blasenhals wieder mit
der Harnleiter. Anfangs
ist der Schließmuskel
nicht in der Lage, die
Blase komplett zu schlie-
ßen. Der Patient muss
deshalb eine gewisse
Zeit Windeln tragen
und den Schließmuskel
trainieren.

Bei der sogenannten perinealen OP erfolgt der Schnitt im Damm, zwischen After und Hoden. Hier ist der Vorteil, dass der Schnitt kleiner ist und die Blutverluste geringer sind. In den letzten Jahren sind auch verschiedene laparoskopische Verfahren dazugekommen. Bei diesen Schlüssellochoperationen, bei denen der Chirurg seine Instrumente über kleine Löcher im Bauch in den Körper des Patienten einführt, wird das Operationsgebiet mittels einer Kamera vergrößert abgebildet. Das ermöglicht dem Arzt ein präzises Arbeiten. Der Bauchraum wird mit Kohlendioxid künstlich aufgebläht, um die Instrumente besser bewegen zu können. Die Vorteile sind neben der besseren Darstellung des Gewebes auch eine geringere Blutung und eine kürzere Verweildauer des Patienten im Krankenhaus.

Eine Weiterentwicklung dieser Methode ist die computerassistierte Da-Vinci-Laparoskopie, bei der der Operateur seine Handgriffe mittels einer Konsole auf einen Roboterarm überträgt, der dann den eigentlichen Eingriff vornimmt. In den Veringigten Staaten werden bereits 90 Prozent aller Prostatektomien auf diese Weise durchgeführt.

Die laparoskopischen Verfahren sollen schonend für den Patienten sein. Doch auch der Eingriff mit der technischen Hilfe erfordert Geschick und Erfahrung vom Arzt. Kein mäßig talentierter Chirurg wird mit der Hilfe von Da-Vinci zu einem guten Operateur. Und kein Krankenhaus kann mit der Anschaffung des teuren Gerätes allein seine Erfolgsraten verbessern.

Strahlentherapie

Für Patienten mit Prostatakrebs im Anfangsstadium und mittlerer Lebenserwartung, für die eine Operation zu belastend wäre, kann eine Bestrahlung die richtige Therapieform sein.

Dabei sind in den vergangenen Jahren große Fortschritte gemacht worden. In früheren Jahren war deren Effektivität entweder gering, sodass nach einiger Zeit der Krebs zurückkam. Oder es wurde so hochdosiert bestrahlt, dass die Nebenwirkungen bisweilen gravierender waren als der Prostatatumor. Obwohl heutzutage viel zielgenauer auf das betroffene Gewebe gestrahlt wird, sind bei der äußeren Bestrahlung immer noch in bis zu 50 Prozent der Fälle Impotenz und bei 8 Prozent Inkontinenz zu befürchten.

Weil bei der Bestrahlung auch umliegendes Gewebe beschädigt wird, ist es noch heute so, dass der Erfolg späterer Operationen geringer wird, wenn der Patient zuvor bestrahlt wurde. Deswegen schließt eine vorherige Bestrahlung eine spätere Operation meistens aus.

Grundsätzlich gibt es zwei Verfahren: die Hochvolt-Radiotherapie und die Brachytherapie. Bei der herkömmlichen Radiotherapie gelangen die tumortötenden Strahlen durch die Haut in die Prostata. Die eigentliche Bestrahlung dauert nur wenige Minuten, der gesamte Behandlungszyklus umfasst rund acht Wochen. Je öfter bestrahlt wird, umso geringer kann die Dosis sein und umso geringer sind die Nebenwirkungen.

Die Vorbereitung ist intensiv, weil der Arzt zuvor Computertomografie-Aufnahmen machen muss, um den Tumor exakt zu lokalisieren. Die Weiterentwicklung dieser Methode, die sogenannte intensitätsmodulierte Radiotherapie (IMRT), arbeitet mit einem Bestrahlungsgerät und einem Filtersystem, die von einem Computer gesteuert werden.Auf diese Weise wird die maximale Strahlendosis zielgenau auf die Prostata geschossen, und die umliegenden Gewebeteile, insbesondere der Enddarm, bleiben weitgehend verschont.

Die Brachytherapie wird zumeist angewandt, wenn der Tumor noch nicht allzu groß und nicht sehr aggressiv ist. Durch Ultraschall gesteuert, stechen die Ärzte eine Hohlnadel in die Prostata und deponieren dort millimeterkleine Metallteilchen, die mit radioaktivem Jod oder Palladium bestückt sind. Diese bestrahlen den Tumor und sollen ihn abtöten. Allerdings ist die Reichweite dieser sogenannten Seeds gering, deshalb müssen gleich mehrere Dutzend von ihnen hinterlegt werden. Nach einigen Wochen haben die Teilchen ausgestrahlt; sie können im Körper des Patienten verbleiben.

Die Strahlentherapie

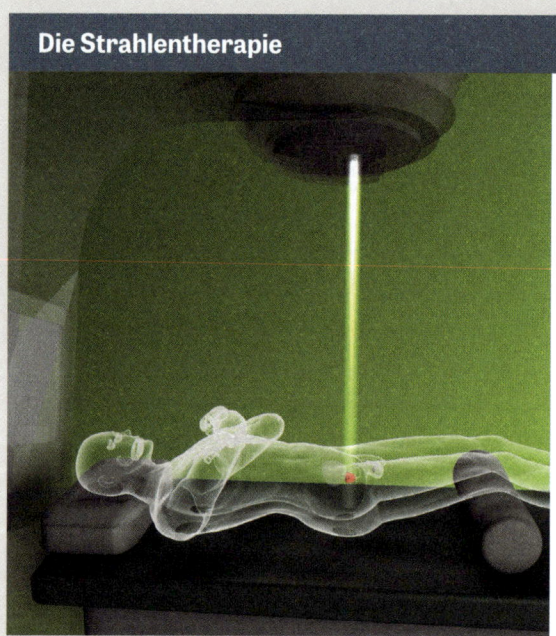

Bei der perkutanen Therapie gehen die Strahlen durch die Haut in die Prostata und versuchen dort, die Tumorzellen zu schädigen und abzutöten. Ziel ist es, durch eine individuelle Einstellung die Strahlen auf den Tumor zu konzentrieren und das gesunde Gewebe und die umliegenden Organe zu schonen.

Die Strahlentherapie

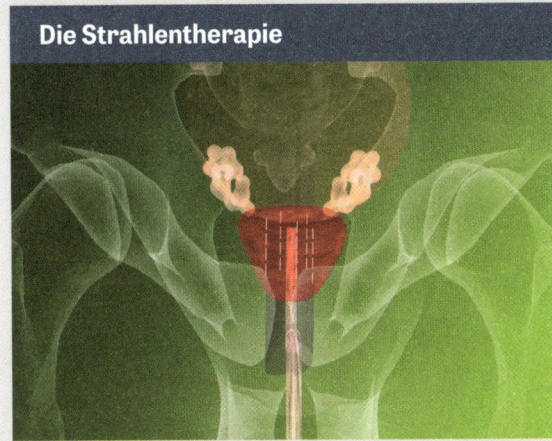

Bei der Brachytherapie wird ein Radionuklid über den Damm in die Prostata geführt. Entweder werden dort kleine Stifte deponiert, deren Strahlen die Tumorzellen schädigen sollen. Oder es wird kurzzeitig radioaktiv strahlendes Iridium in die Prostata eingefahren.

Vergleichbar arbeitet die Afterloading-Strahlentherapie. Dabei verwenden die Radiologen kleine Hohlnadeln mit Iridium, die unter Narkose in die Prostata gestochen werden, aber nur für wenige Stunden die Krebszellen der Prostata bombardieren und anschließend wieder entfernt werden. Nach einer Woche wird noch einmal nachgeladen (deshalb auch: „Afterloading-Therapie").

Auch wenn die Strahlentherapie große Fortschritte gemacht hat, muss der Patient mit Reizungen des Darms und der Blase rechnen. Zudem reduziert sie die Chancen, noch Kinder zeugen zu können. Durch die modernen Methoden büßt der Mann zwar nicht automatisch seine Fruchtbarkeit ein. Wer aber auf der sicheren Seite sein möchte, sollte vor Beginn der Behandlung seinen Samen deponieren.

Hormontherapie

Besonders für ältere Männer oder Patienten, bei denen der Tumor schon aus der Prostata herausgewandert ist, kann diese Therapieform infrage kommen. Die Hormonbehandlung geht auf Forschungen des Amerikaners Charles Huggins zurück, der bereits 1941 festgestellt hat – und dafür später den Nobelpreis erhielt –, dass das Wachstum des Tumors von körpereigenen Hormonen abhängig ist. Beim Prostatakrebs spielt das männliche Sexualhormon Testosteron die wesentliche Rolle. Ziel einer Behandlung sollte es folglich sein, die Produktion des Testosterons zu unterdrücken. Die Hormontherapie ist deshalb streng genommen eher eine Hormonentzugstherapie.

Es gibt viele Varianten dieser Behandlungsform. Die einfachste und älteste Methode der Hormonblockade ist eine Entfernung der Hoden oder eine Ausschälung des testosteronproduzierenden Gewebes, wobei die Hodenhüllen und die Nebenhoden geschont werden (Orchiektomie). Dieser Schritt ist allerdings irreversibel und führt häufig zu psychischen Belastungen, deshalb werden heute meist Medikamente eingesetzt.

Die Gabe von Östrogenen, also weiblicher Sexualhormone, soll die Produktion des Testosterons hemmen. Wegen hoher Nebenwirkungen, insbesondere auf das Herz-Kreislauf-System, war diese Methode dann aber lange Zeit verpönt. Neuere Östrogenpräparate, die diese starken Begleiterscheinungen nicht mehr haben, werden zurzeit getestet, weil man sich davon weniger unerwünschte Folgen wie zum Beispiel Osteoporose erhofft.

Andere Wirkstoffe, sogenannte LH-RH-Analoga, werden in Form von Depots unter die Haut gespritzt. Sie bewirken anfänglich eine steigende Produktion von Männlichkeitshormonen, bis diese dann vollständig ausbleibt. Die Präparate weisen ähnliche oder gleiche Qualitäten auf wie die Östrogene. Sie unterscheiden sich jedoch in der Wirkdauer des Depots (ein, zwei, drei oder sogar sechs Monate) und damit in der Zahl der pro Jahr nötigen Spritzen. Daneben gibt es Unterschiede in der Darreichungsform, die die Dicke der zum Spritzen nötigen Nadel bestimmt. Diese Behandlung gilt heute als Standard. Sie ist im Vergleich zur Orchiektomie gleich wirksam, im Gegensatz zu dieser jedoch rückgängig zu machen. Ansonsten sind die möglichen Nebenwirkungen wie Libido- und Potenzprobleme oder psychische Schwankungen ähnlich.

Darüber hinaus werden sogenannte Anti-Androgene wie Flutamid gegeben, die sich an die Rezeptoren des Testosterons andocken und damit dessen Wirkung blockieren. Flutamid hat den Vorteil, dass es im Gegensatz zu den anderen Präparaten die Potenz kaum beeinträchtigt.

Um die Nebenwirkungen zu reduzieren, empfehlen einige Mediziner, die Hormontherapie zu unterbrechen, bis der PSA-Wert wieder ansteigt. Andere Urologen raten zu einer Kombination unterschiedlicher Medikamente, wiederum andere mischen die Strahlen- und Hormontherapien in ihrem Behandlungskonzept.

Die zytostatische Chemotherapie, die bei anderen Krebsarten so häufig angewandt wird, ist beim Prostatakarzinom prinzipiell wenig geeignet. Die Patienten sind dafür durchschnittlich zu alt, leiden folglich mehr unter den Nebenwirkungen und profitieren zu wenig davon. Mehr Wert als auf einen vermeintlichen minimalen Behandlungserfolg sollte in diesem späten Stadium auf Schmerzfreiheit und Verbesserung der Lebensqualität gelegt werden.

Viele Jahre lang hatte sich in den deutschen Urologischen Kliniken eine Faustformel durchgesetzt: Bis zum Alter von siebzig Jahren operieren, zwischen dem siebzigsten und achtzigsten Lebensjahr bestrahlen, danach auf Behandlungen verzichten. Heutzutage liegen aber immer häufiger auch Achtzigjährige auf dem OP-Tisch.

wusste, dass ich gut informiert war über das, was mich erwartete, und weil ich großes Vertrauen in das Krankenhaus hatte."

Ein Mitarbeiter der Klinik trat in sein Zimmer und wollte wissen, was er zum Abend trinken wolle. Michael Roth erklärte ihm, er würde ja gern etwas trinken, aber das ginge in diesem Fall wohl kaum, weil er am nächsten Tag eine schwere Operation vor sich habe. Das sei kein Problem, sagte der Mann und las ihm die Liste mit den Rotwein-Angeboten vor. Um 18 Uhr brachte man ihm zwei Gläser Gran Reserva. Roth konnte es nicht glauben, er schaute sich den Wein immer wieder an, und um neun Uhr konnte er sich nicht mehr zurückhalten. Langsam genehmigte er sich die beiden Gläser. Er war allein in diesem Zimmer, und es fühlte sich gerade ein bisschen an wie das Ende eines Lebensabschnitts. Er hatte ein aufregendes Leben hinter sich. Er hatte dramatische Momente im Sport erlebt, damals, als er die Silbermedaille in Los Angeles geholt hatte. Oder als ihm Tausende von Menschen zugejubelt hatten, als er Deutscher Meister geworden war. Er hatte den Umstieg ins normale Berufsleben geschafft, er hatte ein Reisebüro, eine Veranstaltungsagentur und war ein anerkannter Bundesligatrainer geworden.

Doch Michael Roth hatte auch einen hohen Preis dafür bezahlt. Seine Ehe war auf der Strecke geblieben. Er hatte seine Kinder weniger gesehen, als ihm lieb war. Es war eine Ruhelosigkeit in ihm, die es ihm nachts oft nicht ermöglichte zu schlafen. Er hatte viele Stunden im Auto oder im Büro verbracht – es war ein Pensum gewesen, angesichts dessen er sich nun fragte, wie er das überhaupt jemals hatte schaffen können. Es ist bekannt, dass Stress und körperliche Überforderungen einen gedeihlichen Boden für Krebstumoren bilden. Hatte auch seine Gesundheit unter seiner Unruhe leiden müssen? Unter seinem Ehrgeiz, es ohne Abitur nach oben zu schaffen?

An diesem Abend jedenfalls war er mit sich im Reinen. An diesem letzten Abend mit seiner Prostata war er sich darüber bewusst, dass sich etwas ändern müsse in seinem Leben. Und dann schlief Michael Roth ein, „komatös", wie er sagt. Und ihm war etwas vergönnt, was so selten für ihn ist:

Er konnte durchschlafen. Am nächsten Morgen musste ihn der Krankenpfleger wecken. Er gab ihm eine Tablette zur Beruhigung. Danach kann er sich an nichts mehr erinnern, er wachte erst Stunden später in seinem Zimmer wieder auf. Die Anästhesisten in der Martini-Klinik setzen den Patienten in Vollnarkose und legen zusätzlich eine Spinalanästhesie. Damit soll gewährleistet sein, dass der Unterkörper während der sehr anspruchsvollen Operation absolut still liegt. Michael Roth wird um die Operationsgegend herum rasiert, und er bekommt Antibiotika verabreicht, um Infektionen zu vermeiden.

Zu Beginn der Operation öffnet Huland mit einem zehn Zentimeter langen Längsschnitt unterhalb des Bauchnabels die Bauchdecke und legt die Prostata frei, was nicht ganz einfach ist, weil sie tief im Becken sitzt. Er löst zunächst die Verankerung an der Beckenwand und der Beckenmuskulatur. Anschließend muss er die vor der Prostata liegenden Blutgefäße abklemmen und unterbinden, was auch nicht unkompliziert ist, weil sie an dieser Stelle sehr kräftig sind. Im nächsten Schritt schneidet Huland die Harnröhre durch, erst unterhalb, dann oberhalb der Prostata. Ärgerlicherweise verläuft nämlich der Urinkanal zwischen Blase und Penis durch die Vorsteherdrüse. Er schneidet das erkrankte Organ vom Enddarm ab, an dem es direkt anliegt, und nimmt es zusammen mit den Samenbläschen heraus, wobei auch der Samenleiter gekappt wird. Bei gesunden Männern werden die Spermien in den Hoden gebildet, durch den Samenleiter gelangen sie dann in die Prostata. Samenblasen und Prostata steuern den größten Teil zur Samenflüssigkeit bei, mit der die Spermien beim Orgasmus durch die Harnröhre aus dem Penis in die Freiheit geschossen werden. Es gibt zwar aufwendige Verfahren, mit denen versucht wird, Samen direkt aus dem Hoden für eine künstliche Befruchtung zu gewinnen. In den meisten Fällen aber müssen Männer, die diese OP hinter sich haben, davon ausgehen, dass sie anschließend unfruchtbar sind.

Huland trennt die Prostata auch noch vom Schließmuskel der Harnröhre. Dieser Muskel hat die Funktion, dass nur dann Urin aus dem Penis fließt, wenn der Mann das Kommando dafür gibt. Dies ist ein wesentlicher

Moment des Eingriffs. Der Operateur muss immer einen Teil des Muskels mit wegschneiden; der verbleibende Teil muss dessen Funktion übernehmen. Daran muss sich der Muskel erst gewöhnen. Das schafft er nicht von Beginn an. Immer wenn starker Druck auf der Blase lastet, wie etwa beim Schreien, Lachen, Husten oder Niesen, tröpfelt der Urin deshalb heraus.

Bevor Huland die Prostata entnehmen kann, muss er die Gefäßnervenstränge von der Prostata lösen. Nur durch die Vergrößerung mithilfe einer Lupenbrille oder einer Kamera lassen sich die feinen Nerven gut erkennen. Auch hier ist große Fingerfertigkeit notwendig, weil die Nervenbahnen in dieser Körperregion sehr zart ausgebildet sind. Für junge Männer wie Michael Roth ist dies ein wichtiger, ein entscheidender Schritt. Durch diese Nerven laufen nämlich die Impulse, die dem Schwellkörper im entscheidenden Moment den Befehl geben, sich aufzurichten. Sind diese Nerven schon von Tumorzellen befallen oder entgleitet dem Chirurgen hier das Skalpell, dann muss die andere Seite allein für die Erektion sorgen. Da die Karzinome zudem überwiegend am äußeren Rand der Prostata liegen und leicht in das Blutgefäß-Nerven-Bündel einwachsen, entscheiden sich die Operateure oftmals, das Nervenbündel an der krebstragenden Seite der Prostata zu entfernen.

Wenn nur eine Seite dieses Gefäß-Nerven-Bündels nach dem Eingriff übrig bleibt, ist diese bisweilen damit überfordert, die Last des Aufrichtens allein zu tragen, und der Mann ist gezwungen, mit Hilfsmitteln wie Arzneimitteln oder Vakuumpumpen nachzuhelfen. Zumindest für einen gewissen Zeitraum. Es kann Monate oder Jahre dauern, bis wieder Erektionen ohne Nachhilfe glücken. Müssen gar die Nervenbahnen auf beiden Seiten durchtrennt werden oder hat der Operateur nicht nervschonend operiert, geht die natürliche Potenz meist ganz verloren.

Sobald die Prostata raus ist, wird in der Martini-Klinik eine sogenannte Schnellschnittuntersuchung durchgeführt. Während die Operation weiterläuft, werden Gewebeproben ins Labor geschickt. Auf diese Weise soll gewährleistet werden, dass wirklich das komplette Karzinom entfernt worden ist. Während dieser Zeit kontrolliert der Chirurg die Lymphknoten, die in den Beckengefäßen liegen. Auch dies dient in erster Linie der Kontrolle, denn in der Regel weiß er durch die Diagnosen vor der OP, ob die Lymphknoten von Metastasen befallen sind oder nicht. Wenn sicher ist, dass alle Tumorzellen entfernt sind, zieht Huland die Blase ein wenig herunter und verbindet den Blasenhals wieder mit der Harnröhre. Gleichzeitig legt er einen Dauerkatheter, der die Verbindung zwischen Blase und Harnröhre verstärkt. Bis die Wunde verheilt ist, soll der Katheter die neue Verbindung schonen und schienen. Nach zweieinhalb Stunden ist die Prostata raus – und der Krebs hoffentlich weg.

Als Mann, der sich gesund fühlte, hatte Michael Roth vor einem Tag das Krankenhaus betreten; spätestens nach dem Aufwachen war ihm bewusst, dass er gegen einen mächtigen Gegner zu kämpfen gehabt hatte. Sein Kreislauf war durch die lange und intensive Anästhesie im Keller, er hing an Schläuchen, neben ihm auf dem Bett lag der Urinbeutel, er hatte einen schrecklichen Harndrang und auf dem Bauch einen dicken Verband. Kurzum: Er fühlte sich nun wie ein echter Kranker.

Davon bekam Uli zunächst nichts mit, weil er an diesem Tag nicht in Hamburg sein konnte. Wegen der Tournee von PUR befand er sich auf einer lange geplanten Medienreise. In Berlin hatte er Termine bei der Bild am Sonntag, bei Radio Berlin und der Super Illu. „Ich saß da in den Gesprächen, ich wusste, dass Michael gerade operiert wird, und konnte mich kaum konzentrieren. Dann klingelte das Handy, es war eine Nummer aus Hamburg, und es war gegen Mittag. Ich wunderte mich, dass der Anruf so früh kam. Natürlich habe ich mir sofort Sorgen gemacht, gedacht, ob da was schiefgelaufen ist." Es war die Krankenschwester, die Michael kennt, und sie sagte, dass alles super gelaufen sei. „Michael hat nach dir gefragt, er will mit dir reden." Und da stand ich nun bei der Super Illu auf dem Flur, und in diesem Moment ist der ganze Druck, die ganze Geschichte, die wir in den vergangenen Wochen durchlebt hatten, rausgebrochen. Ich heulte, ja, ich hatte einen richtigen Heulkrampf. Und dann sagte mir Michael, ihm gehe es gut. Es war furchtbar, dass ich nicht bei ihm war. Aber ich war auch erleichtert. Ich ging nicht mehr zurück in die Besprechung, wofür die Leute aber vollstes Verständnis hatten. Und das Eigenartige ist: Von unserem Gespräch am Telefon wusste Michael nachher nichts mehr."

Für Uli Roth war dies ein Moment ihres übersinnlichen Zwillingsdaseins. „Genauso, wie wir Freude miteinander teilen, so ertragen wir auch Leid gemeinsam. Mal muss der eine ein bisschen mehr ertragen, dann wieder der andere." Wobei in diesem Fall gar nicht eindeutig ist, wer mehr gelitten hat: Michael, der in Narkose versetzt wurde und seinen Krebs entfernt bekam, oder Uli, der warten musste, ohne seinem Bruder wirklich helfen zu können.

Michael wusste schon am gleichen Tag, dass seine Prostataerkrankung mit hoher Wahrscheinlichkeit glimpflich ausgehen würde. Professor Huland erklärte ihm, dass er die Prostata erfolgreich entfernt und keine Metastasen gefunden habe. Aber erst wenn in drei Monaten seine PSA-Werte dauerhaft unter den Wert 0,1 zurückgingen, wisse man mit hoher Sicherheit, dass er endgültig geheilt ist.

Noch am gleichen Tag machte Michael auf dem Krankenhausflur erste Schritte. Es ist eine Besonderheit solcher Spezialkliniken, dass jeder Patient die gleiche Krankheit hat. Und an dem Gang der Männer kann jedermann erkennen, an welchem Tag der Eingriff des Mitpatienten war: Je länger die OP her war, desto runder war der Schritt.

Am nächsten Tag war als erster Besucher Uli da. Und so hatte er seinen Bruder noch nie gesehen: „Der war so schlapp, dass er mitten im Gespräch einschlief." Uli übernachtete in Hamburg, ging auf den Balkon des Klinikzimmers, wenn Michael schlief, und redete mit ihm, wenn er wach war.

Nach sechs Tagen war Michael Roth wieder so fit, dass er das Krankenhaus verlassen konnte. Mit einem Päckchen Windeln unter dem Arm ging er durch die Pforte der Klinik. Aber noch immer hatte er den Katheter im Unterleib. Er hätte nun nach Hause fahren können und sich dort später bei einem einheimischen Arzt den Katheter ziehen lassen können. „Aber das wollte ich nicht. Ich habe gesagt, wer das Ding reinsetzt, der soll es auch wieder rausholen." Wieder quartierte er sich im Hyatt ein. Es waren schwere Tage für ihn. Der Katheter, der aus seinem Penis herauskam, störte ihn massiv, und auch der Umstand, den an der Wade befestigten „Urinbeutel durch die Gegend tragen zu müssen", fand er mit zunehmender Dauer nicht mehr witzig.

Vier Tage später hatte er eines Morgens „meinen ersten Steifen gekriegt. Ich sagte zu mir: ‚Wie, einen Steifen?' Der Katheter war ja noch drin, und es war mir sehr unangenehm. Zugleich sagte ich mir: ‚Mann, du hast einen Steifen', und ich war super happy."

Nach acht Tagen war es endlich so weit, ihm sollte der Katheter entfernt werden. Er musste viel Wasser trinken, damit die Blase richtig gefüllt war. Die Krankenpflegerin kam, Michael lag auf einer Liege, er sollte sich aufrichten und auf den Rand setzen. „Herzlichen Glückwunsch", sagte sie sofort. Bei dieser Bewegung war kein Urin ausgetreten – ein erster, wichtiger Hinweis, dass der Schließmuskel gut arbeitete und keine schwerere Inkontinenz drohte. „Und dann wird dir der Katheter gezogen, und du fühlst dich ohne dieses Ding einfach nur noch blendend", erzählt Michael Roth. Danach durfte er das erste Mal zum Wasserlassen auf die Toilette. „Ein wahrhaft erhabener Moment", wie er sagt, „Siebenundvierzig Jahre lang hast du wie jeder Junge oder Mann ganz normal uriniert, nie hast du dir irgendwelche Gedanken darüber gemacht. Das wird erst zu einem Glücksmoment, wenn du auch die andere Seite kennengelernt hast." Michael Roth war sehr aufgeregt, denn „du stehst vor der Wand, ziehst die Hose runter, nimmst den Penis in die Hand – und es macht pft – pft – pft. Die Luft aus der Harnröhre muss erst raus. Anschließend kommen die ersten Tropfen, es ist einfach ein Super-Gefühl."

Die Ängste angesichts des todbringenden Tumors waren vorüber. Auch die bohrenden Gedanken, womöglich sein Leben lang auf Windeln angewiesen zu sein, waren mit einem Mal vergessen. „Ohne dieses fremde Zeug in dir fühlst du dich wieder als Mensch, und du spürst, dass du die noch verbleibenden Momente der Inkontinenz auch verkraften wirst."

Inkontinenz und Impotenz. Diese beiden Schlagwörter fallen einem meist ein, wenn man die Nachricht erhält, dass man Prostatakrebs hat. Michael Roth konnte nun davon ausgehen, dass sein Schließmuskel den Urin irgendwann wieder aufhalten würde. Aber wie würde es mit der Potenz sein? In den Broschüren, die er mitbekommen hatte, hieß es: „Die haarfeinen Nerven außerhalb der Prostatakapsel sind sehr empfindlich. Dies kann dazu führen, dass eine Einschränkung der Potenz trotz einer Nervenschonung eintreten und dauerhaft bleiben kann ... Im Hinblick auf die sexuelle Aktivität empfiehlt sich die alte Weisheit ‚Wer rastet, der rostet‘.“ Deshalb solle man „den Schwellkörper schnell wieder in Schwung bringen“. Außerdem hieß es in den Informationsblättern auch immer: „Übung macht den Meister.“

Also machte sich Michael Roth, unmittelbar nachdem er den Katheter losgeworden war, an die Arbeit. Die Klinik hatte ihm für diesen Zweck sogenannte PDE-5-Hemmer der Marke Levitra mitgegeben. „Ein angenehmer Nebeneffekt der Krankheit: Andere Männer müssen für Viagra oder Cialis bezahlen, ich bekam es umsonst“, scherzt Michael Roth. Die Präparate sorgen dafür, dass sich mittels Stickstoffmonoxid die kleinen Blutgefäße im Penis weiten. Dies führt zu einer besseren Durchblutung des Schwellkörpers und letztlich zu einem sicheren Stand. „Ich weiß gar nicht, ob ich diese Pillen unbedingt gebraucht habe, es gibt einem aber schon ein gewisses Gefühl der Sicherheit, wenn man vorher eine Levitra einschmeißt.“

Michael Roth legte also Hand an sich. „Und ich war natürlich unheimlich froh, dass es gleich beim ersten Mal geklappt hat“, sagt er. „Es ist einfach ein gutes Gefühl, wenn dieser Teil von dir steif wird und du gleichzeitig keine Schmerzen hast.“

Und in diesem Zusammenhang war er ein gelehriger und vorbildlicher Patient. „Ich hatte am Anfang den Ehrgeiz, das Trainingsprogramm jeden Tag durchzuführen.“ Wichtig ist es nämlich, nicht nur die Nerven so zu stimulieren, dass der Schwellkörper wieder erigiert. Wichtig sei es auch, das Gewebe wieder so zu normalisieren, dass der Penis nach der Erektion auch wieder abschwelle.

Michael Roth war es nicht peinlich, sich selbst zu befriedigen, und er hatte keine Scheu, über dieses Tabuthema zu reden. „Frauen machen schon lange Dildo-Abende, die sind so selbstverständlich wie Tupper-

Partys. Aber wir Männer tun uns unheimlich schwer, darüber zu reden."
Michael Roth sagt, dass er schon vor seiner Operation „gewisse Übung" in
der Onanie gehabt habe: „Das gehört doch zum Leben dazu."

So alltäglich für Michael Roth der Weg der sexuellen Rehabilitation war,
so ungewohnt war es zunächst für ihn, dass sein Orgasmus fortan „trocken" erfolgen sollte. Er hatte sich vor der Operation damit abgefunden,
dass er nach dem Eingriff unfruchtbar sein würde. „Ich habe zwei wun-
derbare Kinder, damit habe ich meine Familienplanung abgeschlossen."
Professor Huland hatte schließlich die Samenbläschen entfernt und die
Verbindung zwischen Hoden und Penis gekappt. Beim „ersten Mal" nach
seiner Operation legte sich Michael Roth also Papiertaschentücher parat,
um die Samenflüssigkeit zu entsorgen. Und dann hatte er beim Sex mit
sich selbst zwar tatsächlich den erhofften Orgasmus, aber es spritzte keine
Flüssigkeit heraus. „Dass da unten nichts mehr rauskommen würde, war
mir nicht bewusst. Bei den vielen Gesprächen über die Operation und
deren Folgen hatte ich das wohl überhört und überlesen. Oder es hat mir
wirklich niemand gesagt." Fünfunddreißig Jahre lang hatte er einen Orgasmus nur so erlebt, dass der Höhepunkt mit einer Portion Samen orches-
triert wird. Wenn ein Vorgang einige tausend Mal nach einem bestimmten
Ritual erfolgt, ist es schon gewöhnungsbedürftig, wenn sich dieser Vorgang dann innerhalb weniger Tage ändert. Und zwar für immer.

Aber Michael Roth hatte nun die Angst überwunden, „dass gar nichts
mehr geht". Da war der Verzicht auf das Ejakulat ein Kollateralschaden,
den er zu akzeptieren bereit war. „Solange er steht, nehme ich das gern in
Kauf", sagte er sich, „ich war jetzt so weit, diese Sache mit Galgenhumor
zu tragen." Schon immer hatte er mit einem Freund, der einige Jahre älter
als er war, gewitzelt, dass bei ihm „doch nur noch heiße Luft rauskommen
würde". Nun war er selbst es, dem die Flüssigkeit ausgegangen war. Seinen
wieder funktionierenden Schwellkörper nannte er nun liebevoll „meinen
heißen Föhn".

! Harmlos oder aggressiv – wie gefährlich ist Prostatakrebs?

Prostatakrebs ist ein besonderer Krebs, weil er in den meisten Fällen sehr langsam wächst und die Menschen nicht gleich umbringt. Für Mediziner und Patienten ist dies zunächst von großem Glück: Die Ärzte können ohne Zeitdruck die richtige Therapie wählen, und die Männer bekommen nach der Diagnose kein Todesurteil übermittelt. Sie können sich einige Wochen Zeit lassen, um sich zu informieren, sie können mehrere Meinungen einholen, um dann eine Entscheidung zu treffen.

Die Onkologen stehen auf der anderen Seite aber vor schwierigen Fragen. Bei aggressiven Karzinomen in der Lunge oder im Kopf setzen sie meist sofort das ganze Spektrum des medizinischen Könnens ein, um damit Leben zu retten. Beim Prostatakrebs müssen sie abwägen zwischen der Gefahr für das Leben, die von dem Tumor ausgeht, und der Beeinträchtigung der Lebensqualität, wenn etwa durch Operationen oder aggressive Bestrahlungen Impotenz und Inkontinenz drohen.

Die Zahl der Männer, die jedes Jahr an Prostatakrebs erkranken, ist in den vergangenen Jahren rapide gestiegen. Zurzeit wird jährlich bei über 58 000 Männern in Deutschland ein neuer Tumor diagnostiziert. Nach diesen Zahlen muss statistisch gesehen jeder fünfte Junge, der heute geboren wird, davon ausgehen, dass irgendwann in seinem Leben ein Karzinom in der Prostata festgestellt wird.

Mit etwas über 20 Prozent aller Neuerkrankungen ist der Prostatatumor mittlerweile der häufigste diagnostizierte Krebs unter Deutschlands Männern, weit vor Darmkrebs mit rund 16 Prozent und Lungenkrebs mit rund 15 Prozent. Weißer Hautkrebs ist vermutlich noch etwas häufiger, er wird aber wegen seines meist harmlosen Verlaufs nicht im deutschen Krebsatlas erfasst. Anders als etwa Hoden- oder Hautkrebs wird der Prostatatumor fast ausschließlich bei älteren Männern diagnostiziert.

Die Zahl der Neuerkrankungen stieg explosionsartig

Auf der Basis älterer Zahlen errechnete das Berliner Robert Koch-Institut, dass in Deutschland unter den Fünfundvierzig- bis Neunundfünfzigjährigen durchschnittlich von 100 000 Männern 271 an Prostatakrebs erkranken, bei den Sechzig- bis Vierundsiebzigjährigen waren es schon über 989 Fälle unter 100 000 Männern. Unter fünfundvierzig Jahren traten kaum Krebsfälle auf. Bei Männern unter vierzig ist die Krankheit so gut wie unbekannt.

Von 1970 bis 1990 blieb die Zahl der Neuerkrankungen in Deutschland nahezu konstant. Danach stieg sie fast explosionsartig an. Fachleute machen dafür die Einführung des PSA-Tests und das zunehmende Durchschnittsalter in der männlichen

Prostatkrebs – die häufigste Krebsart deuschter Männern

Krebsneuerkrankungen pro Jahr

Insgesamt*
258.520 ♂

Insgesamt*
♀ **233.570**

Prostata	58 780	68 950	Brustdrüse
Lunge	35 960	25 990	Darm
Darm	32 300	21 500	Lunge
Harnblase	12 220	11 150	Malignes Melanom der Haut
Malignes Melanom der Haut	12 090	11 090	Gebärmutterkörper
Non-Hodgkin-Lymphome	9 830	9 190	Bauchspeicheldrüse
Mundhöhle und Rachen	9 720	8 540	Non-Hodgkin-Lymphome
Magen	9 300	7 350	Eierstöcke
Niere	9 280	6 010	Leukämien
Bauchspeicheldrüse	9 180	5 840	Magen

*Schätzung

Quelle: Krebs in Deutschland, Robert Koch Institut, 2016

Bevölkerung verantwortlich. Das bedeutet: Es muss nicht unbedingt mehr Krebsfälle geben, es werden nur mehr Karzinome entdeckt als noch vor zwanzig Jahren. Gleichzeitig ist die Sterberate nahezu gleich geblieben. Obduktionen haben zudem gezeigt, dass bis zu 80 Prozent aller Siebzigjährigen ein verborgenes Prostatakarzinom hatten. Für Kritiker von Überdiagnose und Übertherapie in der Medizin sind dies Argumente dafür, auf einen regelmäßigen PSA-Test zu verzichten.

Die Gegner der Prostatakrebs-Früherkennung übersehen dabei jedoch, dass auch die enorm verbesserten Behandlungsmöglichkeiten dazu beigetragen haben, die Sterblichkeit zu reduzieren. Denn jährlich sterben noch rund 14 000 Männer an Prostatakrebs. Nach Lungenkrebs liegt er damit bei Männern an zweiter Stelle aller Krebstodesfälle in Deutschland.

So gefährlich ist der Tumor

Wie gefährlich die Krebszellen wirklich sind, können nur genaue Laboruntersuchungen ergeben. Prostatazellen unterscheiden sich für gewöhnlich stark von normalen Körperzellen. Mit dem Buchstaben G beschreiben Ärzte das sogenannte Grading, die Differenzierung der Zellen. GO (G Null) bedeutet, dass die Zellen stark differenziert sind, also wie normale Prostatazellen aussehen. G4, die höchste Stufe, heißt: Die Zellen sind sehr schlecht differenziert, es besteht ein hoher Krebsverdacht.

Wie aggressiv der Krebs wirklich ist, drücken Urologen in sogenannten Gleason-Punkten aus. Sehen die entnommenen Krebszellen unter dem Mikroskop noch sehr ausdifferenziert und annähernd wie gesunde Prostatazellen aus, unterscheiden sie sich nicht stark von normalen Körperzellen, sind sie nicht aggressiv, dann erhalten sie ein Gleason-Grading von 1 bis 2. Unterscheiden sich die aus der Prostata entnommenen Zellen sehr stark von gesunden Zellen und wachsen sie sehr schnell, dann bekommen sie eine Gleason-Einteilung zwischen 4 und 5. Zur Sicherheit werden zwei Proben unabhängig voneinander untersucht und bewertet. Ergibt die Summe aus beiden einen Wert von 9 bis 10, liegt ein besonders bösartiger Tumor vor.

Die Todesraten des Tumors

Abgesehen von den Laborbefunden teilen Mediziner die Geschwulst in die sogenannte TNM-Klassifikation ein. T beschreibt die Ausbreitung des Tumors, sie reicht von T1 (nicht ertastbarer und nicht erkennbarer Tumor) über T2 (der Tumor ist auf die Prostata beschränkt) bis T4 (der Tumor hat Nachbargewebe befallen). Der Buchstabe N erklärt, ob und wie weit Lymphknoten befallen sind. Bei N0 sind keine Lymphknoten befallen, bei N3 sind Metastasen in den Lymphknoten vorhan-

Wer mit der Behandlung nicht wartet, hat gute Chancen

Natürlicher Krankheitsverlauf unbehandelter Patienten

Stadien	Metastasen vorhanden	Todesrate nach 5–10 Jahren
T1a	0%	2%
T1b	25%	20%
T2a	15%	20%
T2c	35%	70%
T3	50%	75%
N1-3, M1	100%	> 50% (3 Jahre)

Quelle: Hartwig/Huland

Die Anzahl der Fälle steigt dramatisch, aber auch die Heilungschancen verbessern sich

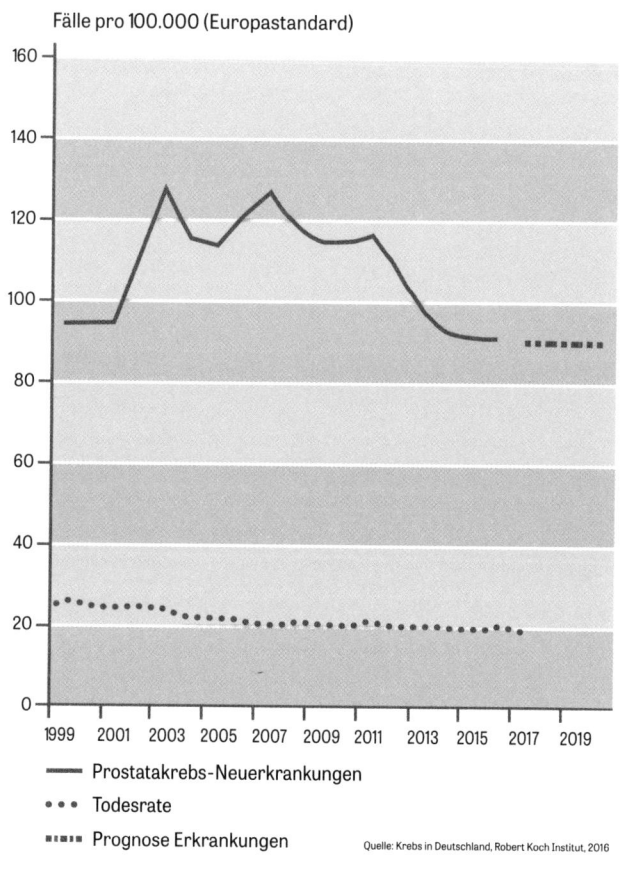

Fälle pro 100.000 (Europastandard)

— Prostatakrebs-Neuerkrankungen

••• Todesrate

■■■■■ Prognose Erkrankungen

Quelle: Krebs in Deutschland, Robert Koch Institut, 2016

den, die bereits größer als fünf Zentimeter sind. Der Buchstabe M sagt aus, ob es Fernmetastasen in anderen Körperregionen gibt. M0 heißt, es gibt keine Tochtergeschwülste. M1 bedeutet, es liegen Metastasen vor, M1b bezeichnet zum Beispiel den Zustand, dass Tochtergeschwülste in die Knochen gewandert sind.

Oft fällt es schwer, nichts zu tun

So präzise die Einteilungen auch sein mögen, letztlich sollten die Mediziner stets zusammen mit ihren Patienten im Einzelfall entscheiden, wie sie in der Behandlung vorgehen. Und jeder Urologe wird dazu eine etwas andere Meinung haben, wenn es sich nicht um so eindeutige Fälle wie bei Michael und Uli Roth handelt. Professor Huland, bei dem sich die Brüder Roth operieren ließen, stellt bei seiner Beurteilung, ob und wie er behandeln will, die Berechnung auf, wie lang die Lebenserwartung seines Patienten ist. Dabei ist nicht die mittlere Lebenserwartung von Männern entscheidend, die momentan in Deutschland bei 76,6 Jahren liegt. Ausschlaggebend ist, wie lange der Patient aufgrund seines jeweiligen Gesundheitszustands und seiner individuellen Umstände erwartungsgemäß noch zu leben hat. Ein fitter Opa mit siebzig Jahren kann durchaus noch fünfzehn bis zwanzig Jahre leben, eine Operation würde sich somit auf jeden Fall lohnen.

Ab dem fünfundsiebzigsten Lebensjahr operiert Huland nur noch in Ausnahmefällen – was in den Patientengesprächen oftmals auf Unverständnis stößt. „Und das liegt an dem Wort Krebs", sagt Huland. „Es ist manchmal sehr schwer zu vermitteln und jemandem direkt zu sagen, er habe Krebs, brauche aber wegen seines fortgeschrittenen Alters nichts zu unternehmen."

3

Uli Roth: Diagnose Krebs

Der Zwillings-Krebs und die Schwierigkeit, damit umzugehen

Wann immer Michael Roth mit den Professoren Seggewiß und Bonfig sowie später mit den Professoren Michel und Huland über Krebs und dessen Ursachen sprach, hörte er einen Satz: „Auch Ihr Zwillingsbruder muss sich sofort untersuchen lassen. Die Wahrscheinlichkeit, dass in seiner Prostata ebenfalls ein Tumor gewachsen ist, ist ziemlich hoch." Uli Roth beeindruckten diese Warnungen, die ihm sein Bruder übermittelte, zunächst nicht sonderlich. Er machte sich Sorgen um seinen Bruder, seine Prostata kümmerte ihn in diesem Zusammenhang wenig.

Vor allem beruhigten ihn anfangs seine eigenen PSA-Werte. Er war noch zwei Monate zuvor, im Februar 2009, beim Urologen gewesen, um einen PSA-Test machen zu lassen. Damals lag der Wert bei 1,2 Nanogramm. Das war zwar etwas erhöht, aber auch nicht besorgniserregend, weil er in etwa auf dem Niveau der Messungen vergangener Jahre lag. Wie Michael ging auch Uli Roth seit sieben Jahren regelmäßig zum PSA-Test.

Doch Michael hatte nicht locker gelassen. Immer wieder hatte er, schon nach seinem ersten eigenen Krebsverdacht, Uli bedrängt, sich erneut testen zu lassen. „Gelegentlich haben wir auch geflachst, wie es wäre, wenn jetzt beide gleichzeitig Krebs bekämen", erinnert sich Michael. „Ich habe immer gedacht, vielleicht ist er in fünf Jahren so weit."

Doch Uli zögerte noch, zum Arzt zu gehen. Erst als Michael seinen Biopsie-Befund erhielt, änderte sich seine Einstellung. Und zwar radikal. „Schon zu diesem Zeitpunkt war mir irgendwie klar, dass ich es ebenfalls habe. Ich habe nur mit niemandem darüber gesprochen. Mein Gefühl sagte mir einfach, dass es auch in diesem Fall so sein wird, wie es immer bei uns war. Die Kinderkrankheiten, die ausgefallenen Zähne, ich würde auch diesen Tumor bekommen." Aber auch er dachte insgeheim noch wie sein Bruder: Irgendwann wird es bei mir ausbrechen, vielleicht in ein paar Monaten, vielleicht in ein paar Jahren.

Auf jeden Fall fuhr Uli Roth Ende April schließlich zu seinem Urologen ins benachbarte Dossenheim und ließ sich ein weiteres Mal Blut abnehmen. Drei Tage später übermittelte Dr. Rolf-Werner Otto am Telefon das Ergebnis. Ausgerechnet an dem Tag, an dem morgens Michael in Hamburg operiert wurde und seinen Tumor loswurde. Es war beinahe so, als sei der Krebs von einem Zwilling auf den anderen übergegangen. Der PSA-Wert hatte sich seit der vergangenen Untersuchung im Februar weiter erhöht. Er lag jetzt bei 3,9, zwar noch knapp unter der 4,0-Schwelle, aber der starke Anstieg innerhalb weniger Wochen verhieß nichts Gutes.

Dr. Otto machte ein paar Tage später zusätzlich eine Tastuntersuchung. Er kontrollierte mit seiner Hand die Prostata und fand eine Stelle, die nicht so weich war wie das übrige Organ. Zusätzlich führte er noch eine Prostatamassage durch, bei der durch den Druck auf das Organ eventuell vorhandene Krebspartikel zunächst in die Harnröhre ausgeschieden werden und von dort in den Urin gelangen können.

Die gewonnenen Hinweise allein waren jedoch noch längst kein Beweis dafür, dass tatsächlich ein Tumor vorhanden war. Aber zusammen mit dem PSA-Wert und den Ergebnissen seines Bruders machten sie den Urologen nervös. Uli besprach mit Otto das weitere Vorgehen, sie kamen überein, dass er mit dem belastenden Eingriff einer Biopsie noch warten und zunächst eine Ultraschalluntersuchung vornehmen lassen solle.

Also meldete sich Uli Roth in der radiologischen Abteilung des Universitätsklinikums Mannheim an. Dort führten ihm Mitarbeiter am 5. Mai 2009 eine Ultraschallsonde in den Enddarm ein. „Danach liegt man eine Stunde lang mit einem Rohr im Hintern in einer Röhre; eine solche Untersuchung ist wirklich ein Traum", sagt Uli Roth. Über eine Sonografie kann anschließend der Tumor sichtbar gemacht werden. Stefan Schönberg, der Professor für Radiologie, zeigte Uli Roth „auch für mich klar erkennbare Felder, an denen der Ausschlag des Computers deutlich nach oben ging". Mit einer Wahrscheinlichkeit von 85 Prozent, so erklärte ihm der Mediziner, spräche dieses Bild für aktive Krebszellen. Mit „aller Diplomatie" habe ihm der Radiologe zwar gesagt, „dass es durchaus noch Hoffnung gebe, dass dies kein Tumor sein müsse", sagt Uli. „Für mich aber war es endgültig, dass auch ich jetzt Prostatakrebs habe." Bis zu diesem Zeitpunkt sei Uli für ihn „ein Mitkämpfer" gewesen, meint Michael Roth, nun wurde aus dem „Berater ein Betroffener".

Das war „ein neues Schockerlebnis", wie Uli Roth bemerkt. Um eine endgültige Diagnose zu bekommen, wollte er einen Termin für eine Biopsie bei dem Urologie-Professor Maurice Stephan Michel ausmachen. Das war jener Mediziner am Klinikum Mannheim, den sein Bruder in die engere Wahl für eine Operation gezogen hatte.

Für Uli Roth stürzte in diesen Tagen seine bisher so heile Welt zusammen. Einerseits war es jetzt seine eigene Krankheit, die ihn beschäftigte. Andererseits hatte er weiterhin Angst um seinen Bruder. Und es kam noch etwas hinzu: Wenige Tage vorher war bei seiner Mutter durch Zufall während einer Ultraschalluntersuchung ein Tumor in der Niere festgestellt worden, der bereits so groß war, dass er dringend herausoperiert werden musste. Vierzehn Jahre zuvor hatte Mutter Roth bereits einen Tumor in der Brust gehabt. Und gleichzeitig freute sie sich mit ihrem Ehemann Ossi schon seit Monaten auf ihre Goldene Hochzeit, die am 30. Mai stattfinden sollte. Verwandte seiner Mutter aus Peru und aus der ganzen Welt hatten sich bereits zu diesem Fest angemeldet.

Uli Roth befand sich nun in einer Zwickmühle. „In dieser Situation war mir völlig klar, dass ich niemandem meiner Verwandten und Freunde etwas von meiner Diagnose sagen konnte. Nur Michael und mein Geschäftspartner und Freund, der mit in Kitzbühel war, wussten etwas davon. Meine Eltern hatten schon wegen Michaels Erkrankung ihre Goldene Hochzeit absagen wollen. Das hatten wir ihnen ausgeredet. Wenn sie jetzt erfahren hätten, dass ich auch Prostatakrebs habe, dann hätten sie mit Sicherheit alles abgeblasen. Ich musste schweigen. Und das war mir zunächst gar nicht so unrecht. Ich wollte bis zur Operation weiterarbeiten wie bisher. Ich fühlte mich ja nicht krank. Ich glaubte, dass mich die Arbeit und das Alltagsgeschäft ablenken würden. Aber das war eine Fehleinschätzung."

Der Zufall wollte es, dass seine Mutter ausgerechnet von Professor Michel an der Niere operiert werden sollte. Also rief Uli Roth den Urologen an und sagte ihm, er komme demnächst mit seiner Mutter zu einem Termin. Und dabei könnten sie ja auch über die Auswertung der Ultraschallaufnahmen seiner Prostata sprechen und das Vorgespräch für die Biopsie führen. Das müsse allerdings heimlich geschehen, seine Mutter dürfe auf keinen Fall etwas von seiner Erkrankung erfahren. Michel, ein sehr verständiger Mediziner, fand diese Strategie von Uli Roth zwar nicht gut, meinte, jeder Mann brauche nach einer derartigen Diagnose Zuspruch. Er versprach aber dennoch, sich an die Wünsche Roths zu halten und seiner Mutter nichts zu verraten.

So ähnlich die Zwillingsbrüder Roth in vielen Dingen des Lebens auch gewesen waren, so unterschiedlich reagierten sie in der bisher größten Krise ihres Lebens. Während Michael seinen Alltag radikal veränderte, seinen Job aufgab, sich nur noch um die Krankheit und sein eigenes Wohlbefinden kümmerte, reagierte Uli mit einer Verdrängungsstrategie. Er stürzte sich in die Arbeit, sorgte sich um die Krebserkrankungen seines Bruders und seiner Mutter und empfand es als große Last, sich um die eigene Behandlung bemühen zu müssen.

Bis zu dem Termin zwei Wochen später redete Uli Roth weiterhin mit niemandem außer Michael und dem Freund und Geschäftspartner über seinen wahrscheinlichen Krebsbefund. „Wir haben alle gemerkt, dass irgendetwas mit ihm nicht stimmt", sagt Schwester Monika. „Er war ein bisschen eigenartig. Aber wir haben es auf die Krebserkrankung von Michael zurückgeführt." Zu Ulis Leidwesen war Michael direkt nach seiner Operation zur Rehabilitation und zum Entspannen nach Fuerteventura geflogen. Er war über dreitausend Kilometer weit entfernt. Zwar sprach er jeden

Professor Jens Jochen Rassweiler, Präsident der Deutschen Gesellschaft für Urologie, über die Behandlung von Prostatakrebs in Deutschland

Wie sieht die ideale Vorsorge aus?

Wie ist Deutschland derzeit aufgestellt, was die Behandlung von Prostatakarzinomen angeht?

Wir sind einerseits gut aufgestellt, was eine gute Versorgung unserer Patienten angeht. Auf der anderen Seite sind wir sind zurzeit auch etwas unglücklich von Seiten der Deutschen Gesellschaft für Urologie, dass wir es im Prinzip immer noch nicht geschafft haben, ein adäquates Vorsorgeprogramm, das von den Kassen akzeptiert wird, zu etablieren. Die aktuelle Situation sieht so aus, dass eine seit Jahrzehnten bestehende Vorsorgeuntersuchung eigentlich nur aus dem tastenden Finger über den Darm besteht. Das wird von den Kassen übernommen. Und wenn der Patient dann zusätzlich einen wichtigen Parameter bestimmen will, nämlich den PSA-Wert, dann muss er das auf eigene Kosten machen. Wir hätten gern ein sauberes PSA-basiertes Früherkennungsprogramm.

Hat Sie überrascht, dass das IQWIG, das Institut für Qualität und Wirtschaftlichkeit im Gesundheitswesen, den PSA als Routineuntersuchung für alle Männer abgelehnt hat?

Nein, es hat mich nicht so sehr überrascht, weil ich die Akteure, die das betreiben, seit Jahren kenne. Ursprünglich hatte ich das Ganze auch ein bisschen emotional gesehen, ich habe mich dabei auch mal dazu hinreißen lassen, von der Anti-PSA-Mafia zu schreiben. Wir hatten dann aber eine Anhörung beim IQWiG, und da muss ich sagen, dass ich mit einem sehr positiven Eindruck herausgekommen bin, weil ich gemerkt habe, dass sich dort Mitarbeiter ernsthaft mit dem Thema auseinandergesetzt haben. Es ist, so glaube ich, allen klar geworden, dass PSA-basierte Programme die Mortalität beim Prostatakarzinom senken.

Sie gehen davon aus, dass der PSA-Test in Deutschland doch noch eine größere Bedeutung in der Früherkennung bekommen könnte als bisher?

Ja, es gibt Maßnahmen, um die schädlichen Nebenwirkungen einer PSA-Untersuchung zu minimieren. Wir versuchen jetzt mit aller Konsequenz, auch die Krankenkassen davon zu überzeugen, dass es ein Konzept ist, wo man sagen kann: Es lohnt sich für alle, Geld dafür in die Hand zu nehmen. Neben dem reinen PSA-Test sollte gewährleistet sein, dass der Patient intensiv von seinem Urologen informiert und beraten wird. Und anschließend muss man sich entscheiden, ob man vielleicht einen rektalen Ultraschall oder ein MRT macht, um zu schauen, ob sich der Verdacht bestätigt hat. Und dass man am Ende ganz gezielt eine Biopsie macht.

Der Vorwurf ist, es werde in Deutschland zu oft biopsiert und die Männer würden damit unnötigen Belastungen ausgesetzt.

Es wird den Urologen unterstellt, dass sie gar nicht in der Lage wären, verantwortungsbewusst ein PSA-Screening-Programm durchzuführen. Das stimmt halt einfach nicht, was wir beweisen können. Und das konnten wir, glaube ich, auch unseren Kritikern zeigen. Wir sehen zum Beispiel in den Jahresberichte, der Prostatakarzinom-Zentren, von denen es in Deutschland über 120 gibt, dass dort wirklich eine sehr gute Qualität geleistet wird. Es gibt ein jährliches Audit, in dem die Erfüllung der Standards kontrolliert werden, und alle zwei Jahre muss man dort Zahlen vorlegen, um weiter zertifiziert zu bleiben. Also: Wir wehren uns mit aller Macht gegen Meinungen, dass in der Urologie die ohnehin hohen Standards nicht eingehalten würden.

Gibt es zu viele falsch positive Befunde, die die Betroffenen unnötigerweise belasten?

Hier ist es wichtig nicht allein auf das Ergebnis der Biopsie zu schauen, sondern sich die Präparate der tatsächlich operierten Patienten anzuschauen. Wir sehen dort, dass bei über 80 Prozent der entfernten Prostatadrüsen ein giftiger Tumor („Raubtierkrebs") gefunden wird. Beim Rest („Haustierkrebs") hätte es unter Umständen auch eine Active Surveillance getan. Also genau hinzuschauen und abzuwarten. Das bedeutet, das die Urologen mit ihrer Diagnostik in den allermeisten Fällen richtig gelegen haben.

Müssen die Urologen die Bedeutung und den Sinn des PSA-Wertes besser erklären?

Ich gehe davon aus, dass dies in den Praxen in adäquater Weise erfolgt. Momentan ist es ja so, dass der PSA-Test eine sogenannte IGeL-Leistung ist, für die nicht die Krankenkasse, sondern der Patient selbst bezahlen muss. Und dazu zählt nicht allein die Bestimmung des Werts an sich, sondern es gehört auch dazu zu erklären, was der Wert bedeutet. Dazu gehört, dass man den Patienten fragt, ob er unmittelbar vor dem Test Sex hatte oder eine Fahrradtour gemacht hat. Man versucht damit sekundäre Faktoren auszuschließen, die auch zu einer Erhöhung des PSA-Wertes führen können. Aber ich bin natürlich jederzeit dafür, die Qualitätssicherung noch weiter zu verbessern.

? **Wie steht es um die Qualität der diagnostischen Verfahren?**

Die Untersuchung der Prostata mit Ultraschall machen wir seit langem. Den digitalen Befund gibt es ja seit dem letzten Jahrhundert. Ich glaube, da gibt es nicht so viel Potenzial, sich noch viel weiter zu verbessern. Vielleicht gibt es in Zukunft Technologien, etwa hochfrequenten Ultraschall, der uns noch weiterhelfen kann. Beim Kernspin kommt es zurzeit nicht so sehr auf die Erfahrung des Untersuchers an. Da gibt es sicherlich Zentren mit großer Erfahrung, wo man sagen kann: Wenn aus diesem Zentrum ein Befund kommt, dann wird eine Biopsie das Ergebnis mit einiger Sicherheit bestätigen. Aber es finden regelmäßig MRT-Kurse statt, um die Ausbildung unserer Kollegen zu verbessern. Ich denke, dass sich auch mit einer weiteren Verbesserung der MRT-Geräte mit höherer Tesla-Leistung die Qualität der Prostata-Untersuchung weiter steigern wird. Hier wird künstliche Intelligenz und Machine Learning in Zukunft eine große Rolle spielen.

Wie sieht aus ihrer Sicht die ideale Vorsorge eines Mannes aus?

Wenn ich in der Situation wäre wie die Roth-Brüder, wo ja eine familiäre Belastung vorliegt, weil der Vater auch ein Prostatakarzinom hatte, dann ist es gut, ab dem fünfundvierzigsten Lebensjahr mit der Früherkennung anzufangen. Ansonsten reicht wohl das fünfzigsten Lebensjahr als Startpunkt. Dann steige ich ein mit einer rektalen Untersuchung, einem Ultraschall und einem PSA-Test, inklusive einer Beratung über dessen Wert. Das ist sozusagen die Basis. Und wenn dabei alles in Ordnung ist, kann ich schon mal ein bisschen entspannter an die Sache herangehen. Wenn ich dabei einen erhöhten Wert habe, dann würde ich den gern noch einmal kontrollieren, vielleicht nach drei Monaten. Wenn der tatsächlich hoch bleibt oder ich irgendwas Verdächtiges ertaste, dann brauche ich den Ultraschall, auch um zum Beispiel Verhärtungen abzuschätzen, diese von Prostatasteinen abzugrenzen, die auch mal vorkommen können. Wenn der Patient einen guten Wert hat, dann kann er mal in drei Jahren wiederkommen. Und wenn nicht, dann muss ich kürzere Intervalle durchführen. Einigen wenigen muss man sagen, dass man doch einmal ein Kernspin machen sollte.

Können Sie denen Mut machen, die eine sehr schlechte Diagnose haben?

Die Möglichkeiten der Behandlung sind durch den Einsatz der Roboter noch besser geworden. Die minimalinvasiven Möglichkeiten mit der Da-Vinci-Methode haben generell die Nebenwirkungen der radikalen Prostatektomie reduziert, die Raten an Impotenz und Inkontinenz sind deutlich zurückgegangen. Ich bin der Meinung, dass der Roboter aus einem schlechten Chirurgen keinen guten macht. Aber er kann natürlich jedem Chirurgen helfen. In der Zwischenzeit gibt es unheimlich viele Studien, wie man den Roboter am besten einsetzt. Da hat sich viel getan, sodass man davon ausgehen muss, dass bald die Mehrheit der Männer vom Roboter operiert wird. Aber auch die Möglichkeiten der Strahlentherapie und der medikamentösen Tumortherapie verbessern sich mit einem ständigen Wandel und zahlreichen Neuentwicklungen. Dies führt dazu, dass die Überlebenschancen auch bei lokal fortgeschrittenen Prostatatumoren sehr hoch sind.

Professor Jens Jochen Rassweiler ist Präsident der Deutschen Gesellschaft für Urologie. Er ist seit 1994 Direktor der Klinik für Urologie und Kinderurologie des Klinikums am Gesundbrunnen in Heilbronn und lehrt als Professor für Urologie am Universitätsklinikum Mannheim. 1997 wurde er zum außerplanmäßigen Professor an der Universität Heidelberg ernannt, 2010 erhielt er die Ehrendoktorwürde der Medizinischen und Pharmazeutischen Universität Victor Babeș in Timișoara, Rumänien, 2013 der Iuliu Hatieganu Universitas Medicinae Cluj-Napoca, Rumänien und 2017 der Carolus Davila Universität in Bukarest, Rumänien. 2018 wurde er zum Fellow of the Royal College of Surgeons der Universität Glasgow ernannt.

Tag mit ihm – doch eben nur übers Telefon. „Und dann sagte Michael eines Tages zu mir: ‚Du erzählst es jetzt unseren Eltern, ich spür' doch, dass es dir nicht guttut, alles zu verheimlichen. Du verdrängst nur, und das macht alles nur noch schlimmer.'"

Uli wusste, dass sein Bruder recht hatte. Er wusste, dass er vor der Realität und vor sich selbst geflüchtet war. Mitte Mai fuhren er und seine Mutter gemeinsam ins Krankenhaus nach Mannheim. Uli hatte weiter große Bedenken, seine Mutter, die wegen des eigenen Arztbesuchs ohnehin schon sehr aufgeregt war, nun auch noch mit seiner Erkrankung zu belasten. Doch dann begann er dieses schwierige Gespräch: „Geteiltes Leid ist halbes Leid: Ich fahre heute nicht nur wegen dir zum Arzt nach Mannheim. Ich habe selbst einen Termin. Ich habe nämlich das gleiche wie Schorle." Zunächst sei seine Mutter gefühlsmäßig zusammengebrochen. Dass nun noch ihr zweiter Sohn innerhalb weniger Wochen diese Diagnose bekommen hatte, war für sie schwer zu verkraften. Aber dann habe die Information doch etwas Gutes gehabt. Die Angst vor ihrer eigenen Krankheit sei bei seiner Mutter mit einem Mal nicht mehr so groß gewesen. „Ich habe nur noch an Michael und Uli gedacht, alles andere war weggeschoben", erzählt Ursula Roth. „Wir hatten ja schon vorher irgendwie befürchtet, dass nach Schorle auch der Uli betroffen ist", sagt Vater Ossi Roth, „aber doch nicht so schnell!"

Für sich selbst, sagt Uli Roth, sei das Gespräch im Auto „wie eine Befreiung gewesen. Ich habe mich plötzlich sehr, sehr, sehr gut gefühlt." Es war, als sei eine Last von seinen Schultern gefallen. Die Last, selbst in schwierigen eigenen Zeiten mehr an die anderen als an sich selbst zu denken. Die Goldene Hochzeit, der Krebs der Mutter, der Tumor des Bruders. All dies war für ihn wichtig gewesen, nun wurde mit diesem Geständnis gegenüber seiner Mutter auch seine eigene Krankheit bedeutsam. „Ich bin daraufhin gleich zum Professor gegangen und habe ihm gesagt, das Spiel sei aus. Wir können jetzt ganz geradeaus miteinander reden."

Uli Roth hat an diesem Tag gemerkt, wie entscheidend es für den Erfolg der eigenen Therapie ist, mit anderen über die Krebserkrankung zu spre-

Uli Roth und Hartmut Engler bei der Bambi-Verleihung

chen: „Reden tut dir gut, habe ich gespürt, und so redete ich fortan mit jedem darüber, auch wenn er es nicht hören wollte." Er begriff erst im Nachhinein, dass er darunter gelitten hatte, wenn ihn Bekannte auf den Krebs
seines Bruders ansprachen, wie sie seinem Bruder aufmunternde Worte
mitgaben und er sich gleichzeitig über sich selbst nicht zu reden getraute.

Im Rückblick vergleicht Uli Roth seine schwere Zeit des Schweigens
mit einer Person, die fastet: „Fasten allein ist oft schwer und belastend.
Deshalb will jeder, der fastet, anderen Menschen mitteilen, dass er fastet.
Er will es anderen erzählen, die nicht fasten, weil er dadurch Zuspruch erhält." Uli Roths Schweigen und die anfängliche Gelassenheit, mit der er
seine Diagnose ertragen hatte, hängen wohl damit zusammen, dass die
schlechte Nachricht nicht wie ein Blitz bei ihm einschlug. Es war eher
„ein schleichender Prozess", wie bei einem Hochwasser, das immer weiter
ansteigt und dann die Dämme brechen lässt. Schon als ihm Michael die
Information überbrachte, dass auch er gefährdet sei, musste er mit dem
Schlimmsten rechnen.

Dann kamen die langen Gespräche in Kitzbühel, in denen er sich mit Michael in die Krankheit hineindenken konnte. Er hatte schon alle Informationen über die Behandlungsmöglichkeiten „gehört, gesehen, gelesen und erörtert", wie er sagt, und die möglichen Folgen in seinem Kopf gespeichert, als er seinen Urologen aufsuchte. Und auch die ersten Diagnosen seines Haus-Urologen waren zunächst nicht eindeutig, sodass vieles im Vagen blieb.

Für viele Patienten, die mit der eigenen Krebserkrankung konfrontiert werden, mag dieser schleichende Prozess von Vorteil sein. Für Uli Roth bot er einen idealen Boden, um seine Krankheit wochenlang zu verdrängen. Bisher war es oft so gewesen, dass Uli der Vorreiter war – derjenige, der Michael einen Schritt voraus war und ihm bisweilen den Weg geebnet hatte. „Er musste den Prozess der Ärztetour nicht noch einmal durchziehen, er konnte von dem Wissen profitieren, das wir gemeinsam zusammengetragen hatten", sagt Michael.

Spätestens am Tag seiner Biopsie konnte auch Uli Roth körperlich spüren, was Krebs bedeutet: „Da liegst du in diesem Frauenarztstuhl, die Beine gespreizt. Dann sagt der Arzt, du sollst mit deinen Händen die Hoden hochziehen. Und dann stehen drei Leute um dich herum und schauen dir in den After. Großartig." Dies war die psychische Seite.

Physisch waren die Schüsse in die Prostata, mit denen Gewebeproben entnommen wurden, eher unangenehm als schmerzhaft. „Für mich war endgültig klar, dass ich nicht mehr der Alte bin und irgendetwas in meinem Körper fürchterlich schiefgelaufen ist, als ich das erste Mal nach der Biopsie onaniert habe", sagt Uli. Der Akt der Selbstbefriedigung war ein medizinischer Auftrag. Onanie ist nützlich, weil dadurch Blutpartikel, die sich beim Rauszwacken der Zellen in der Prostata gebildet haben können, über die Samenleiter entsorgt werden. Also machte sich Uli Roth unter der Dusche an seinen Job. „Als der Samenerguss komplett blutig war, erschrak ich fürchterlich. Irgendwie haben mich die Ärzte ja darauf vorbereitet, aber als ich das Ergebnis dann auf dem Boden der Dusche sah, sind mir die Knie richtig weich geworden. Dass man schon mal Blut im Urin haben kann, wusste ich, aber so unnatürlich viel und obendrein tiefrotes Ejakulat zu haben, das ist schon etwas anderes. Ich glaube, das war der entscheidende Moment dafür, dass die Krankheit in meinem Kopf angekommen ist. Danach wusste ich: Du bist krank, und dieses Ding muss komplett raus." Die rote Farbe hielt noch bei drei weiteren „Reinigungsvorgängen" an, wechselte schließlich ins Bräunliche, und erst danach hatte der Erguss wieder seine Standardfärbung.

Uli Roth wusste jetzt, dass auch er eine Krankheit hatte, die tödlich enden würde, wenn er nichts dagegen unternahm. Aber so richtig vermochte er sich mit dem Ernst der Lage immer noch nicht abzufinden. Wieso konnten so ein paar Zellen einen stärker beeinflussen als alles, was er sich im Laufe der vergangenen Jahre aufgebaut hatte? Wichtige Auftritte von PUR standen an, wie konnten es so ein paar aus dem Ruder gelaufene Zellen wagen, seine Arbeit in dieser Phase zu stören? „Prostatakrebs ist eine so tückische Krankheit, weil sich die Männer in der Regel dabei körperlich topfit fühlen", sagt er. „Und deshalb war ich am Anfang auch so naiv. Es dauert eine Zeit, bis man realisiert: Hey, es ist Krebs. Da muss aus dem Körper etwas herausgeschnitten werden. Da kommt etwas raus, und es ist nicht so wie bei einem Kreuzbandriss, den wir Sportler meist gut kennen, wo nur die Mechanik des Körpers gestört ist."

Erst allmählich war Uli Roth bereit, für sich zu realisieren, dass er die gleiche Krankheit wie sein Bruder hatte und dass nur seine Reaktion darauf abweichend war von der Michaels. „Jeder Mensch, bei dem Krebs diagnostiziert wird, hat eine andere Wahrnehmung seiner Krankheit. Es fängt schon damit an, dass man lernen muss, dieses Wort auszusprechen, wenn man über sich spricht. Viele trauen sich nicht und umschreiben sie mit dem Wort ‚Karzinom'. Ich habe immer das Wort ‚Tumor' benutzt."

Uli Roth hatte mit seinem Bruder alle Schritte besprochen und erlebt, die ihm jetzt noch bevorstanden. Ihm war klar, dass auch er um eine Operation nicht herumkommen würde. „Wir hatten das Glück, dass die Aussagen aller von uns kontaktierten Mediziner so einheitlich waren. Das hat uns viel von dem Druck genommen, weil wir genau wussten, dass wir das

Richtige taten." Nachdem er seinen Zwillingsbruder in der Hamburger Martini-Klinik besucht, die Arbeitsweise des ärztlichen und pflegerischen Personals kennengelernt hatte und Michael mit dem Ergebnis der Behandlung sehr zufrieden war, kam auch für Uli keine andere Klinik infrage.

Am 26. Mai hatte er sein Vorgespräch mit Professor Huland. Er kannte den Operateur noch nicht persönlich, weil der unmittelbar nach dem Eingriff an Michael in Urlaub gefahren war. Vieles von dem, was Huland sonst seinen Patienten vor der OP erklärt, konnte er sich sparen, weil Uli Roth genau wusste, was ihn erwarten würde. Doch während Michael auf einem schnellen Operationstermin bestanden hatte, unternahm Uli einen letzten Versuch, Aufschub zu erhalten. Er erklärte Huland, dass es ihm gar nicht so recht sei, schon bald dranzukommen. Ihm sei es im Herbst am liebsten. Dann hätte er Zeit, weil die Promotionstour für die neue PUR-CD „Wünsche", die am 4. September erscheinen sollte, abgeschlossen sei.

Huland ist ein freundlicher Herr, aber er kann auch sehr bestimmt sein, wenn es um das beste Ergebnis seiner Arbeit und damit auch um die Gesundheit seiner Patienten geht. Der Prostata-Fachmann sagte Uli Roth, er sei „sehr froh", dass er jetzt dieses Gespräch mit ihm führen könne. Er habe in jeder Woche viele Gespräche dieser Art mit Patienten, einigen könne er gute Hoffnungen machen, anderen müsse er bittere Wahrheiten mitteilen. Stellen Sie sich eine Skala von eins bis zehn vor, erklärte er. Es gibt Männer, denen müsse er mitteilen, dass sie auf der Stufe zehn sind. Die Aussichten, ohne große Nachwirkungen davonzukommen, seien in diesen Fällen sehr gering. „Aber Sie sind auf der Stufe eins", sagte er. Wenn er Glück habe, könnten „wir uns hier in fünf Jahren wiedersehen und der Tumor ist genauso groß wie heute". Die Operation seines Bruders aber habe gezeigt, wie notwendig die Prostatektomie bei ihm gewesen sei. Und vor allem, wie gut es gewesen sei, dass man sie so frühzeitig vorgenommen habe.

Uli Roth hatte verstanden. Sie einigten sich auf den 17. Juli als Operationstermin. Bis dahin wollte er alle notwendigen Dinge so weit abgearbeitet und vorbereitet haben, dass er sich ruhigen Gewissens ins Krankenbett legen konnte.

Wie der Tumor entsteht – und die Frage der Vererbung von Krebs

Wie jeder andere Krebs entsteht der Prostatatumor, indem Zellen des Körpers außer Kontrolle geraten. So wie ein Auto auf abschüssiger Straße, das immer schneller wird und dessen Bremsen versagen, vermehren sich die Zellen ungehemmt und unkontrolliert. Und ähnlich wie der Fahrer am Lenkrad des ungebremsten Autos haben nun auch die Steuerungsmechanismen des Körpers kaum noch Möglichkeiten einzugreifen.

Gegen die Entstehung von Krebszellen gibt es bisher so gut wie keinen Schutz. Denn jede Zelle muss sich erneuern – und aus diesem Grund muss sie sich teilen. Dafür gibt sie alle Informationen über ihren Aufbau an die Tochterzelle weiter. Beim Kopieren der Informationen können aber Fehler entstehen und damit auch die Erbinformationen fehlerhaft werden. So wie ein böses Gerücht in die Welt gesetzt wird, das von Mensch zu Mensch weitergegeben wird, verbreitet diese falsch gepolte Zelle nun den Befehl ungebremsten Wachstums. Über das Lymphsystem können die schadhaften Zellen auch an andere Körperstellen gelangen und dort Tochtergeschwülste bilden. Bei einem jungen Mann ist die rund 20 Kubikzentimeter umfassende Prostata ein homogenes Gebilde mit gleichmäßig geformten Zellen. Etwa ab dem fünfzigsten Lebensjahr entwickelt die Hälfte aller Männer gutartige Wucherungen, die sich meist im Inneren der Vorsteherdrüse bilden und die gesunden Teile der Prostata nach außen drücken. Mit der Entstehung von Prostatakrebs haben sie nichts zu tun.

Der Tumor entwickelt sich meist am äußeren Rand der Vorsteherdrüse, die wie ein halber Apfel geformt ist. Die mutierten Prostatazellen weisen einige Besonderheiten auf. Sie bilden vielfach sogenannte solide Tumoren, das heißt, die außer Kontrolle geratenen Zellen stecken lange in einem einzigen Organ fest, so wie ein Gerücht in einer bestimmten Partei bleiben kann, ehe es an die breite Öffentlichkeit gelangt. Zudem ist das Interesse an diesem Gerücht zunächst nicht sonderlich groß. Prostatatumoren wachsen und verbreiten sich sehr langsam. Im Frühstadium braucht es zwei bis vier Jahre, bis sie sich verdoppelt haben. Zu diesem Zeitpunkt sind sie deshalb schwer zu entdecken und verursachen keine Beschwerden. Es gibt auch eine weitere Besonderheit: Es existieren meist keine Knoten wie etwa beim Nierenkrebs, sondern die Tumoren bilden nur kleine Nester von zwanzig bis dreißig Zellen, was dazu führt, dass sie von Ärzten nur sehr schwer zu entdecken sind. Noch ist ungeklärt, warum die normalen Zellen beginnen, sich umzuwandeln. Meist gibt es nicht nur eine Ursache, sondern es müssen sich viele Faktoren zusammenfinden, damit eine Zelle außer Kontrolle gerät.

Beim Prostatatumor werden vier Gründe diskutiert:

Hormonelle Faktoren

Das stärkste Indiz dafür, dass die männlichen Sexualhormone eine wichtige Rolle bei der Entstehung von Prostatakrebs spielen, ist die Tatsache, dass Eunuchen, die vor der Pubertät kastriert wurden, kein Prostatakarzinom bekommen können. Und es ist bewiesen, dass der Entzug des männlichen Sexualhormons Testosteron den Umfang der Prostata verkleinert und bei 80 Prozent der Fälle das Krebswachstum verlangsamt. Zugleich blieben einige Fragen offen: So ist noch nicht geklärt, warum fast ausschließlich ältere Männer unter Prostatakrebs leiden, die in ihren Hoden nur noch wenig Testosteron produzieren können. Wenn Testosteron eine wichtige Rolle spielt, sollte man eigentlich annehmen, dass es besonders junge Männer trifft, die viel von dem männlichen Sexualhormon produzieren.

Lebensumstände

Die Neuerkrankungsrate bei Prostatakrebs liegt in Japan und in Indien um ein Vielfaches unter der in Deutschland und in den USA. Bei schwarzen Amerikanern ist sie höher als bei weißen, in Nordeuropa größer als in Südeuropa. Die fischreiche Ernährung der Japaner im Gegensatz zu den Fleisch essenden McDonald's-Freunden in den USA ließ Wissenschaftler vermuten, dass die Essgewohnheiten eine wichtige Rolle beim Anstieg der Krebsrate spielt. Wanderten Japaner nämlich in die USA aus, glich sich bei ihnen die Häufigkeit der Krebsfälle an die der Amerikaner an. Waren Japaner in der zweiten oder dritten Generation in den USA und aßen sie das Gleiche wie die Einheimischen, so waren die Krebsraten nahezu identisch. Als krebsfördernd gelten Fette und tierisches Eiweiß, krebsmindernde Eigenschaften scheinen Obst und Gemüse wie Brokkoli oder Rosenkohl zu haben.

Auch die Menge der aufgenommenen Kalorien könnte nach wissenschaftlichen Untersuchungen krebsfördernd sein. Zumal Übergewicht auch beim Hormonhaushalt eine Rolle spielt. Welche Rolle die Ernährung für den Prostatakrebs tatsächlich spielt, ist jedoch ebenso ungeklärt wie der oft diskutierte Einfluss von Umweltgiften.

Infektionen

Seit einigen Jahren ist bekannt, dass Infektionen mit bestimmten Viren Krebs auslösen können, etwa Tumoren in der Leber durch Hepatitis oder Gebärmutterhalskrebs durch Humane Papillomviren (HPV). Und seit wenigen Jahren gibt es Impfungen gegen diese Viren. Besonders die Immunisierung gegen HPV wird als die erste Impfung gegen Vorstufen von Krebs gefeiert.

Es gab Vermutungen, dass das Papillomvirus, das den Gebärmutterhalskrebs bei Frauen auslöst, auch für den Prostatakrebs verantwortlich sein kann. Diese

These gilt inzwischen als widerlegt. Da die Prostata mit der Harnröhre verbunden ist, nahmen andere Wissenschaftler an, dass Erreger von Harnwegsentzündungen für Prostatakarzinome verantwortlich sein können. Im September 2009 untermauerten Forscher der Universität von Utah in Salt Lake City (USA) diese These. Sie konnten das Virus XMRV überdurchschnittlich häufig im Gewebe von Prostatatumoren nachweisen. Zudem waren die Tumoren, in denen XMRV gefunden wurde, deutlich aggressiver als übliche Geschwülste. Eine Impfung gegen dieses Virus könnte möglicherweise die Entstehung dieser Tumoren verhindern.

Genetische Faktoren

Bisher konnten noch keine Abschnitte auf dem Genom von Patienten eindeutig identifiziert werden, die für die Entstehung des Prostatakarzinoms verantwortlich sind. Einige stehen im Verdacht, zumindest für bestimmte Eigenschaften der Tumoren, zum Beispiel die Hormonresistenz, verantwortlich zu sein – und werden erforscht.

Auch gab es häufiger Krebserkrankungen, wenn auf einer bestimmten Position der DNA Genveränderungen festzustellen waren. Die Brüder Roth könnten ein Beispiel für den großen Einfluss genetischer Faktoren sein, weil sie einen fast identischen Chromosomensatz besitzen. Allerdings ist bei der Zwillingstheorie zu bedenken, dass Zwillinge nicht nur fast identische Gene haben, sondern meist auch sehr ähnlichen Umweltfaktoren ausgesetzt waren.

Untersuchungen haben ergeben, dass Männer, deren Brüder oder Väter oder deren Onkel und Großväter Prostatakrebs hatten, ein zwei- bis dreimal höheres Krebsrisiko tragen als Männer, die nicht erblich vorbelastet waren. Prostatakarzinome begannen bei ihnen im Durchschnitt zehn Jahre früher zu wachsen als bei Männern ohne erbliche Vorbelastungen. Waren gar mehrere Verwandte ersten und zweiten Grades betroffen, stieg die Gefahr noch weiter an. Weil der erbliche Einfluss unbestritten ist, drängten die Ärzte nach der Diagnose von Michael Roth darauf, dass sich auch Uli untersuchen lassen sollte. Unklar ist allerdings immer noch, wie groß der erbliche Einfluss wirklich ist.

Die Urologische Klinik des Münchner Klinikums rechts der Isar versucht derzeit in einem Nationalen Forschungsprojekt herauszufinden, welche Männer für Prostatakrebs besonders gefährdet sind.

Denn es gibt auch Studien, die die Bedeutung des familiären Hintergrunds geringer einschätzen. Eine schwedische Forschergruppe fand nämlich heraus, dass Männer viel häufiger zur Früherkennung gingen, wenn sie einen Krebsfall in der Verwandtschaft hatten. Auf diese Weise entdeckten Ärzte eher das Prostatakarzinom – und die nachweisbare Rate von Krebsfällen stieg dadurch an.

Prostatkrebs – die häufigste Krebsart deuschter Männer

**Altersstandardisierte Neuerkrankungen
pro 100.000 (Weltstandard) im internationalen Vergleich**

Land	
Schweden	
Finnland	
Frankreich	
Belgien	
Dänemark	
England	
Schweiz	
USA	
Tschechien	
Deutschland	
Niederlande	
Österreich	
Polen	

0   30   60   90   120   150

Quelle: Krebs in Deutschland, Robert Koch Institut, 2016

Die Prostata-Brüder: Die Entscheidung, mit ihrer Krankheit an die Öffentlichkeit zu gehen

Die Reaktionen von Michael und Uli, ihren Tumorbefund erst für sich zu behalten, sind typisch für viele Männer, die von ihrer Diagnose Prostatakrebs erfahren – besonders, wenn sie noch so jung wie die Roths sind. Schon allein das Wort „Krankheit" hat etwas mit Schwäche zu tun. Das öffentliche Eingeständnis, krank zu sein, bedeutet, gegenüber Freunden, Verwandten, Bekannten, aber auch gegenüber Geschäftspartnern und Arbeitskollegen eingestehen zu müssen, dass man nicht mehr so leistungsfähig ist wie früher. Und womöglich eine Zeit lang, vielleicht aber auch für immer, nicht mehr am normalen Leben teilhaben kann. Männer mit siebenundvierzig Jahren haben Schwierigkeiten, dies zuzugeben, weil sie sich nicht gern als schwaches Opfer eines Schicksals verstehen, sondern sich immer als Herren des Geschehens geben wollen.

Deshalb machte Michael Roth die verbalen Verrenkungen, als er beim TV Großwallstadt seinen sofortigen Rückzug als Trainer bekannt gab. Und deshalb trug Uli Roth seine Krebsdiagnose so lange allein mit sich herum. In diesem Fall kam noch ein weiterer gravierender Grund hinzu, warum sie schwiegen: Die Folgen von Prostataerkrankungen verbinden viele Leute mit nachlassender Manneskraft und tropfenden Harnröhren. Niemand möchte dazugehören. Auch wenn diese Assoziationen nicht mehr der heutigen medizinischen Realität entsprechen, vergrößern sie die Angst, sich öffentlich als Opfer dieses Tumors zu bekennen. Auf diese Weise wird aus einer Krebserkrankung, die jeden treffen kann, ein Tabuthema.

Erst als Michael Roth nach seiner Operation auf Fuerteventura weilte, begann für ihn ein Prozess des Umdenkens. Er war allein, fing auf dem langen Sandstrand zunächst mit Spaziergängen an, ging dann zum Walken über. Er telefonierte jeden Tag mit Uli und merkte dabei, wie schwer der sich im Umgang mit seiner eigenen Diagnose tat.

Langsam reifte in ihm der Gedanke, womöglich doch mit ihrer Krebsgeschichte an die Öffentlichkeit zu gehen. Das war zum einen durchaus

Selbstschutz. Als medienerfahrene Promotionsleute wussten beide, dass ihre Krankheit ein Thema für die Öffentlichkeit werden könnte. Handball-Zwillinge, die Krebs bekommen, sind interessant. Dazu hatten die Roths durch ihre Karrieren als Bundesligatrainer und Musikmanager einer Band, die mit ihren Alben stets an die Spitze der Hitparade gestürmt ist, ihren Bekanntheitswert nach dem Ende der Sportlerlaufbahn durchaus erhalten können. „Wir waren so Halb-Prominente, und es stand zu befürchten, dass wir irgendwann auf der Seite eins einer Boulevardzeitung erscheinen würden, ohne die Berichterstattung beeinflussen zu können", sagt Uli. „Deshalb haben wir überlegt, ein einziges Mal mit unseren wahren Krankengeschichten an die Öffentlichkeit zu gehen, um danach unsere Ruhe zu haben." Zudem hatte Michael festgestellt – später folgte ihm in dieser Einschätzung auch Uli –, „dass es einfach guttut, mit vielen Menschen darüber zu reden".

Eine dieser Zwillingsverwechslungen beschleunigte schließlich die Überlegungen der Roths. Jeden Abend im Speisesaal des Hotels, in dem Michael urlaubte, schaute ein männlicher Gast zu ihm hinüber und grinste ihn etwas blöde an. Roth kannte diesen Typen nicht, und nach drei Tagen nervte es ihn dermaßen, dass er zu ihm ging und ihn fragte, ob man sich schon einmal gesehen habe. „Hey Uli, kennst du mich nicht mehr?", antwortete er. Es stellte sich heraus, dass es ein Medienmann war, der den PUR-Manager vor einigen Jahren während einer Talkshow erstmals getroffen hatte. Michael war etwas verdutzt, weil seine Ähnlichkeit mit dem Zwillingsbruder in den vergangenen Jahren abgenommen hatte. Anders als in Jugend- und Kindheitstagen wurden sie nun kaum noch verwechselt. Aber für Menschen, die die beiden Roths lange Zeit nicht mehr gesehen haben, ist das Erscheinungsbild immer noch sehr ähnlich.

Die Verwechslung war schnell aufgeklärt, und Michael Roth verbrachte mit dem Bekannten seines Bruders einige fröhliche Abende. Der Medienmann sah sofort, dass die Geschichte der Roth-Zwillinge die Menschen berühren würde. Und die Brüder Roth hatten eine Idee. Sie hätten so viel Glück mit der frühzeitigen Entdeckung des Tumors gehabt, dass man womöglich etwas zurückzahlen könne. Vielleicht könne man ihre eigene Krankengeschichte nutzen, um etwas für die Früherkennung von Prostatakrebs zu tun.

In den Gesprächen mit ihren Bekannten hatten die beiden Brüder nämlich erfahren, wie wenig das Problem Prostatakrebs unter den etwa gleichaltrigen Männern ein Thema war. „Da gibt es welche, die haben noch nie etwas von ihrer Prostata gehört. Und wenn man ihnen dann von der Notwendigkeit der Vorsorge erzählt, sagen sie, sie würden jetzt auch zum Urologen gehen", berichtet Michael Roth. „Und fragt man nach einiger Zeit wieder nach, und die gleichen Leute antworten, sie hätten noch keinen Termin bekommen, so weiß ich, das sind alles Ausreden." Und es gibt auch den Bekannten, der „an einem Abend locker 100 Euro für Essen und Trinken ausgeben kann, sich aber beschwert, dass ein PSA-Test 30 Euro kostet", und deshalb nicht hingeht.

Uli Roth hatte zunächst weiter Bedenken. Ihm behagte die Vorstellung nicht, in der Zukunft womöglich überall in der Öffentlichkeit als die „Prostata-Zwillinge zu gelten". Und auch die Eltern, die Exfrauen und Kinder hatten Vorbehalte. Wochenlang redeten sie darüber, ob sie es tun sollten, dann aber war eine Entscheidung gefasst: Wenn Professor Huland ihre Aktion befürworten und mit ins Fernsehstudio gehen würde, sollten sie sich einer Medienkampagne öffnen. Für sie war es entscheidend, die öffentliche Darstellung ihres Krebsleidens nicht „für das eigene Ego zu betreiben". Sie waren sich zudem sicher, gute Botschafter zu sein, um die Vorteile der Untersuchungen zur Früherkennung von Prostatakrebs, so Uli, „als Betroffene glaubhaft vertreten zu können – besonders deshalb, weil wir selbst seit sieben Jahren Vorsorge betreiben".

Als er am 2. Juni 2009 Huland von der Idee erzählte, an die Öffentlichkeit zu gehen, war der sofort sehr aufgeschlossen, weil er weiß, wie wichtig es ist, Aufklärungsarbeit zu leisten. „John Waynes gehen nicht zur Vorsorge, für die ist das Thema Früherkennung ein Tabu", sagt er. Nur rund 15 Prozent der deutschen Männer gehen zur Vorsorge. Und das hängt auch damit zusammen, dass es bisher keine bekannten Vorreiter gab. „Wir Männer hinken mindestens fünfzehn Jahre hinter den Frauen her", sagt Uli Roth. „Über amputierte Brüste trauen sich immer mehr prominente oder weniger prominente Frauen zu sprechen. Über die Prostata redet niemand."

Vorsorgeuntersuchungen für Brustkrebs, der häufigsten Tumorerkrankung des weiblichen Geschlechts, werden auch deshalb inzwischen von vielen prominenten Frauen beworben, weil es hierbei fast schon eine Selbstverständlichkeit ist, die Mitmenschen über das eigene Krebsschicksal zu informieren. Es gibt viele Beispiele – von der Sängerin Anastacia, über Ankepetra Müntefering, der inzwischen verstorbenen Ehefrau des Ex-SPD-Vorsitzenden, bis zur TV-Moderatorin Sylvie Meis. Als die australische Popsängerin Kylie Minogue 2005 über ihren Brustkrebs berichtete, stieg in ihrem Heimatland die Zahl der Vorsorgeuntersuchungen um 40 Prozent an. „Ich fand diese Offenheit immer gut, ohne auch nur zu ahnen, dass ich selbst einmal vor dieser Frage stehen würde", sagt Uli Roth. „Ich war 2009 in Berlin, um an einer 60-Jahr-Feier zum Bestehen der Bundesrepublik teilzunehmen, als ich eine SMS erhielt, dass Barbara Rudnik gestorben sei. Ich kannte sie ein bisschen aus dem Show-Business, wir haben mal ein paar Stunden im Zirkus Krone zusammen verbracht. Ich habe stets an ihr bewundert, wie offen diese schöne Frau mit ihrer Krebserkrankung und all den bösen Folgen umging. Wenn man solche Meldungen bekommt, geht man automatisch in die Knie und macht sich sofort Gedanken, was man selbst gegen solche Schicksale tun kann."

Die Männer leiden eher im Verborgenen. Kaum bekannt oder längst vergessen ist, dass etwa der legendäre SPD-Fraktionsvorsitzende Herbert Wehner oder der Publizist Peter Boenisch an Prostatakrebs gestorben sind. Professor Huland berichtet, dass auch er „schon viele Prominente operiert" habe, aber niemand habe öffentlich darüber gesprochen. In den USA hingegen haben zwei alte Haudegen schon in den Neunzigerjahren publik gemacht, dass ihre tumorbefallene Vorsteherdrüse entfernt werden musste: der Golfkrieg-General Norman Schwarzkopf Jr. und der ehemalige Präsidentschaftskandidat Bob Dole. Sie leben noch heute. Auch beim 1993 verstorbenen Musikgenie Frank Zappa wurde in den Vereinigten Staaten ausführlich darüber berichtet, dass ihm eine frühere Diagnose dieser Krankheit womöglich ein längeres Leben beschert hätte.

Und dann kam der 14. Juli 2009. Am Tag vorher war Uli Roth auf einem ganztägigen Meeting, auf dem die PUR-Tournee für den Herbst abschließend durchgeplant wurde. Damit hatte er sich praktisch für einige Wochen aus der Arbeitswelt verabschiedet.

Am 12. Juli hatte er zudem, wie er sagt, „auf den letzten Drücker" seinen Samen einfrieren lassen. Auch Michael war sich bewusst gewesen, dass er nach der Operation nicht mehr zeugungsfähig sein würde, aber er verpasste den Termin. Und irgendwie war es ihm wohl auch nicht so wichtig gewesen. Aber Uli konnte sich durchaus noch einmal vorstellen, eine neue feste Beziehung einzugehen. Zweimal war er deshalb zu einem Frauenarzt nach Heidelberg gefahren, der 12. Juli war sein zweiter Termin gewesen, und hatte dort jeweils ein frisches Ejakulat abgegeben. Uli hatte sich vorher erkundigt, wer diese Dienstleistung anbietet. Dabei hatte er erfahren, dass die Frauenärzte für diese Art von Medizin zuständig sind. Warum dies so ist, weiß er bis heute nicht, er hat auch nicht weiter nachgefragt. „Tatsache aber ist, dass ich an diesem Tag als Mann allein dort war und reichlich dumm angeschaut worden bin, als ich im Wartezimmer gesessen und darauf gewartet habe, dass ich an die Reihe kam."

Am 14. Juli 2009 erschien in der Bild-Zeitung der Artikel über die Roths: „Handballer-Zwillinge Uli und Michael Roth. Beide Krebs mit 47! Der eine ist schon operiert, der andere muss morgen in die Klinik." Dazu ein Foto der zwei Männer, Michael ist in Unterhose zu sehen, seine Narbe ist zu erkennen. „Okay, das mit der Unterhose hätte nicht sein müssen", sagt Michael, und Uli, der Medienprofi, wundert sich, „wie viele Menschen sich plötzlich für unsere Geschichte interessieren".

An diesem Tag ist er von morgens bis mittags in der Martini-Klinik beschäftigt, wo zur Vorbereitung auf die Operation letzte Untersuchungen gemacht werden. Um zwei Uhr geht es ins Fernsehstudio, wo die Aufzeichnung für die Talkshow Markus Lanz produziert wird. Da sitzen sie dann, zwei Bären neben dem schmalen Moderator. Sie tragen ihre Hemden, der eine in Schwarz, der andere in Rosa, leger über ihre Jeans. „Wir haben Prostatakrebs", sagt Michael, „aber wir hatten Glück im Unglück, weil er sehr früh entdeckt wurde. Wir wollen die Männer aufwecken, damit sie auch zur Vorsorge gehen. Und Jungs: geht mit Siebenundvierzig hin, mit siebenundfünfzig Jahren kann es zu spät sein. Diese zehn Minuten, die der Test dauert, können euer Leben retten." Und Uli erzählt, dass er, als er merkte, dass ihn das gleiche Schicksal erwischt hat wie sein Bruder, in ein „riesiges schwarzes Loch gefallen ist". Morgen werde er von Professor Huland operiert. Der Urologe sitzt daneben und erklärt, warum es aus wissenschaftlicher Sicht Sinn macht, über den kostenlosen Tasttest hinaus seinen PSA-Wert bestimmen zu lassen.

Nach der Aufzeichnung wurde Uli Roth wieder zurück in die Klinik gefahren. Es waren aufregende Wochen gewesen: erst die Diagnose seines Bruders, sein eigener Krebs-Befund, die erfolgreiche Nierenoperation seiner Mutter, die Goldene Hochzeit seiner Eltern. Und dann die Vorbereitung ihres öffentlichen Prostata-Outings und die Organisationsarbeiten in seiner Agentur, weil er demnächst für einige Wochen ausfallen würde. Ein Leben auf der Überholspur, wie er es in den vergangenen dreißig Jahren geführt hatte. Aber genau das hatte er jetzt gewollt. „Michael ist sofort ausgestiegen, ich wollte genau das Gegenteil: Ich wollte mir bewusst vorher keine Auszeit nehmen", erklärt Uli Roth.

Am Abend nach der Aufzeichnung und wenige Stunden vor seiner Operation kam Uli Roth das erste Mal richtig zur Ruhe. Er war mit sich zufrieden. Die Sendung war so gelaufen, wie sie es sich vorgestellt hatten. „Nach meiner Diagnose hatte ich einen genauen Plan geschmiedet. Ich hatte alles vorbereitet, ich wusste, an welchem Tag und zu welcher Stunde ich Termine hatte und was ich zu welchem Zeitpunkt tun würde", sagt Uli Roth. Und alles hatte funktioniert. Abschluss und eine Art Höhepunkt hatte der TV-Auftritt gebildet. Und daraus, dass alles wie geplant durchgezogen worden war, bezog er jetzt seine innere Ruhe: „Ich lag im Bett und hatte keine Angst vor dem Morgen. Ich war nicht einmal nervös. Ich war bestens informiert, ich wusste genau, was auf mich zukommt."

! NMR, TRUS, MRT oder CT – welche Untersuchungen können noch helfen?

Da Prostatakarzinome keinen Zellklotz bilden wie andere Krebserkrankungen, sondern nur kleine Haufen von weniger als einem halben Kubikzentimeter Inhalt, hielten es Urologen lange Zeit für ziemlich ausgeschlossen, diese Nester in der Prostata durch sogenannte bildgebende Verfahren zu entdecken – so wie es etwa bei Nieren- oder Hirntumoren möglich ist. In den vergangenen Jahren hat die Medizintechnik indes gewaltige Fortschritte gemacht; alle Großkonzerne der medizintechnischen Industrie arbeiten an neuen Geräten, um auch Karzinome in der Prostata am Bildschirm aufspüren zu können.

Computerbilder sind deshalb so attraktiv, weil die bisherigen Diagnosemethoden wie die Tastuntersuchung und der PSA-Wert zu ungenau sind. Und die Biopsie wiederum ist sehr belastend für den Patienten, weil sie schon an sich einen schweren Eingriff darstellt. Außerdem ist auch sie nicht absolut sicher. So kann man das Pech haben, dass Urologen beim Nadelstich in das Organ die Tumoren nicht treffen, weil diese so sehr verstreut in der Prostata verteilt sind. Untersuchungen haben ergeben, dass selbst erfahrene Ärzte in 20 Prozent aller Fälle vorbeistechen. „Wir werden wahnsinnig, wenn wir nichts finden und der PSA-Wert trotzdem hoch bleibt", beschreibt der Hamburger Prostata-Fachmann Hartwig Huland das Dilemma, in dem sich die Mediziner dann befinden. Deshalb müssen die Patienten die unangenehme Prozedur einige Zeit später erneut über sich ergehen lassen. Um die Genauigkeit der Biopsieuntersuchungen zu erhöhen, werden die Gewebeentnahmen durch eine Ultraschallsonde gesteuert. Der Urologe kann auf einem Bildschirm die Prostata sehen und sich dann besser entscheiden, an welchen Stellen er Proben entnimmt.

So hilft der Ultraschall

Ultraschall hilft beim Biopsieren. Dieses bildgebende Verfahren kann ein genaueres Bild der Prostata vermitteln, wenn sich Urologen nach dem Tasten und nach dem PSA-Wert wie bei Uli Roth immer noch nicht ganz sicher sind, ob ein Karzinom vorliegt. Oder wenn der PSA-Wert zwar hoch ist, die Ärzte aber mit aggressiven Behandlungsmethoden noch warten wollen.

Beim transrektalen Ultraschall (TRUS), auch transrektale Sonografie genannt, wird die Sonde durch den After und den Enddarm Richtung Prostata geführt. Die übertragenen Schallwellen erzeugen Bilder der Prostata. Da der Tumor eine höhere Dichte aufweist als das übrige Gewebe, wird er sichtbar. Allerdings bedarf es schon guter Geräte und eines erfahrenen Radiologen, um die Bilder gewinnbringend interpretieren zu können. Meist dient TRUS nur als sehr schonende und vorbereitende Ergänzung der Biopsie. Die Mediziner können mit einigen dieser Geräte gegebenenfalls gleich ins Gewebe pieksen, wenn sie glauben, Tumorzellen entdeckt zu haben.

Die Hoffnung, mit Ultraschall früher Karzinome entdecken zu können, hat sich zwar nicht bestätigt. Trotzdem wird diese Leistung von den Kassen im Rahmen der Früherkennung bezahlt.

Kassenpatienten müssen selbst zahlen

Die Magnetresonanztomografie (MRT), auch Kernspintomografie (NMR) genannt, gehört dagegen nicht zum Standardprogramm bei der Diagnose. Kassenpatienten müssen die Untersuchung deshalb selbst bezahlen. Grund dafür ist, dass die Effektivität nicht wissenschaftlich bewiesen ist. In einer Röhre werden Magnetfelder erzeugt, die ein gutes Bild von der Prostata, dem Bindegewebe und den Lymphknoten erzeugen. Da die Tumorzellen von dem umgebenden Gewebe zehren, zeichnen sich die Geschwülste ab. Allerdings sind die Befunde für eine eindeutige Diagnostik noch zu unspezifisch. „Wir erwarten Verbesserungen in den nächsten drei bis vier Jahren", sagt Prostatafachmann Huland. „Noch reichen uns die Befunde nicht aus, um damit eine aggressive Strahlentherapie zu beginnen oder aufgrund dessen zu operieren." Ähnliche Nachteile hat auch die Computertomografie (CT), bei der keine Magnetfelder, sondern Röntgenstrahlen durch den Körper geschickt werden, um sich ein Bild von der Prostata zu machen.

Mittels der Knochen- oder Skelettszintigrafie wiederum wollen die Mediziner herausfinden, ob Metastasen bereits in die Knochen gewandert sind. Den Patien-

Die Prostata-Biopsie

Bei der Prostata-Biopsie ist Ultrallschall eine große Hilfe. Mit den Bildern, die der Kopf des Gerätes liefert, steuert der Urologe exakt die Stellen der Prostata an, aus denen er Gewebeteile entnehmen möchte. Auf diese Art wird das Diagnoseergebnis verbessert.

ten wird dabei eine radioaktive Substanz in den Arm gespritzt. Auch diese Methode macht sich die Tatsache zunutze, dass Tumorzellen einen anderen Stoffwechsel haben als normale Zellen und deshalb mehr radioaktive Substanz aufnehmen. Nach einiger Zeit wird der Körper quasi fotografiert, und die stärkeren Einlagerungen an Tumorzellen werden sichtbar. Der Nachteil – abgesehen von der radioaktiven Belastung – ist jedoch, dass diese Veränderungen an den Knochen andere Ursachen als Metastasen haben können, wie zum Beispiel Entzündungen oder Narben nach Knochenbrüchen.

Der Wert der Bilder

„Bilder sagen mehr als tausend Worte", so lautet ein Sprichwort – für die Tumordiagnostik der Prostata gilt das noch nicht. Bilder vermitteln bisher nur sehr gute Eindrücke und Hinweise über den Zustand der Prostata, danach bedarf es aber intensiver Auswertungen und persönlicher Gespräche, um daraus die notwendigen Behandlungsschritte abzuleiten.

Die Operation und der Schreck danach

Uli Roth lag im Zimmer 1 der Martini-Klinik und schaute sich am späten Abend die Aufzeichnung der Lanz-Sendung an. Schon während des Beitrags erreichten ihn die ersten SMS-Nachrichten. Die Absender wünschten gute Besserung, lobten ihn für den Mut, so kurz vor seiner Operation und so offen im Fernsehen über seine Krankheit gesprochen zu haben. Kurz vor Mitternacht schickte Uli aus dem Krankenbett selbst seine letzte SMS los. Sie ging an Michael. Sein Bruder saß zu diesem Zeitpunkt an einem langen Holztisch im Hamburger Szenelokal „Die Bullerei", das dem Fernsehkoch Tim Mälzer gehört. Auch Michael war mit einigen Leuten vom Fernsehen dabei, die Sendung für sich zu verarbeiten. Es war die siebenunddreißigste SMS, die er innerhalb der vergangenen Stunde bekommen hatte. Menschen, mit denen er zum Teil schon seit Jahren nichts mehr zu tun gehabt hatte, kontaktierten ihn. Ihr Freund Frank schrieb: „Hallo Schorle, ganz starker Auftritt von euch! Mache morgen direkt einen Termin beim Uro-Doktor." Und enge Freunde wie der Trainerkollege Martin Schwalb und dessen Ehefrau hatten ihm für den mutigen Auftritt gratuliert. „Jungs, ihr wart super. Ich glaube, ihr habt viele Menschen erreicht und wach gerüttelt. Großes Kompliment für eure Offenheit. Drücken Uli für morgen ganz fest die Daumen. Lieben Gruß aus Malle, eure Schwalben." Und nun las er die Mitteilung seines Bruders: „Unglaubliche Reaktionen: toll, klasse, mutig, emotional. Geil, und natürlich sehe ich besser aus." – Und zum Abschied: „Bin reif. Kuss, Bulle." „Bulle" ist seit der Zeit, als er beim MTSV Schwabing spielte, der Spitzname von Uli Roth. Damals erinnerte man sich dort noch gut an Franz Roth, den Mittelfeldspieler des FC Bayern München, der wegen seiner robusten Spielweise und wegen seines harten Schusses so genannt wurde.

Uli hatte großen Respekt vor dem, was jetzt mit ihm passieren würde, so wie vor jeder Operation, von denen er als Sportler einige an seiner Schulter und seinen Knien durchgemacht hatte. „Aber ich hatte überhaupt keine Muffe. Als ich am nächsten Morgen in den Operationssaal geschoben wurde, fühlte mir ein Arzt den Puls. Der war so niedrig, dass mich der Mediziner fragte, ob es mir gut gehe."

Er war bestens gelaunt, als man ihn in den Operationssaal schob. Anders als Michael, dem die Beruhigungspille schnell zugesetzt hatte, war er noch topfit, er scherzte mit dem Pflegepersonal. Und dann trat Hartwig Huland an den Tisch und nahm noch einmal den gleichen Eingriff vor, den er zweieinhalb Monate zuvor an Michael vollzogen hatte. Auch in diesem Fall konnte der Chirurg feststellen, dass der Tumor fest ummantelt in der Prostatakapsel lag. Eine Operation war aber dringend geboten, weil das Karzinom schon sehr weit an den Rand gewachsen war. „Auf jeden Fall ist aber der Zustand des Gewebes bei beiden ein Glücksfall für jeden Operateur gewesen", sagt Huland. Die Chancen, potent und kontinent zu bleiben, waren deshalb sehr hoch.

Noch am gleichen Mittag kam Michael zu Besuch. Er erkundigte sich, ob die Operation so gut verlaufen sei wie bei ihm. Und dann war schnell klar, dass die monatelang ertragene Last des Zwillings-Krebses gewichen war, als die beiden Roths schon wieder zu flachsen begannen. Uli landete einen Punktsieg, weil er einige Minuten früher als sein Bruder nach der OP über den Gang der Martini-Klinik geschlurft war. Überhaupt war es nicht Michaels Tag, weil ihn am Morgen beim Joggen um die Hamburger Alster ein Insekt gestochen hatte. Daraufhin war er kollabiert, musste ins Krankenhaus. Und so humpelte Michael nun fast noch mehr als sein gerade operierter Bruder durch die Klinikflure.

Es ist typisch für den starken Zusammenhalt der Familie Roth, dass ein Mitglied nicht alleingelassen wird, wenn es ihm nicht gut geht. Einen Tag nach der Operation von Uli hatte seine Mutter ihren siebzigsten Geburtstag. Also verlegte man die Feier kurzerhand von Leutershausen nach Hamburg. An der langen Tafel in der „Bullerei" konnte Uli Roth zwar nicht sitzen, aber am nächsten Tag waren alle im Krankenhaus: das Geburtstagskind, Vater Ossi, die Schwestern Gaby und Moni sowie Tochter Magdalena.

Wie sein Bruder ging auch Uli nach sechs Tagen ins Hyatt-Hotel und wartete dort darauf, von der Last des Katheters befreit zu werden. Alles lief so ab, wie er es sich vorgestellt hatte. Als er nach einigen Tagen abends wieder endlich ohne Katheter im Bett liegen konnte, die Tagesschau sah und sich auf einen Fernsehfilm freute, rief Michael an. Er, der schon etwas weiter und erfahrener im Leben ohne Prostata war, fragte: „Und, hast du schon?" Was solle er schon getan haben? Uli wirkte etwas verdutzt. Na, ob untenrum wieder alles funktioniere, hakte Michael nach. „Zu dem Zeitpunkt dachte ich an vieles, nur nicht ans Onanieren", blickt Uli zurück. „Das war für mich so weit weg wie der Mars." Doch Michael war genauso hartnäckig darum besorgt, dass Uli seine Lendenkraft trainierte, wie er Monate zuvor darauf bestanden hatte, dass sein Zwillingsbruder zum PSA-Test ging.

Natürlich war auch für Uli Roth der Tag des „ersten Mals" ein wichtiger Tag. „Impotent zu sein wäre für mich viel schlimmer gewesen, als inkontinent zu sein", sagt er, „Frauen zogen uns weiterhin an, und wenn man spürt, dass dieses Interesse am anderen Geschlecht nicht einseitig ist, spielt die Sexualität selbstverständlich eine große Rolle." Aber er hatte schon seit einigen Wochen bemerkt, dass sich seit seiner Diagnose in seinem Paarungsverhalten etwas geändert hatte. „Mit dem Wissen, dass da unten irgendetwas nicht mehr so in Ordnung ist wie die Jahre zuvor, ändern sich auch die Denkweise und die Lust. Besonders nach der Biopsie habe ich oft einfach kein Interesse mehr gehabt. Das geht einem bis ins Mark. Und damit ist der Flirtfaktor um einiges verloren gegangen. Ich hatte dann auch nicht mehr das Selbstbewusstsein, um ungezwungen wie bisher auf die Frauen zugehen zu können."

Nie mehr ohne Hilfsmittel mit einer Frau schlafen zu können, sagt er, „wäre für mich ein großer Schlag" gewesen. „Aber ich bin mir sicher, dass ich damit auch öffentlich umgegangen wäre." Ihm sei erst durch seine eigene Krankheit richtig bewusst geworden, dass es „wahnsinnig viele Männer gibt, die impotent sind" – auch wenn sie kein Krebsleiden gehabt haben.

Zwischen Tagesschau und Spielfilm sollte Uli Roth auf Geheiß seines fünf Minuten älteren Bruders herausfinden, ob er zu dieser Gruppe von Männern zählen würde. Also spielte er ein bisschen an sich herum und merkte, bevor er die Hilfe des Pay-TV in Anspruch nahm, dass sich zwischen den Lenden etwas bewegte. Die Durchblutung, befördert allerdings noch von einer Levitra-Tablette, funktionierte. Und dann kam der Orgasmus. Trocken zwar, natürlich trocken – „Aber ich habe mich wahnsinnig gut gefühlt, dass es wieder läuft. Das Problem war gelöst."

Natürlich meldete Uli seinem Bruder sofort Vollzug. Hatten beide in früheren Jahren diese Blockade, über die ganz intimen Dinge des Lebens nicht reden zu können oder zu wollen, so wurde die Zurückhaltung durch die Krankheit aufgegeben. Uli und Michael sprachen, seit die Krankheit entdeckt worden war, jeden Tag mehrmals miteinander. Und manchmal hatte dies schon fast telepathische Züge. Dann wählten beide Brüder exakt zum gleichen Zeitpunkt die Nummer des anderen, und beide waren im ersten Moment sehr verdutzt, weil natürlich jeder meinte, das Telefonat sei zustande gekommen, weil er gerade den anderen angerufen hatte.

Die Impotenz schien verhindert, die Kontinenz machte deutliche Fortschritte, und dennoch wurde Uli Roth immer wieder daran erinnert, dass die Prostatektomie keine Operation ist wie die Entfernung der Mandeln oder des Blinddarms. Nach dem Eingriff in Hamburg hatte er sich zur Wiederherstellung sofort in den Urlaub davongemacht. Wie Michael hatte er auf ein offizielles Rehabilitationsprogramm verzichtet, er war privat nach Mallorca gefahren. Ein dort niedergelassener Urologe stand als Ansprechpartner zur Verfügung.

Uli ließ es sich gut gehen. Eines Tages aß er Fisch und trank zwei Bier dazu, als er einen starken Harndrang verspürte. Das ist nicht verwunderlich, weil die Blase nach dem Eingriff noch reichlich irritiert und verkleinert ist und der Patient öfter als gewohnt auf die Toilette muss. Also ging Uli auf sein Zimmer, dort war gerade ein Zimmermädchen beschäftigt, sodass er noch einen weiteren Moment warten musste, bis er es fast nicht mehr aushalten konnte – eine Szene, die Eltern nur zu gut kennen, wenn sie mit ihren Kindern im Auto in den Urlaub fahren. Endlich konnte er sich auf dem Klo befreien, aber dies war alles andere als eine Erlösung. Er pinkelte reines Blut. So jedenfalls kam es ihm vor, der Urin war rot. „Ich war

„sofort völlig panisch", erzählt Uli Roth. Er rief bei den Ärzten in Hamburg an, machte „die ganze Welt scheckig" und erhielt dann die Auflösung und die Beruhigung von dem Urologen in Palma. Einige Tage nach der Operation kann schon etwas Blut durch die Nähte sickern. Zudem können sich unterhalb der Narbe kleine Abszesse bilden, die dann durch den Druck in der Blase platzen. Und was Uli Roth bis zu diesem Zeitpunkt nicht wusste: Die sehr hohe Konsistenz des Blutes führt dazu, dass es nur winziger Mengen Blut bedarf, um den Urin rot zu färben. Schon am Abend hatte sich die Farbe wieder dem Normalzustand angenähert.

Es waren diese kleinen Momente, die Uli immer wieder an die Schwere seiner Erkrankung erinnerten. Sie trugen auch dazu bei, dass er auf Mallorca begann, über sich und sein Leben nachzudenken und seinem Leben einen neuen Dreh zu geben. Erstmals seit vielen Jahren war Uli Roth einige Tage ganz mit sich selbst beschäftigt – keine Freunde um sich, nicht die Familie, keine Kumpel und keine Geschäftspartner: „Das war eine völlig neue Erfahrung für mich. Ich war sofort ein bisschen stolz, dass ich das so durchgezogen habe."

Und erstmals seit vielen Jahren begann er auch wieder Bücher zu lesen, und er hörte sich Hörbücher an. „Ich versuchte es zunächst mit Hape Kerkelings ‚Ich bin dann mal weg'. Aber ich habe in meinem Zustand keinen Zugang zu dem Buch gefunden."

Bisher führte er ein Leben, das von kleinen Einbrüchen abgesehen immer vorwärts ging, nach oben, schnell und hektisch. Durch die Krankheit wurde ihm radikal bewusst, dass er sein Leben auf diese Weise nicht weiterführen konnte. Es war sich sicher, dass eine „Zäsur in meinem Leben stattgefunden hat". Und deshalb war er jetzt auf der Suche nach Antworten auf die Frage: „Wie geht es weiter? Was kann bleiben? Was ist für mich wichtig und was ist unwichtig geworden?"

Uli Roth biss sich in einem anderen Buch fest: „Was in Krisen zählt. Die Antworten eines Jesuiten auf die Fragen, die wir uns jetzt stellen". Es ist ein kleines Buch, ein dünnes Buch. Nicht mehr als siebenundsiebzig Seiten dick. Autor ist Michael Bordt, Professor für philosophische Anthropologie, Ästhetik und Antike Philosophie an der Hochschule für Philosophie in München. Das Buch erzählt in einfachen Worten und Sätzen, und Bordt formuliert eine einfache Formel für ein zufriedenes und glückliches Leben: „Ich selbst kenne keine bessere Formulierung als die des gelungenen oder auch des geglückten Lebens. Denn wir wollen ja, dass unser Leben gelingt. Und es gelingt oder misslingt durch das, was wir tun, denn solange wir leben, tun wir immer etwas. Wir müssen die Stunden und Tage mit dem, was wir machen, füllen. Selbst wenn wir einen Tag nur passiv an uns vorbeiziehen lassen, tun wir etwas, denn wir liegen auf dem Bett, schauen fern, dösen vor uns hin oder hängen unseren Tagträumen nach. Wir wollen, dass das, was wir tun, dazu führt, dass wir mit dem Leben zufrieden sind. Zufrieden sind wir dann mit unserem Leben, wenn es als Ganzes betrachtet gelingt."

Uli Roth rüttelten diese Sätze wach. Er wusste, dass er bisher ein „sorgenfreies Leben" hatte. Aber es war auch „ein oberflächliches Leben gewesen". Als Sportler, sagt er, hat man ohnehin ein vorgegebenes Leben: Training, Wettkampf, Training. Der Tagesablauf wird durch den Spielplan und den Trainer diktiert. Viele Spitzensportler würden das bis zum fünfunddreißigsten Lebensjahr so fortsetzen und dann nicht wissen, wie sie ihr Leben gestalten sollen. Michael und er hatten die Kurve in ein Leben außerhalb des Sports geschafft. Hervorragend geschafft sogar. Aber war ihr Leben dadurch wirklich „tiefgründiger" geworden? Mit solchen Fragen beschäftigte er sich nun.

Er hatte eine Ehe geführt und sich in den langen Monaten der Trennung viele Gedanken gemacht über seine Beziehungen. Aber im Grunde, so resümierte er jetzt, „war mein Leben oft bestimmt durch Partys, Geselligkeit, Fröhlichkeit". Gespräche, die über den Alltag hinausgehen, habe es selten gegeben. „Und es gab viele Termine, bei denen ich genauso gut hätte fehlen können. Ich bin durchs Leben gehechelt, dabei hätte ich oft einfach nach Hause gehen können, um mit einem Freund oder einer Freundin gemeinsam zu kochen. Oder ich hätte einfach um zehn Uhr ins Bett gehen können. Aber ich bin dabeigeblieben."

Uli hatte zuletzt harte Jahre hinter sich gehabt, was ihm erst jetzt, wo er Zeit zum Nachdenken hatte, richtig bewusst wurde. Es begann damit, dass er sich im Dezember 2003 das Kreuzband riss. Jahrelang war er als Leistungssportler vor dieser gefürchteten Knieverletzung verschont geblieben. Und dann zog er sich den Riss ausgerechnet beim Tanzen zu, bei der Aftershow-Party eines PUR-Auftritts in der Kieler Ostseehalle, wo er als Spieler immer so heftig ausgepfiffen worden war. Es war das letzte Konzert der Tournee und deshalb ein Grund, sich ausgiebig gehen zu lassen. Die Verletzung heilte auch nach der Operation schlecht aus. Es gab Infektionen, unter denen Uli fast ein Jahr lang litt. Die Physiotherapeutin sagte ihm damals, das Knie schenke dem Körper Stabilität, das Gelenk versinnbildliche damit auch das Gleichgewicht im Leben. Uli kannte Verletzungen aus dem Sport zur Genüge, Michael hatte bereits einen Kreuzbandriss erlitten, und gerade im Handball, dieser Kontaktsportart, die oft an der Grenze zur Brutalität steht, gehören Knochen- und Gelenkverletzungen zum Alltag. Deshalb waren die Bemerkungen über die Stabilität des Lebens für Uli damals nicht viel mehr als esoterisches Blabla. Aber dann musste er sich 2006 an der Schulter operieren lassen, zwei Jahre später erfolgte dort ein weiterer Eingriff. Als Uli sich auf Mallorca an diese Seuchenjahre erinnerte, musste er auch wieder an den Spruch der Physiotherapeutin denken. War er in den vergangenen Jahren doch allzu sehr aus der Bahn geworfen worden, stimmte sein inneres Gleichgewicht nicht mehr?

Dann war etwas passiert, was jedem Menschen passieren kann, aber für Uli Roth harte Konsequenzen nach sich zog. Auf einer PUR-Tournee verliebte er sich. Es waren so starke Gefühle, dass er seine Familie dafür aufgab. Uli Roth zerriss es förmlich: Einerseits wollte er sich ausleben in seiner neuen Beziehung, andererseits liebte er seine Kinder, es gab für ihn nichts Wertvolleres als ein harmonisches Familienleben. „Unsere Trennung war für mich und meine Frau mit viel Kummer verbunden, und unsere Kinder litten anfangs sehr unter der neuen Situation."

Tote Hose oder volles Rohr – Sex nach der OP

Bevor Professor Hartwig Huland in der Hamburger Martini-Klinik zum Skalpell greift, führt er intensive Vorgespräche mit den Patienten und deren Angehörigen. Er klärt über die Bedeutung des PSA-Wertes auf, er informiert über die möglichen Nebenwirkungen und gibt Einschätzungen, wann es sich lohnt zu operieren und wann eher nicht. Dabei hat er eine erstaunliche Erfahrung gemacht: „Es ist paradox, aber es sind oft die jüngeren Männer, die trotz eines hohen PSA-Wertes und eindeutiger Diagnosen eher auf eine Operation verzichten wollen als die älteren. Weil sie ganz einfach um ihre Potenz fürchten."

Paradox? Ja, aus medizinischer Sicht, weil es oft eine Alternative zwischen Potenzerhaltung und Tod ist. Aus philosophischer Sicht sieht die Sache schon ganz anders aus. Dieter Hauri, Professor an der Urologischen Klinik in Zürich, hat die Bedeutung der Impotenz – medizinisch: erektile Dysfunktion – historisch aufgearbeitet. Er schreibt: „In prä- und frühhistorischen Zeiten wurde eine intakte Erektion als mystisches Phänomen unter der Regie einer Gottheit verstanden. Dementsprechend waren bei einem Erektionsausfall Dämonen und böse Geister am Werk."

So reagiert der Penis auf die Nervenimpulse

„Tot oder impotent", diese Formel galt bis zum Ende des vorigen Jahrtausends, und sie steht – verklausuliert – auch immer noch in vielen medizinischen Lehrbüchern. Dass das Herausschneiden der Prostata gleichgesetzt wurde mit anschließender Impotenz, hängt damit zusammen, dass die anatomischen und physiologischen Grundlagen für einen erigierten Penis noch nicht so gut erforscht waren wie heute. Um ein steifes Glied zu bekommen, müssen die lustfördernden Impulse – die Augen, die Nase oder die Tastsinne – über das Gehirn weitergeleitet werden. Blitzschnell transportieren Nervenbahnen die Befehle über das Rückenmark in die südlichen Gefilde des Mannes zu den hauchdünnen Gefäß-Nerven-Bündeln. Diese führen links und rechts dicht an der Prostata und direkt an den Samenblasen vorbei in den Penis, wo ihre Befehle dafür sorgen, dass ein Enzym namens Zyklase die Muskulatur der Blutgefäße und der Schwellkörper erschlaffen lässt. Die erschlafften Blutgefäße und Schwellkörper lassen nun vermehrt Blut in den Penis dringen, und der Freund des Mannes beginnt zu wachsen.

Zwei Fortschritte haben im vergangenen Jahrzehnt dafür gesorgt, dass immer mehr Männer nach Prostataoperationen potent bleiben können: Zum einen sind durch neue optische Geräte auch kleine Strukturen erkennbar geworden. So wurden bessere, nervschonende Operationsmethoden möglich. Der zweite Fortschritt besteht in der Früherkennung des Krebses durch den PSA-Wert, der es ermöglicht hat, schon Tumoren zu finden, die noch nicht über den Rand der Prostata hinausgewachsen waren. Wird das Karzinom zu spät entdeckt und überschreitet es den Rand der Prostata, ist der Chirurg weiterhin gezwungen, die Gefäß-Nerven-Stränge an der betroffenen Seite oder sogar beidseitig zu entfernen. Meist kann der Operateur schon durch Gewebeproben vor der OP festlegen, ob er keine, nur einen oder beide Nervenstränge herausschneiden muss. Durch nervenschonende Operationen hat etwa die Hamburger Martini-Klinik vielen Männer die Potenz erhalten können. Die Klinik macht in jedem Einzelfall Nachbefragungen und weiß mittlerweile, dass die „Versteifungsfähigkeit des Gliedes" in neun von zehn Fällen bestehen bleibt, wenn die Nerven beidseitig geschont bleiben. Über die Hälfte der Männer kann ganz ohne Hilfsmittel wie Viagra auskommen.

Muss das Nervbündel auf einer Seite mit dem Tumor beseitig werden, haben immerhin noch 76 Prozent der operierten Männer eine Erektion, weil die andere Seite dann die Arbeit mit übernimmt. Allerdings können nur 30 Prozent ganz auf unterstützende Mittel verzichten. Ist der Tumor zu groß und erfordert eine radikale Entfernung des gesamten Nervengewebes auf beiden Seiten der Prostata, helfen, wenn überhaupt, nur noch Dopingmittel weiter. Ohne diese erektionsfördernden Medikamente herrscht sonst tote Hose.

Der Wille zum Sex muss da sein

Nach der Operation gibt es also viele Varianten zwischen toter Hose und volles Rohr. Diese Situation ist sehr belastend, dennoch gibt es kaum einen Austausch zwischen Männern. Detailliert beschreibt der Leipziger Buchautor Peter F. Weitzel seine Nachwirkungen. So geschah am sechsundzwanzigsten Tag nach der Operation Folgendes: „Während des Waschens meines besten Stückes überfiel mich plötzlich eine Sehnsucht nach Befriedigung, die ich so lange nicht spürte und auch nicht so einfach ertragen hätte. Halb von meinem Trieb, halb von wissenschaftlicher Neugier getrieben, versuchte ich, dem Trieb in meinem Inneren an meinem kleinen, schlaffen Würstchen Abhilfe zu schaffen. Bei dem erbärmlichen Zustand des Gegenstandes war das gar nicht so einfach. Und tatsächlich erreichte ich nach einer langen, mächtigen Anstrengung einen richtigen, wohltuenden, erleichternden, entspannenden Orgasmus."

Der Schweizer Arzt Walter Raaflaub erzählt sehr eindrucksvoll über seine verzweifelten Versuche, nach der Prostataoperation wieder seinen Mann zu stehen, und er sagt zu seiner Frau: „Seit drei Monaten keinen Steifen mehr zu spüren, nimmt mir offenbar die Lust ... Zärtlich sein und gleichzeitig wissen, dass bei mir hinterher nichts kommt, weil ich nicht kann, sei niederdrückend und bewirkt eine so starke Hemmung, dass sie mir unüberwindbar erscheint."

Mediziner und die pharmazeutische Industrie haben sich in den vergangenen Jahrzehnten einiges einfallen lassen, um die Standfestigkeit des Mannes zu stärken. Vergessen wird von vielen Anwendern indes, dass für eine erfolgreiche Anwendung eine Voraussetzung gegeben sein muss: Es muss der Wille zum Sex da sein. Kommen im Sexualzentrum des Gehirns keine Impulse an, helfen auch die besten Medikamente nichts.

Die Spritze für den Penis

Die unter Männern attraktivsten Erektions-Assistenten sind die sogenannten PDE-5-Hemmer. Diese Medikamente sorgen dafür, dass im Fall einer sexuellen Erregung Blut in die Schwellkörper des Penis strömt und eine Erektion zustande kommt. Viagra, Cialis und Levitra, so die Markennamen, sollen dreißig bis sechzig Minuten vor dem Verkehr eingenommen werden, die Wirkung soll zwischen fünf und vierzig Stunden anhalten. Als „intrakavernöse Injektionstherapie" (SKAT) bezeichnen Mediziner eine Methode, die sich zunächst sehr schmerzhaft anhört, weil der Mann (oder die Partnerin) eine Spritze in den Penis setzt. Das Präparat in der Spritze (Prostaglandin) verengt die Hohlräume im Penis, wodurch das Blut besser in den Schwellkörper fließt. Ähnlich funktioniert die „intraurethrale Medikation" (MUSE), bei der der Mann fünfzehn bis dreißig Minuten vor der beabsichtigten Erektion mit einer Art Pinzette eine längliche Tablette mit dem gleichen Wirkstoff wie bei der SKAT-Therapie in die Harnröhre einführt.

Auch Pumpen können helfen

Wer Medikamente und Spritzen scheut, kann sich mit medizintechnischen Produkten weiterhelfen lassen. Mit Vakuumpumpen, die über den Penis gestreift werden, lässt sich etwa ein Unterdruck erzeugen, der einen verstärkten Blutzufluss auslöst und das Glied zum Stehen bringen soll. Ist das Geschlechtsteil steif, verhindert der Mann den Rückfluss des Blutes, indem er an der Wurzel des Penis einen Gummiring steckt. Die Methoden taugen in der Regel aber nur für ein kurzes Liebesspiel – oder das Paar muss zwischendurch noch einmal nachladen. Potenzschwache Männer können sich zudem bei einer einstündigen Operation auch sogenannte Schwellkörperimplantate oder hydraulische Penisprothesen einbauen lassen, die dauerhaft im Körper bleiben. Heute werden meist dreiteilige hydraulische Implantate verwendet. Dabei werden zwei Zylinder in den Penis eingesetzt, zudem werden eine Pumpe in den Hodensack und ein Flüssigkeitsreservoir in den Bauchraum platziert. Mit wenigen Handgriffen kann man dann Flüssigkeit in die Zylinder pumpen und damit eine Erektion erzeugen. Dabei nimmt der Penis an Umfang und bei einigen Modellen auch an Länge zu. Die Erektion kann man jederzeit durch ein an der Pumpe befindliches Ventil wieder abklingen lassen. Der Penis steht, solange man will.

Vom Wert des Lebens

Michael Bordt verfasste sein kleines Buch aus Anlass der Finanzkrise, die die Welt seit 2007 in Atem hielt. Wie jede Krise, so der Philosoph, biete auch der Zusammenbruch der internationalen Finanzmärkte und deren Folgen neue Chancen. Er schrieb: „Die Krise ist deswegen auch für die, die nicht von der Arbeitslosigkeit betroffen sind, eine Chance, sich zu fragen, wie die Arbeit und die Arbeitsbedingungen so gestaltet werden können, dass wir nicht nahezu die Hälfte unserer Lebenszeit als Erwachsene so leben und arbeiten müssen, wie wir eigentlich gar nicht wollen; sondern dass wir so in unserer Arbeit leben können, dass wir als Menschen mit unseren Vorstellungen vom gelungenen Leben in der Arbeitswelt tätig sein können."

Uli Roth und sein Bruder Michael hatten zwar nicht so sehr unter der Finanzkrise zu leiden, dafür steckten sie mitten in einer persönlichen Krise. Die Feinde waren in ihrem Fall nicht der geldgierige Banker und plötzlich versiegende Geldströme. Ihr Feind kam von innen, aus ihnen selbst herraus, und dieser Feind bedrohte nicht einfach ihr Bankkonto, er bedrohte ihr Leben, ihre komplette Existenz.

Uli Roth war jetzt willens, seine Gesundheitskrise zu nutzen, um seinem Leben mehr Sinn zu verleihen. Er kaufte sich ein Notizbuch, in dem er Aufgaben festhielt, die er bis zum Ende des Jahres erledigen wollte. Und er nahm sich auch fest vor, niederzuschreiben, was im Fall seines Todes und seiner Beerdigung zu tun sei. „Ich habe gespürt, dass sich andere große Sorgen um mich machen, das hat mich berührt", sagt er. „Und das hat auch in mir das Gefühl entstehen lassen, dass es immer wieder Situationen geben kann, aus denen man nicht mehr aufwacht."

Am Ende seines Buches nennt Bordt, angelehnt an die Traditionen des Jesuitenordens, fünf Prioritäten, die helfen können, den wichtigen Dingen im Leben ihren angemessenen Platz einzuräumen. So selbstverständlich, vielleicht sogar banal einige dieser Prioritätensetzungen Bordts sein mögen, so öffnete das Buch Uli Roth in vielen Punkten doch die Augen. „Ich bin ein rastloser Typ", sagt er, „und dazu gehört auch, dass ich schlecht zur

Ruhe kommen kann. Wie oft kam ich in der Vergangenheit abends von einer Veranstaltung nach Hause und habe mich, statt mich ins Bett zu legen, noch vor den Fernseher gesetzt und herumgezappt. Und dort bin ich dann irgendwann eingeschlafen, bis ich Stunden später wieder aufwachte. Ich putzte mir die Zähne und startete im Bett einen neuen Anlauf, Schlaf zu finden." Jetzt, nach der Krankheit und nach der Lektüre des Buches, sei es ihm schon mehrfach gelungen, nach einer Familienfeier sofort ins Bett zu gehen und von elf bis acht durchzuschlafen: „Und dementsprechend fit fühle ich mich danach auch."

Auch auf Michaels und seine Zeit als Partylöwen sah Uli Roth nun anders zurück, viel kritischer, als er dies noch Wochen zuvor getan hätte. Es sei ja nicht nur so gewesen, dass sie überall dabei sein wollten, „wo etwas los ist, weil wir das Gefühl hatten, etwas zu verpassen", erzählt er. „Doch wir waren bei jeder Party, auf der wir waren, die Letzten, die gingen. Irgendwann war es für uns selbstverständlich, die Letzten sein zu müssen, weil es von uns erwartet wurde."

Oder die Angewohnheit, sich „immer zu viel aufzuladen": Michael, der eine Zeit lang drei Jobs gleichzeitig hatte. Und er selbst, der zu viel unterwegs war, weil er es allen recht machen wollte. Dann hatten sie sich auch noch Wohnungen in Ludwigshafen gekauft, um eine sichere Geldanlage zu haben. Doch statt Ruhe und Sicherheit brachten die Vermietungen großen Ärger, der mit hohem Zeitaufwand geregelt werden musste. Noch auf Mallorca entschied er zusammen mit Michael, dass er sich von den Mietwohnungen trennen würde.

Bordt hatte beschrieben, wie wir uns den großen Krisen dieser Welt stellen können. Jetzt kam Uli der Gedanke, „ob wir nicht selbst zumindest ein wenig für unsere Krisen verantwortlich sind". Dass erst Michael und dann Uli Prostatakrebs bekommen hatte, ist ein eindeutiges Indiz dafür, dass diese Krankheit genetisch bedingt ist. Ihr Lebenswandel war abgesehen von der etwas extrem ausgeprägten Feierlaune nicht ausschließlich gesundheitsschädlich. Sie trieben immer noch regelmäßig Sport, joggten mehrmals die Woche. Und sie fühlten sich selbst als Sonnenkinder, die selten schlecht gelaunt, nie griesgrämig und immer von einer positiven Grundhaltung geprägt waren. Und dennoch. „Michael und ich hatten beide unsere persönlichen Krisen, die Zeiten der Trennungen haben uns belastet", sagt Uli Roth. „Ich habe immer versucht, unsere große Familie zusammenzuhalten, und jetzt war ausgerechnet ich es, unter dem diese Familie gelitten hat und wegen dem wir nicht mehr beisammen sein konnten wie vorher." Das war zwar nun schon wieder einige Jahre her. Er hatte wieder ein gutes Verhältnis zu Gabi aufgebaut, seiner Exfrau, die selbst neu liiert war. Auch die Kinder schienen die Trennung inzwischen besser verarbeitet zu haben.

Aber jetzt auf Mallorca hatte Uli Muße, diese schwere Zeit aufzuarbeiten. Es müssen viele Umstände zusammenkommen, damit Krebs entsteht. Uli Roth glaubt nicht daran, dass der private Ärger ihm so auf die Prostata geschlagen hat, dass sich dort bösartige Zellen breitmachen konnten. Aber womöglich hat das Unwohlsein dazu beigetragen, dass sein Körper das Wuchern der Zellen nicht aufgehalten hat. Und vor allem sieht er die Krebserkrankung nun als Warnsignal, dass sich etwas ändern muss. „Ich habe auch in dieser schweren Phase meines Lebens zuerst versucht, allen gerecht zu werden, nur mir selbst nicht." Er nahm sich vor, noch einmal mit seiner Exfrau über die Umstände der Trennung zu sprechen. Und er wollte die Beziehung zu einem alten Freund wieder aufnehmen, zu dem der Kontakt wegen einer nichtigen Angelegenheit vor Jahren abrupt abgebrochen war. „Diese Dinge muss ich mir von der Seele holen", war ihm klar.

Es ist häufig so, dass die Menschen durch schwere Krankheiten wieder mehr zu sich selbst finden. Der Spiegel-Autor Jürgen Leinemann, der durch einen Zungengrundkrebs dem Tod sehr nahegekommen war, reflektierte öffentlich über sein Leben, seine Schwächen, seine Eitelkeiten und resümierte schließlich: „Jetzt weiß ich, dass ich Sinn nicht in irgendwelchen Theorien oder esoterischen Glaubenssätzen finden kann, auch nicht in religiösen. Sinn muss ich meinem Leben selbst geben – durch eigenes Nachdenken darüber, wofür ich leben will, durch eine bestimmte, mir allein eigene Lebensweise."

Der Theaterregisseur Christoph Schlingensief, wegen eines Tumors in der Lunge todkrank, begann über seine Beziehung zu Gott zu philosophieren: „Und das, lieber Gott, ist die größte Enttäuschung. Dass Du ein Glückskind einfach so zertrittst. Du bist jedenfalls gerade dabei, das zu tun. Und all die anderen Leute, die an Dich glauben, zertrittst Du auch, zum Beispiel die, die nach Lourdes laufen und dennoch nicht geheilt werden."

Uli und Michael Roth hatten nie diesen Hass auf den Tumor wie Schlingensief. Der hatte Phasen, in denen er untröstlich schien: „Heute Abend könnte ich wirklich mit einem Knüppel durch die Stadt laufen und alles kurz und klein schlagen. Ich bin so beleidigt, so dermaßen beleidigt und verletzt von diesem Ding. Mit siebenundvierzig Jahren. Ist echt eine unglaubliche Beleidigung." Auch die Roths waren siebenundvierzig, aber sie hatten nicht diese Egozentrik des Theatermannes. Sie waren Sportler, erkannten den Gegner und versuchten ihn zu besiegen. Und sie hatten Prostatakrebs, der in den seltensten Fällen tödlich ist, wenn er – wie bei den Roths passiert – rechtzeitig entdeckt wird und noch nicht gestreut hat. In ihrem Fall gibt es Operationsmethoden, die zwar nicht ganz ohne Risiko und belastend sind, die den Feind im Körper aber auch mit einem Schlag erledigen. In vielen Fällen entfällt beim Prostatakrebs das monatelange Hoffen und Bangen, ob die eingesetzten Therapien erfolgreich waren.

Dennoch löste der schwere Eingriff bei Uli Roth also eine tiefe Nachdenklichkeit aus. Er war als kleiner Junge Ministrant gewesen. Doch dann war er aus der Kirche ausgetreten, „weil ich mit vielen Dingen nicht einverstanden war. Trotzdem ist mir der Stellenwert der Kirche für viele Menschen sehr bewusst. Nach der Sendung bei Markus Lanz haben mir Leute geschrieben, dass sie für mich beten und Kerzen angezündet haben. Das hat mich sehr berührt." Und nach der Operation erhielt er über dreihundert SMS. Er hat sich Zeit damit gelassen, aber schließlich hat er alle beantwortet. Und dann ist ihm etwas aufgefallen: „Ich habe in den meisten Fällen geschrieben: ‚Gott sei Dank geht es mir wieder gut.'" Diese Floskel habe er vorher nie im Leben benutzt: „Ganz unbewusst habe ich diesen religiösen Begriff gewählt."

In den langen Tagen allein auf Mallorca hatte er Zeit für eine für ihn ungewohnte Spiritualität. „Wenn du allein bist und gerade einen so schweren Eingriff hinter dir hattest, sprichst du mit dir selbst. Automatisch redet man mit einer zweiten Person. Manche mögen dann mit dem lieben Gott reden, ich habe mit meinem eigenen Gott geredet. Deshalb werde ich nicht wieder in die Kirche eintreten. Aber mir ist bewusst geworden, wie man sich ändert, wenn es einem nicht gut geht."

Vor allem hatte Uli Roth auf Mallorca den festen Entschluss gefasst, dass er sich in Zukunft mehr um sich selbst kümmern und nicht mehr nur für andere da sein wird. Und natürlich hatte er sich auch Gedanken über seine Betreuung der Popgruppe PUR machen müssen. Es war ein stressiger Job, immer für eine der erfolgreichsten deutschen Popbands präsent zu sein. Oft war kein Feierabend für ihn in Sicht, er musste und wollte rund um die Uhr für seine Musiker da sein. „Trotzdem", sagt Uli Roth, „habe ich meinen Traumjob gefunden". Selbst bei großen Schwierigkeiten wie im Herbst 2008, als öffentlich wurde, dass der Frontmann der Gruppe Depressionen und ein Alkoholproblem hatte. „Alkohol-Drama um PUR-Sänger Hartmut Engler", titelte die Bild-Zeitung. Die Trennung von seiner Freundin, der Schweizer Sängerin Nubya, habe er im Alkohol ertränkt, stand dort. Als Manager musste Uli Roth die Krise seines Geschäftspartners nach außen erklären: „Es stimmt, dass sich Hartmut nach der Trennung von Nubya eine Auszeit nehmen musste, weil es ihm seelisch schlecht ging. Er ist aber mittlerweile wieder fit." Für Uli Roth war das keine einfache Zeit.

Nach innen war das Thema nicht so schnell beendet. „Als Partner und Freund ist eine solche Situation ein Spagat. Wir haben wahnsinnig viele Gespräche geführt, um die Krise zu entzerren", sagt Uli. Natürlich hat es die alltägliche Arbeit belastet, besonders hat es Uli Roth aber beschäftigt, wie schwer sein Freund unter den Umständen zu leiden hatte. Er hatte großen Respekt vor Engler und den anderen Mitgliedern der Band, wie sie vor 70 000 Menschen ihren Job machen konnten. Er hatte Respekt vor Engler, dem Autor gefühliger Reime. Und deshalb sah er sich als Freund in der Pflicht, in dieser schwierigen Lebensphase dem PUR-Sänger besonders nah zu sein. Er wollte Hartmut Engler nach außen schützen und ihm gleichzeitig helfen, wieder so kreativ und stark wie früher zu werden.

Aber als er jetzt selbst krank geworden war, stellte er sein eigenes Leben und seinen Job infrage. „Ich habe zwar das Glück, eine sehr angenehme Band zu haben. Das sind alles familiäre, menschliche Typen, was in der Musikbranche nicht unbedingt selbstverständlich ist. Aber wir haben gemeinsam in den vergangenen beiden Jahren viel durchmachen müssen." Roth und Engler verstanden sich grundsätzlich gut: „Der eine ist Sportler, der andere ist Künstler, und uns ist gemeinsam, dass wir unsere Leistung vor den Fans zeigen und dafür topfit sein müssen."

Mit der Zeit hatte Uli Roth aber auch einen gravierenden Unterschied festgestellt: „Wir Sportler kennen Disziplin. Unser Leben drehte sich immer um Vorbereitung, Spiel, Training, und in diesem Rhythmus ging es stets wieder von vorne los. Wir sind keine Weltverbesserer, sondern hören darauf, wenn der Trainer etwas sagt. Künstler dagegen haben nach ihrer Tournee viel Zeit, da können sie auf dumme Gedanken kommen." Im Grunde sei er auch eine Art Trainer oder Betreuer wie sein Bruder Michael im Handball. Die Vorbereitung einer neuen CD, Promotion, anschließend die Tournee, dieser Rhythmus sei gar nicht einmal so anders als im Sport.

Teamspirit war Uli Roth in seinem Berufsleben immer sehr wichtig gewesen. Und er hatte etwa beim Gewinn der Meisterschaft in Großwallstadt erlebt, was dieses Zusammengehörigkeitsgefühl auslösen kann. Popmusiker sind mitunter anders. Egoistischer, exaltierter, und sie müssen es manchmal wohl auch sein, um Optimales zu leisten: „Die waren früher im Jugendzentrum und wollten die Welt verbessern", sagt Uli. „Wir waren in Sportschulen kaserniert und haben uns den Playboy angeguckt. Da haben sich zwei Welten getroffen. Aber irgendwann habe ich die Künstler besser verstanden." Er habe gesehen, wie etwas von seinem Ideal des Teamgeistes auf die Band abstrahlte. Und er hat durchaus mit Respekt registriert, dass „Hartmut immer wieder große Disziplin zeigte – und das demonstrierte er auch nach außen, etwa indem er zwischenzeitlich zwanzig Kilogramm abgenommen hat."

Es sei „ein Nehmen und Geben zwischen der Band und mir", sagt er. Aber letztlich sei Disziplin nicht nur eine wichtige berufliche Einstellung, nicht nur eine Frage der Gesinnung, sondern auch eine Geschäftsgrundlage: „Die Fans zahlen viel Geld, um ihre Band zu sehen. Und deshalb haben sie ein Recht darauf, Musiker zu sehen, die fit sind." Um das zu gewährleisten, gehöre Professionalität einfach dazu. Und in den letzten Jahren hatte Uli Roth immer wieder darauf gedrängt, hatte diese Professionalität eingefordert. „Wenn ich dann bei einem PUR-Konzert die Begeisterung der Menschen erlebe, dann macht mich das schon etwas stolz und glücklich. Genau dann weiß ich, dass sich die Strapazen und Mühen gelohnt haben", sagt er.

Die Geschäftspartner Uli Roth und Hartmut Engler waren Freunde geworden und trotz schwieriger Zeiten geblieben. Als er von der Krebserkrankung hörte, sagt der PUR-Mann, war das ein „totaler Schock für mich. Es war für mich unvorstellbar, dass dieser große, gut aussehende und unzerstörbar wirkende Turm in der PUR-Festung Krebs hat." Engler wundert sich noch heute darüber, dass er erst einige Wochen nach der Diagnose etwas von dem Tumor erfuhr: „Ich lasse so etwas eher raus, und so habe ich mich gefragt, warum er mir nicht eher etwas davon erzählt hat." Er hatte wohl die preußische Disziplin von Uli unterschätzt, der anderen nichts von seinem Schicksal erzählen wollte, weil er wusste, dass er sie damit belasten würde.

Und er hatte wohl auch die Konsequenz von Uli Roth unterschätzt, der eine Sache durchzieht, wenn er davon überzeugt ist. „Ich habe Uli bewundert, wie er dann mit seinem Prostatakrebs an die Öffentlichkeit gegangen ist. Ich hätte das nicht gekonnt. Das spricht für seine Charakterfestigkeit, es spricht dafür, dass er weiter ein Turm in der Festung sein will", sagt Engler. Und Uli hat aus den Gesprächen mit dem PUR-Mann durchaus auch etwas mitgenommen: „Er hat mir gesagt, dass ich mich viel zu lange allein mit der Krebsdiagnose gequält habe und dass ich der Typ sei, der schnell versucht, Belastendes einfach wegzudrücken. Er hat recht damit gehabt, und ich habe dazugelernt."

Der Job und sein Engagement für PUR hatten Uli Roth viel Kraft gekostet. Er ist dadurch nicht krank geworden, aber es hatte seiner Gesundheit auch nicht eben gutgetan. Deshalb fasste er den Entschluss, dass „er Dinge jetzt offener ansprechen muss. Ich darf jetzt weniger Kompromisse eingehen. Ich weiß jetzt, dass das Leben mehr ist als eine Pressekonferenz."

Trotzdem hatte sich Uli Roth fest vorgenommen, konsequent zu sein. Seit einigen Jahren war er ehrenamtlich für das Marketing im Management der SG Leutershausen tätig. Nach seinem Rücktritt vom aktiven Handball hatte der Verein schwere Zeiten entgegengesehen. 2006 war der Klub finanziell ausgeblutet, er stand vor dem Ende. Ziemlich weit unten fing er von vorne an. Menschen, die den Verein retten wollten, machten sich ans Werk, und Uli schätzte diese Leute wegen ihres ehrenamtlichen Engagements. Auch er wollte helfen. Er sah sich in der Pflicht, seinem Heimatverein, dem er in seiner Jugend viel zu verdanken hatte, nun etwas zurückzugeben. Und wenn sich Uli Roth etwas vornimmt, dann will er es richtig machen. „Es ist eine tolle Sache in Leutershausen entstanden. Und es macht Spaß, mit diesen Leuten zusammenzuarbeiten. Aber ich weiß auch, dass ich mir ein Riesending ans Bein gebunden habe, weil viele Dinge an mir hängen bleiben", sagt er.

Ihm ist klar, dass Menschen, die in wichtigen Bereichen des Geschäftslebens über große Erfahrungen verfügen, gefragt sind. Haben sie einmal ihr Engagement bekundet, werden sie oft sehr in Anspruch genommen. „Der Verein ist seit dem Frühjahr auf einem sehr guten Weg. Und natürlich werde ich das, was mir wichtig geworden ist, auch weiter unterstützen", sagt Uli Roth. „Aber ich muss lernen, Verantwortung abzugeben und Aufgaben zu delegieren. Denn meine Gesundheit und mein Leben müssen es mir jetzt wert sein."

! Nach der Behandlung: Training, Rehabilitation und die Angst vor dem Rückfall

Die Brüder Roth waren zwar ungewöhnlich jung für das Wachsen eines Prostatatumors in ihrem Körper, aber der Verlauf ihrer Krankheit war dennoch nicht untypisch. Nichts, aber auch gar nichts hatte auf die Existenz dieser todbringenden Zellveränderungen hingewiesen. Sie fühlten sich körperlich gut, kräftig und gesund, als sie in den Operationssaal hineingeschoben wurden, und sie fühlten sich erst körperlich schlecht, krank und schwach, nachdem Professor Hartwig Huland sie von dem Tumor befreit hatte.

Der Eingriff an der Prostata ist ein schwerer Eingriff. Die meisten Männer, und seien sie vor der OP auch in so guter Verfassung wie die Brüder Roth, brauchen einige Wochen oder Monate, bis die Wundheilung abgeschlossen ist und sie sich von den Strapazen erholt haben. Die Patienten können danach – wie die Roth-Zwillinge – in den Urlaub fahren, auch ins Ausland, wenn dort medizinische Behandlungsmöglichkeiten gewährleistet sind. Viele Männer gehen anschließend in eine Rehabilitationsmaßnahme, um wieder zu Kräften zu kommen. Laut der Gesetzeslage steht den Krebserkrankten nach jeder Operation eine sogenannte Anschlussheilbehandlung (AHB) zu. Sie muss in keiner Spezialklinik für Prostataerkrankte stattfinden, die Einrichtung sollte sich aber auf die Therapie solcher Krankheiten eingestellt haben.

Oberstes Ziel ist die vollständige Heilung

In der Regel dauert die Kur drei Wochen, in Ausnahmefällen kann sie für ein oder zwei Wochen verlängert werden. Übrigens müssen die Männer nicht gleich nach dem Krankenhausaufenthalt in die Reha-Klinik. Wenn sie etwas krankenhausmüde geworden sind, können sie durchaus bis zu zwei Wochen zu Hause verbringen. Die Reha kann auch ambulant vorgenommen werden, der Patient darf dann nach jeder Behandlung, etwa einer Beckenbodengymnastik oder einem isokinetischen Übungsprogramm, wieder nach Hause gehen. Diese Form der Nachsorge erfreut sich wachsender Beliebtheit, ist aber noch nicht flächendeckend verbreitet.

Oberstes Ziel der meisten Therapien bei Prostatakrebs ist die vollständige Heilung. Das heißt: die komplette Ausschaltung der Tumorzellen. Die radikale Prostatektomie, also die Operation, bietet die größten Chancen auf eine solche Heilung. Die Erfolge sind von Klinik zu Klinik unterschiedlich, und nicht alle Krankenhäuser wissen exakt, wie hoch ihre Erfolgsquote ist, weil sich die meisten Patienten von niedergelassenen Urologen weiterbehandeln lassen. Gerade bei sehr komplizierten Eingriffen wie der nervschonenden Prostataentfernung erzielen die Kliniken die besseren Ergebnisse, die am meisten Erfahrungen damit besitzen. Es gibt Klinikführer, die die Zahl der Operationen auflisten und die auch Aussagen über die Patientenzufriedenheit ermittelt haben. Leider beteiligen sich besonders viele kleinere Krankenhäuser nicht an solchen Klinikführern und verweigern entsprechende Informationen. Zwar ist jedes Krankenhaus gesetzlich verpflichtet, Qualitätsberichte zu erstellen und diese der Öffentlichkeit zur Verfügung zu stellen. Doch für medizinische Laien sind solche Publikationen meist unverständlich und verhindern somit Vergleiche mit anderen Häusern.

Neun von zehn Fälle verlaufen erfolgreich

In der Hamburger Martini-Klinik, in der die Brüder Roth operiert wurden, wird in 95 Prozent der Fälle eine vollständige Heilung erreicht, wenn das Karzinom auf die Prostata beschränkt war. Hatte der Tumor die Grenzen der Prostata bereits überschritten, konnte noch in 60 Prozent aller Fälle eine komplette Entfernung der Krebszellen erreicht werden. 40 Prozent dieser schweren Fälle hatten ein sogenanntes Tumorrezidiv, das bedeutet, dass erneut Krebszellen wuchsen. Diese Geschwülste traten in dem operierten Bereich auf oder sie waren schon in die Lymphknoten oder Knochen metastatisiert. In diesen Fällen waren zumeist Nachbehandlungen mit der Strahlentherapie notwendig.

Laut wissenschaftlichen Veröffentlichungen sind Operationen an der Prostata in neun von zehn Fällen erfolgreich. Die Hälfte bis drei Viertel aller Betroffenen mit einem größeren Tumor wiesen auch zehn Jahre nach der OP keine erhöhten PSA-Werte auf, hatten folglich keinen Rückfall. Laut dem Deutschen Krebsregister beträgt die Fünf-Jahres-Überlebensrate bei Prostatakrebs 87 Prozent.

So wichtig ist das Training danach

Die Zahlen darüber, wer an Inkontinenz und Impotenz nach dem Eingriff leidet, gehen weit auseinander. Zum Zeitpunkt der Entlassung hatten je nach Veröffentlichung zwischen vier und fünfzig von hundert Operierten eine leichte Inkontinenz. Sie ließen Urin beim Niesen oder Husten oder ähnlichen Anstrengungen. Unter schwerer Inkontinenz klagten je nach Studie und Krankenhaus zwischen null und fünfzehn von hundert Männern. Gerade für die Wiedererlangung der Fähigkeit, den Urin halten zu können, sind Rehabilitationsmaßnahmen wichtig. Gezielte Übungen für den Unterbauch trainieren die notwendigen Muskelgruppen und können wesentlich dazu beitragen, die vollständige Kontinenz wiederzuerlangen. Den gleichen Effekt kann das elektronische Stimulieren der Muskeln haben.

Ebenso variieren die Zahlen, wie viele Männer nach dem Eingriff vorübergehend oder dauerhaft unter Impotenz litten. Die meisten Studien gehen davon aus, dass 20 bis 30 Prozent der operierten Männer selbst nach schonenden Eingriffen über Impotenz klagen. Die Ergebnisse sind aber noch schwieriger zu ermitteln als die

Daten zur Inkontinenz, weil die meisten Kliniken kein entsprechendes Material über die Langzeitfolgen haben. Viele der meist älteren Männer hatten zudem schon vor der OP durch Erkrankungen oder altersbedingte Veränderungen Schwierigkeiten, das Glied steif zu bekommen. Die Belastungen der Nerven durch den Eingriff führen dann oftmals endgültig zu Erektionsproblemen.

Neben den physiotherapeutischen Übungen und Maßnahmen zur Wiedererlangung der allgemeinen Leistungsfähigkeit spielt die seelische Betreuung in der Rehabilitation eine wesentliche Rolle. Die akute Krisenbewältigung, aber auch der Abbau der Angst vor dem Krebs sowie der Umgang mit Inkontinenz und Impotenz stehen dabei im Mittelpunkt der Einzel- und Gruppentherapie. Eine wichtige Funktion können dabei die Selbsthilfegruppen spielen. Im „Bundesverband Prostatakrebs Selbsthilfe" (BPS) engagieren sich rund 10 000 Männer.

Die regelmäßige Kontrolle des PSA-Werts bleibt wichtig

Um ein Wiederauftreten von Tumorzellen frühzeitig zu erkennen, ist die regelmäßige Kontrolle des PSA-Wertes notwendig. Laut den aktuellen Leitlinien der Urologen soll zwölf Wochen nach der Behandlung damit begonnen werden. In den ersten beiden Jahren sollen dann alle drei Monate Kontrolluntersuchungen stattfinden, im dritten und vierten Jahr halbjährlich und danach jedes Jahr einmal. Laut dieser Richtlinien liegt ein Rückfall, ein sogenanntes Rezidiv vor, wenn nach einer radikalen Prostatektomie der PSA-Wert auf mehr als 0,2 ansteigt. Bei der Bestrahlung sollte der Wert nicht mehr als 2 Nanogramm über dem tiefsten Wert liegen, der nach der Behandlung gemessen wurde.

Bei der Entstehung des hormonbedingten Prostatakrebses spielen höchstwahrscheinlich körperliche Bewegung und Ernährung in vielen Fällen eine wichtige Rolle. Erst recht sollten die Männer in der Phase der Nachsorge auf eine gesunde Ernährung und ein ausgewogenes Trainingsprogramm achten.

4

Das Leben ohne Prostata

Wieder im Alltag angekommen – und doch verändert

Am 17. August 2009 ist alles wieder wie früher. Zumindest auf den ersten Blick. Erstmals seit einigen Monaten ist die gesamte Familie Roth wieder zusammenen. Schwester Monika und ihr Mann Peter haben in der Bahnhofstraße von Schriesheim, mitten in der kleinen Stadt, ein kleines Idyll geschaffen. Von der oberen Terrasse geht der Blick auf die umliegenden Weinberge des Odenwalds, über die Paraglider schweben. Um den Swimmingpool herum sitzen Ossi und Ursula Roth, die Großeltern. Die Enkel Franziska, Natassja, Magdalena und Niklas schwimmen und plantschen im Wasser. Schwester Gaby ist da. Und Michael und Uli sehen aus wie immer im Sommer: braun gebrannt und muskulös – und fit.

Aber natürlich ist dies nur die Hülle, natürlich hat der Krebs die beiden verändert, auch wenn das nur die engsten Vertrauten spüren und sehen. „Uli war stets der Macher", sagt seine Schwester Monika. Und weil ihm scheinbar alles leicht fiel, „stand Michael oft im Schatten von Uli. Er musste sich vieles härter erarbeiten." In den Wochen der Krankheit hatte sich das Bild ein wenig geändert.

Die Brüder haben immer engen Kontakt zu ihren Schwestern gehalten, auch als sie längst aus dem Elternhaus ausgezogen waren. Gaby und Monika, die früher ebenfalls Handball gespielt haben, reisen zu den Bundesligaspielen ihrer Brüder – selbst wenn es für sie nicht immer einfach war, sich auf der Tribüne anhören zu müssen, wie ihre Brüder in Auswärtsspielen schon mal als „Arschloch" oder „Dreckssau" beschimpft wurden.

Weil sie stets die Höhen und Tiefen miterlebten, hatten die Schwestern eine feine Antenne dafür, wie sich ihre Brüder direkt nach der Diagnose veränderten. „Ihre Leichtigkeit, die sie ihr Leben lang auszeichnete, war mit dem Tag von Michaels Krebserkrankung weg", meint Gaby Roth. Dennoch seien „sie die Krankheit sofort mit einer so positiven Grundeinstellung angegangen, dass es uns Außenstehenden überhaupt nicht in den Sinn kommen konnte, Trübsal zu blasen".

Und doch passierte etwas, sagen die Schwestern, und zwar schon in dem Moment, als „uns allen nach der Krebsdiagnose die Endlichkeit des Lebens von einer Minute auf die andere bewusst wurde" (Gaby). Michael sei eigentlich von seinem Wesen her eher ein Mann, „der gern auch mal in sich gekehrt sein kann", während Uli den Typ Mann repräsentiere, der auf andere zugehe und rede. Dies habe sich mit der Krankheit vollkommen gewandelt: Michael sei plötzlich derjenige gewesen, der „sehr offen über alles gesprochen hat, was ihn beschäftigt", wohingegen Uli oft nachdenklich und in sich gekehrt erschien. Es habe sie deshalb auch nicht weiter überrascht, dass Michael sofort seinen Job als Trainer fallen ließ, „weil er ein Stück weit egoistischer ist als Uli und zwischen Wichtigem und Unwichtigem unterscheiden kann". Uli dagegen habe sichtlich Schwierigkeiten gehabt, sich in seiner Rolle als Schwerkranker zurechtzufinden. „Er kümmert sich zu sehr um unwichtige Dinge, er kann nicht nein sagen und hat fast eine Art Helfer-Syndrom. Und dann musste er mit der Krebserkrankung plötzlich akzeptieren, dass er eine Zeit lang nur für sich selbst da zu sein hat", sagt Schwester Monika. Beim Auftritt in der Talkshow von Markus Lanz war es, als hätten sie die früheren Rollen getauscht: Eindeutig hätte dort Michael das Wort geführt, er plauderte und scherzte, während Uli zurückhaltend war und sparsam gesprochen hat.

Auch Ossi und Ursula Roth sind diese Veränderungen, während sie am Bildschirm saßen, sofort aufgefallen. „Es war das erste Mal, dass Michael mehr gesprochen hat als Uli", sagt die Mutter. Der Krebs habe ihre Jungen schon verändert. Ihr Michael, der eher „Introvertierte, ist nun offen und erzählt alles". Und ihr Uli, der sonst so Vitale, sei jetzt verschlossener.

Ihre Kinder seien immer noch sehr positiv eingestellt, „sehr lebensbejahend", wie Ursula Roth bemerkt, aber Krebs ist Krebs: „So etwas kann man nicht einfach wegschieben." Ihr eigener Brustkrebs, der Tumor in ihrer Niere, der Prostatakrebs von Ossi vor einigen Jahren und schließlich der Prostatakrebs der Zwillinge innerhalb weniger Wochen: „Man muss das annehmen. Aber ich kann das alles bis heute nicht glauben", sagt sie. Auch wenn sich bisher alles zum Guten gewendet habe, so hat „meine Familie den Krebs nun kennengelernt. Und so unbeschwert wie früher werden Michael und Uli nicht weiterleben können. Die Angst sitzt jetzt im Kopf." Und das gilt wohl für die gesamte Roth-Familie. „Bisher ist alles gut gegangen, aber man muss befürchten, dass die Krebszellen irgendwie in der Familie stecken", sagt Monika.

Auch unter den Kindern hat die doppelte Krebsdiagnose Spuren hinterlassen. „Mein Vater konnte sein Leben in vollen Zügen genießen", meint Ulis vierzehnjährige Tochter Magdalena, „und dann haben wir erfahren, wie schnell sich das ganze Leben ändern kann. Alles, was man erreicht hat, zählt auf einmal nicht mehr." Die vierzehnjährige Natassja hatte an dem Tag Geburtstag, als ihr Vater Michael von seiner Krebsdiagnose erfuhr und er es der Familie berichtete: „Das vergisst man sein Leben lang nicht. An diesem Tag haben wir alle geweint."

Michaels elfjähriger Sohn Niklas ist noch heute stolz darauf, wie sein Vater mit der Erkrankung umgegangen ist. „Wir waren alle sehr traurig, es sah so aus, als wären wir viel trauriger, als er es war." Niklas fand es auch gleich „große Klasse", dass sein Vater mit dem Krebsthema in die Talkshow gegangen ist.

Die Töchter waren dagegen skeptischer, sie meinten, der offensive Umgang ihrer Väter mit der Tumorerkrankung sei nicht unbedingt und ohne Einschränkungen gut gewesen. „Mein Vater hatte Krebs, das wusste plötzlich jeder, und irgendwie fand ich es etwas peinlich, dass es so hochgespielt wurde. Denn es gibt doch so viele andere Menschen, die auch Krebs haben", sagt die sechzehnjährige Franziska. „Erst war es für uns schon gewöhnungsbedürftig, aber dann haben wir die Briefe und die Mails gelesen, die sie bekamen. Jetzt finde ich es sehr gut, was sie gemacht haben", meint Magdalena.

Einige Wochen nach ihren Operationen und ihrem öffentlichen Fernsehauftritt waren Michael und Uli Roth wieder im Alltag angekommen. „Ich weiß ja, dass man an dieser Krankheit verzweifeln kann, und aus diesem Grund gibt es in der Hamburger Martini-Klinik auch einen Psychologen, der bei jedem Patienten vorbeischaut. Aber ich habe ihn gleich wieder weggeschickt. Ich will zusammen mit Uli damit klarkommen", sagt Michael. „All diese Ratschläge, man müsse jetzt kämpfen, nutzen nichts. Sie sind tralala, wenn man nicht bereit ist, offensiv mit dieser Krankheit umzugehen. Ich habe akzeptiert, dass mich das Schicksal ausgesucht hat, und jetzt muss ich das Beste daraus machen."

Michael Roth wollte seinen Lebensstil nicht grundlegend ändern. Es sei denn, er wäre bereit gewesen, seinen Beruf zu wechseln. Er war immer ein Trainer, der vollen Einsatz gezeigt hat. Im Training, vor allem aber auch im Spiel, wenn er wie ein Irrwisch an der Seitenlinie entlangjagte und dabei auf die Spieler und die Schiedsrichter einredete. „Als Trainer gibt es für

ZDF-Moderator Markus Lanz im Gespräch mit Michael und Uli Roth sowie Professor Huland 2009

mich nur Power", sagt er, „und wenn du keine Power mitbringst, dann geht es nicht mehr." Als Sportler habe man „ein Traumleben, da kann man auch schon etwas egoistisch sein, aber als Trainer musst du immer für deine Mannschaft mitdenken". Also startete er bei seinem neuen Verein in Wetzlar mit vollem Ehrgeiz, so, als habe es die Krankheit nie gegeben. Aber er wusste nun, dass er sich die Ruhepausen gönnen muss. „Als Handballtrainer geht viel Zeit drauf. Um deine ganze Kraft zu behalten, muss du dir deine Auszeiten nehmen."

Denn trotz des guten Behandlungsverlaufs wurde Michael täglich daran erinnert, dass er einen schweren Eingriff hinter sich hatte. Zwar brauchte er keine Windeln mehr zu tragen, weil der innere Schließmuskel wieder passabel arbeitete: „Anfangs lernt man Tag für Tag dazu – fast so wie ein Baby. Und deshalb kann ich froh sein, dass ich das Wasser fast komplett wieder halten kann." Aber es hatte sich doch etwas geändert. Stück für Stück musste er sich an den gewohnten Alltag wieder heranwagen. Es war fast wie ein kleines Abenteuer, als er das erste Mal wieder auf die Tanzfläche ging. Oder als er das erste Mal wieder mehr Alkohol trank, als zum Stillen des Durstes notwendig gewesen wäre. Er geht heute viel häufiger als früher auf die Toilette, weil er befürchten muss, dass eine volle Blase so sehr auf den Schließmuskel drückt, dass er der Aufgabe nicht mehr gewachsen ist. Und auch beim Training muss er vorsichtig sein: ein lauter Schrei oder ein lautes Aufmuntern, und es landen drei oder vier Tropfen Urin in der Unterhose. Bisher besserte sich dieser Zustand von Woche zu Woche. Aber Michael hatte auch Befürchtungen, dass sich dies einmal ändern könnte, wenn er nicht anfing, konsequent zu trainieren: „Vielleicht bleibt dieser Zustand für immer, oder es wird sogar noch schlechter, wenn der Muskel mit zunehmendem Alter schlapper wird."

Durch seine Selbstversuche kurz nach der Operation hatte er erfahren, dass der Verlust der Potenz bei ihm nicht eingetreten war. Aber ihm war schnell bewusst geworden, dass sein Sexualleben nie mehr so sein würde, wie es vor der Operation einmal war. „Die Lust auf einen One-Night-Stand" sei ihm nach dem Eingriff völlig abhanden gekommen, sagt er. „Ich müsste ja jeder Frau vorher erklären, dass mein Orgasmus trocken ist. Und ich habe wirklich kein Interesse daran, dies groß und breit zu erzählen, bevor es dann zur Sache geht." Das hat er akzeptiert, und es ist nicht so, dass er darunter großartig leiden würde. „Wie Boris in der Wäschekammer, das läuft nicht mehr. Die Spontanität kommt einem etwas abhanden, und ich muss jetzt bewusster mit meiner Sexualität umgehen."

Als er gut zwei Wochen nach der Entnahme des Katheters genug von seiner Liebe mit sich selbst hatte, unternahm er den ersten Versuch, sich das zuvor ziemlich vertraute Feld der körperlichen Liebe zurückzuerobern. Es kam zum ersten Geschlechtsverkehr nach der Operation. Da er sich von seiner Frau getrennt hatte, fehlte ihm eine feste Partnerin, die ihm in dieser schwierigen Situation zur Seite gestanden hätte. Eine gute Freundin, mit der er eine Zeit lang fester liiert war, half ihm, diesen schweren Gang zu gehen. „Ich war fast so nervös wie beim allerersten Mal, weil ich Angst hatte, ob es tatsächlich funktioniert", sagt er. „Und wenn es dieses Wunderding namens Levitra nicht gegeben hätte, wäre ich wohl noch nervöser gewesen." Lange habe er sich vorher mit dieser Frau über seine Probleme unterhalten – „man wünscht sich regelrecht, mit jemandem darüber zu reden". Und wenn man sich einmal auf diese Gespräche eingelassen habe, seien „Frauen sehr einfühlsam. Sie haben überhaupt keine Berührungsängste."

Es hat an diesem Tag geklappt. „Es war wie eine Neugeburt für mich, auch wenn die Standfestigkeit schon etwas anders war als vorher", sagt er. „Das Gefühl ist zurück." Dennoch: Sein Geschlechtsleben sei noch lange nicht so, wie es früher einmal war. Vielleicht wird es auch niemals mehr so werden. „Wenn ich schlecht drauf bin, dann langt es nicht zur Erektion; das sind Situationen, die ich vorher nicht gekannt habe."

Michael Roth sagt, er habe sich damit abgefunden. „Man darf sich darüber nicht verrückt machen lassen, man darf nicht aufgeben – und muss es eben immer wieder probieren." Einige Männer, die in einer ähnlichen Situation wie die Brüder Roth waren, berichten davon, dass sich der Orgasmus etwas anders anfühlt als vor der Operation, weil ihnen das spezielle Ziehen vor dem Ejakulieren fehlt – als wenn der Verlust des

Abspritzens auch ein Stück der Lust nimmt. Was Michael Roth berichtet, gibt dagegen Entwarnung: „Das Orgasmusgefühl ist völlig identisch, es ist nicht anders, als wenn man Samenflüssigkeit abgibt."

Vielleicht sind die neuen Zustände sogar bisweilen etwas angenehmer. „Wofür braucht man denn die Samenflüssigkeit, wenn man keine Kinder mehr haben möchte?", fragt er. Die Liebe sei doch jetzt viel hygienischer, umweltfreundlicher, weil man die Bettlaken nicht mehr wechseln müsse – und womöglich auch frauenfreundlicher, weil viele Partnerinnen den Samenerguss gar nicht so gern mögen.

Mit der Krebserkrankung änderte sich für Michael Roth auch einiges in der Liebe. Ihm schien, als erlebe er die Zweisamkeit intensiver als vor der Operation. Wenn er mit einer Freundin zusammenkomme, sei er sehr aufgeregt, obwohl diese Aufregung sich jetzt nicht mehr wie in den Jahren als Teenager in der Hose bemerkbar mache. Denn noch immer bedürfe ein Geschlechtsakt auch gewisser Vorbereitungen. „Mein Blase ist weiterhin sehr klein, deshalb muss ich vorher stets auf die Toilette", berichtet Michael. Und es ist ratsam, die Blase vorher zu entleeren, damit bei den Liebesanstrengungen kein Urin entweicht.

Auch Uli musste sich daran gewöhnen, erst langsam in sein normales Leben zurückzufinden. „Es ist kein schöner Moment, wenn man etwa durch das Flughafengebäude auf Mallorca geht und Windeln trägt", sagt er. „Oder wenn man sich so gut fühlt, dass man zwar wieder joggen kann, aber drei- oder viermal anhalten muss, um zu urinieren." Oder wenn kleine Dinge des Alltags, die man jahrzehntelang ohne nachzudenken gemacht hat, nun zu einem Problem werden können. „Wenn ich dem Hund hinterherrufe, kann es schon passieren, dass meine Hose nass wird", sagt Uli. „Das nervt." Aber es erinnert stets daran, dass der Körper noch nicht ganz fit ist, es mahnt die Rekonvaleszenten, sich zu schonen und „die Dinge zu trainieren, die nun wichtig sind" (Uli). Durch solche Kleinigkeiten wird der Familie Roth täglich bewusst, dass Prostatakrebs das Leben der Menschen ganz vereinnahmen kann. Oft sind es banale Dinge, die sich geändert haben. „Eine der größten Überraschungen für uns ist, zu sehen, dass Uli jetzt

? Professor Karen Steindorf über den Zusammenhang zwischen körperlicher Bewegung und Tumorerkrankungen

Welchen Sport sollten Krebspatienten treiben?

Wie kann Sport die Entstehung von Tumoren beeinflussen?

Wir gehen davon aus, dass etwa 6 Prozent aller Krebsfälle in Deutschland auf unzureichende körperliche Aktivität zurückzuführen sind. Unsere eigenen Untersuchungen zum Brustkrebs haben gezeigt, dass allein in Deutschland pro Jahr rund 6000 Fälle nach den Wechseljahren vermieden werden könnten, wenn die Frauen körperlich aktiver wären. Ebenso reduziert körperliche Aktivität das Risiko für Darmkrebs, Magenkrebs, Gebärmutterkrebs, Lungenkarzinome und Pankreaskarzinome. Die erreichbaren Risikosenkungen liegen hier bei etwa 15 bis 25 Prozent. Die Liste der beeinflussbaren Krebsarten verlängert sich von Jahr zu Jahr. Andererseits gibt es auch Formen, wie zum Beispiel das Enddarmkarzinom, die scheinbar nicht mit einer Verringerung des Risikos durch körperliche Aktivität assoziiert sind. Zur Prophylaxe haben Studien für Darm- und Brustkrebs eindeutig gezeigt, dass diejenigen das geringste Krebsrisiko haben, die lebenslang körperlich aktiv waren. In einer unserer Studien konnten wir aber auch zeigen, dass Frauen, die erst ab dem fünfzigsten Lebensjahr körperlich aktiv geworden sind, noch eine Risikosenkung für Brustkrebs aufwiesen.

Wie sieht es bei Prostatakrebs aus?

Wir verstehen immer mehr, wie dieses vielschichtige Wirkspektrum von körperlicher Aktivität zustande kommt, sei es über den Einfluss auf Faktoren des Stoffwechsels, Entzündungsprozesse oder die Verbesserung des Immunsystems. Zudem gibt es erste Hinweise, dass es auch direkte anti-tumorale Effekte geben könnte. Dieser Aspekt bedarf aber noch der weiteren Forschung. Wie spezifisch der „Profit" nach einer Krebsdiagnose ist, wissen wir noch nicht hinreichend, da hier die Auswirkungen auf das Wiedererkrankungsrisiko und die Sterblichkeit bislang nur für wenige Tumorarten untersucht wurden. Wichtiger als die spezifische Krebsart ist die individuelle Situation der Patienten und Patientinnen. Häufig geht es etwa um die Linderung von Nebenwirkungen, die durch die primäre Krebstherapie verursacht wurden.

Welche Erkenntnisse gibt es in diesem Zusammenhang zum Prostatakrebs?

Es gibt Krebsarten, da gibt es eine klare biologische Plausibilität, wo wir klar aufzeigen, wie sich Sport auswirkt. Für den Prostatakrebs ist dies bisher noch nicht nachgewiesen worden. Jeder Krebs hat eben eine ganz andere Entstehungsgeschichte.

Was kann der Sport verändern?

Besonders wenn der Mensch vorher eher inaktiv war, kann Sport das ganze Leben verändern. Die Auswirkungen sind sehr vielfältig, sie können Körper, Geist und Seele beeinflussen. Dieses Wechselspiel kann sich gerade für Betroffene einer Krebserkrankung sehr positiv auswirken. Dazu führen wir in Heidelberg seit Jahren wissenschaftliche Studien durch. Kürzlich konnten wir unter Brustkrebspatientinnen nachweisen, dass Training bereits parallel zur Chemo- bzw. Strahlentherapie positive Effekte besitzt. Körperliches Training kann krebs- und therapiebedingte Nebenwirkungen lindern und somit die Lebensqualität der Patienten auch langfristig positiv beeinflussen.

Lässt sich der Nutzen von Aktivitäten für Krebspatienten quantifizieren?

Ja, aber auch hier sind die Unterschiede sehr groß. Es gibt Studien, die konnten für bestimmte Krebsarten eine Reduktion der Sterblichkeit von 40 Prozent feststellen. Dazu gehört, neben Darm- und Brustkrebs, gerade auch Prostatakrebs. Für andere Krebsarten gibt es bislang noch zu wenig Studien, um den Effekt bewerten zu können.

Wie wichtig ist das Wohlbefinden durch sportliche Aktivität?

Sehr viele Betroffene nehmen das Training schon allein deswegen als sehr positiv wahr, weil sie, neben den eher fremdbestimmten Maßnahmen wie Operationen, Chemo-und Strahlentherapien, selber zum Gelingen der Therapie beitragen können. Darüber hinaus werden zahlreiche Nebenwirkungen der Erkrankung und der Therapien gelindert, unter anderem die sehr häufig auftretende Erschöpfungssymptomatik Fatigue, so dass die Krebspatienten eine deutlich höhere Lebensqualität haben. Zudem verändert körperliches Training das Selbstbild und stärkt das Vertrauen in den eigenen Körper – alles sehr wichtige psychosoziale Aspekte nach einer Krebserkrankung.

Welche Sportarten eignen sich besonders?

Es gibt keine spezielle Krebssportart. Die Frage ist eher umgekehrt zu stellen: Welche Sportart ist für einen Patienten eher nicht geeignet – Kontakt- oder Mannschaftssportarten bei eingeschränktem Immunsystem etwa. Auch einige Übungen des Krafttrainings können bei Knochenmetastasen grob fahrlässig sein. Allgemein empfohlen wird eine Mischung aus Kraft- und Ausdauersportarten. Generell sollte man sich den Rat von Ärzten einholen, bevor man loslegt.

Viele Menschen verstehen unter Sport die Aufforderung, eine bestimmte Leistung zu erbringen. Was bedeutet das für das Thema Krebs und Sport?

In der Tat lassen sich manche Menschen vom Begriff Sport eher abschrecken. Daher sprechen wir auch oft lieber von Bewegung. Umgekehrt wollen wir aber auch deutlich machen, dass wir nicht übers Schaufensterbummeln sprechen, sondern schon eine gewisse Intensität und Regelmäßigkeit erfolgen muss. Das können aber auch in den Alltag integrierte körperliche Anstrengungen sein.

Sport lässt sich besser in Gemeinschaft betreiben. Wie bringt man Betroffene dazu, sich Gruppen anzuschließen?

Gruppentraining ist in der Tat häufig reizvoll, da es auch den Kontakt zu anderen Betroffenen ermöglicht und somit auch gegen soziale Isolation helfen kann. Die Integration in Sportgruppen ist normalerweise kein Problem, allerdings hängt der Erfolg des gruppenbasierten Trainings davon ab, dass das Trainingsniveau jeweils passend ist.

Gibt es generelle Ratschläge, wie oft Krebspatienten Sport treiben sollten?

Mindestens 150 Minuten pro Woche. Nach einer Krebsdiagnose richtet sich der Aufwand stark nach dem Zustand der Patienten. Wir trainieren bereits während der Chemo- und Strahlentherapie. Meist sollten die Patienten an zwei bis drei Tagen pro Woche über jeweils 30 bis 60 Minuten trainieren. Das ist ähnlich zu den Empfehlungen für jeden normalen, gesunden Menschen: mindestens 150 Minuten pro Woche moderate Aktivität, die man erreicht, wenn man zum Beispiel zügig geht. Dieses Niveau kann man aber natürlich nicht von einer frisch operierten Patientin oder Patienten erwarten. Was wir zudem beobachtet haben, ist, dass es sich lohnen kann, bereits Patienten nach ihrer Diagnose, aber noch vor der Operation zu trainieren, damit sie mit einem guten Fitnessstand in die Therapiephase gehen.

Was sind die drei wichtigsten Ratschläge, die sie aufgrund Ihrer Studien geben können.

- Seien Sie körperlich so aktiv wie möglich. Es handelt sich um einen der wenigen Faktoren, mit denen Sie selber ihr Krebsrisiko senken können.
- Betreiben Sie vor allem körperliche Aktivitäten, die zu Ihnen passen und die Ihnen Spaß bereiten
- Setzen Sie sich realistische Ziele; es geht nicht um Leistungssport.

Professor Dr. Karen Steindorf ist Leiterin der Abteilung Bewegung, Präventionsforschung und Krebs am Deutschen Krebsforschungszentrum (DKFZ) und am Nationalen Centrum für Tumorerkrankungen (NCT) in Heidelberg. Mit ihrem Team erforscht sie Bewegungsprogramme. Für ihre Forschung erhielt sie unter anderem den Claudia-von-Schilling-Preis.

sogar schon mal sein Handy ausgeschaltet lässt", sagt Schwester Monika. Michael und Uli müssen nun alle drei Monate zum PSA-Test. Bisher waren alle Werte optimal, und es sieht ganz danach aus, als seien die Brüder endgültig von ihrer Krankheit geheilt. Jetzt wollen die Roths die positiven Erfahrungen, die sie wegen der frühen Entdeckung der Tumoren gemacht haben, an andere Männer weitergeben. Sie tun es, wann immer sie die Chance dazu haben.

Am Tag, als Uli in der Martini-Klinik der Katheter gezogen wurde, erkannte ihn eine Frau. Als sie ihn ansprach, hatte sie Tränen in den Augen. Sie fragte ihn, ob sie und ihr Mann sich mal kurz mit ihm unterhalten dürften, sie hätten vor einigen Tagen die Fernsehsendung mit ihm gesehen. Und dann berichtete das Ehepaar, dass der Mann ebenfalls Prostatakrebs habe. Er habe große Angst vor dem Eingriff gehabt und deshalb hätten sie niemandem etwas von der Erkrankung erzählt. Aber als sie den optimistisch wirkenden Auftritt der Zwillinge gesehen hätten, habe sich ihr Mann „richtig gut gefühlt", sagte die Frau. Gleich am nächsten Tag habe er begonnen, seinen Verwandten, Freunden und Bekannten von seinem Tumor zu berichten.

Respekt, Liebesbriefe und Mitleid – die Reaktionen auf den öffentlichen Auftritt

Nach den öffentlichen Auftritten meldeten sich viele Bekannte der Brüder Roth, die bisher noch nichts von deren Krebserkrankung gewusst hatten. „Lieber Uli, heute Morgen habe ich in der Zeitung gelesen, was mit dir und Michael los ist. Das hat mir einen Schock versetzt", schrieb Caren Sonn, achtfache Deutsche Meisterin im Hürdensprint und Inhaberin einer Werbeagentur in Mannheim. Eine gute Bekannte mailte seinem Bruder: „Hallo Michael, ich wünsche dir ganz, ganz gute Besserung. Ich finde es stark und bewundernswert, wie du und Uli das macht, und dass ihr den Mut habt, damit in die Öffentlichkeit zu gehen, um anderen Mut zu machen. Ich wünsche dir alles Liebe."

Matthias Anthuber, Chefarzt für Allgemein-, Viszeral- und Gefäßchirurgie am Klinikum Augsburg, gab zu verstehen, dass er mit „Bestürzung, doch auch mit dem Wissen um die Heilungserfolge beim Prostatakarzinom" von ihrer Erkrankung gelesen habe: „Ich bewundere euren Mut, mit dieser Diagnose an die Öffentlichkeit zu gehen und so eure unbestrittene Prominenz in den Dienst einer guten Sache zu stellen."

Der Oberbürgermeister von Bietigheim-Bissingen, Jürgen Kessing, den Uli Roth von PUR-Auftritten kennt, wünschte gute Besserung, denn „einen Uli Roth, der nicht aktiv sein kann, ist nach dem, wie ich dich kenne, nur schwer vorstellbar".

Unter den vielen Menschen, die sich bei ihnen meldeten, waren auch Bekannte, die sie vor Jahren getroffen, aber längst aus den Augen verloren hatten. Eine Susi aus München, die Uli vor vielen Jahren auf einem Schiff vor Kroatien kennengelernt hatte, schrieb: „Es gibt nicht viele Männer, die sich so verhalten und diese Krankheit öffentlich publik machen würden. Mein Großvater ist daran gestorben, und auch sonst greift der Krebs kräftig in meiner Familie um sich." Es hatte eine gewisse Ironie, dass es ihrer Krebserkrankung bedurfte, um wieder etwas von alten Bekannten zu hören, zu denen der Kontakt längst abgerissen war. Andrea Winkel etwa, eine Freundin aus der Jugendzeit, erinnerte sie an ihre gemeinsame Zeit: „Damals habe ich des Öfteren bei euch in Leutershausen übernachtet, vor allem immer dann, wenn in eurem Ort eine Party war und ich von meinen Eltern aus nicht hingehen durfte! Eure Eltern waren damals sehr viel großzügiger als meine." Und sie sei von der „souveränen Art" im Fernsehen sehr überzeugt worden: „Es war sehr beeindruckend, vor allem auch deshalb, weil ihr Tabuthemen angesprochen habt. Dadurch ist es euch sicherlich gelungen, Männer zu ermutigen, endlich die Vorsorgeuntersuchungen durchzuführen."

Es waren besonders viele Frauen, denen der Auftritt der Roth-Brüder imponiert hat – das weibliche Geschlecht, das viel aufgeklärter mit eigenen Vorsorgeuntersuchungen umgeht und sich über die Zurückhaltung der Männer wundert. „Mit so viel Mut und Offenheit in einer solchen Situation und über ein solch sensibles Thema zu sprechen ist bewundernswert und verdient Respekt", schrieb eine Frau aus Leimen, „Sie haben sicherlich vielen damit geholfen."

Ähnlich ging es einer Ute, sie teilte Uli mit: „Irgendetwas daran hat mich berührt, deshalb bin ich einfach mal so frech und nehme Kontakt zu diesem, mir eigentlich wildfremden Menschen auf, um liebe Grüße dazulassen und für die bevorstehende Zeit viel Glück, Kraft, Durchhaltevermögen und noch mehr Erfolg zu wünschen. Sorry, ich will nicht aufdringlich sein, aber es hat mich bewegt." Eine Kerstin beeindruckte die kraftstrotzende Ausstrahlung von Uli, einen Tag vor seiner Operation: „Es ist toll, was für ein Kämpfer du bist, auch nach deiner Handballkarriere. Ich finde es toll, dass ihr mit eurer Krankheit an die Öffentlichkeit geht und dadurch hoffentlich die Schlafmützen unter den Männern wachgerüttelt habt."

Die Erzählungen der beiden waren offenbar für einige Frauen so faszinierend, dass sie sich ein bisschen in die Brüder verschossen haben. Eine siebenunddreißigjährige Kerstin war von Ulis „ehrlichem und sympathischen Lächeln, das alle Krankheiten zu besiegen scheint", so angetan, dass sie sich wünschte, er möge zurückschreiben, dann bekäme er auch ein Foto von ihr. Eine Birgit aus Neustadt hatte sich eher auf Michael fixiert und fühlte sich von dessen Dialekt angezogen: „Eventuell haben Sie ja Zeit, Lust und die Gelegenheit, wenn Sie in die Heimat kommen, dass wir uns verabreden und etwas austauschen können." Eine andere Frau schrieb, dass sie die Art von Michael umwerfend fände, „ich habe vorm TV gesessen und war wie gefesselt".

Aber es tauchten auch die Menschen mit den guten Ratschlägen für die unschönen Lebenslagen aller Art auf. Ein Mann aus La Palma berichtete, dass er die Roths in der Sendung gesehen habe, und ihm sei „ein Schauer über den Rücken" gelaufen. „Aus Mitleid" versorge er die „lieben Sportfreunde" nun mit einem lebenswichtigen Tipp, er wolle ihnen „gern helfen, ohne grausame Operationen gesund zu werden". Und das gehe folgendermaßen: „Kauft euch in der Apotheke Magnesiumchlorid und bereitet es so zu wie angegeben; danach trinkt jeden Tag zwei Schnapsgläser davon, morgens und abends. Dann kauft ihr euch 500 Gramm kleinblütiges Weidenröslein (Tee) und trinkt jeden Tag drei große Tassen Tee, für jede Tasse einen gehäuften Teelöffel mit den Blüten überbrühen. Dies einen Monat lang. Im nächsten Monat zwei Tassen pro Tag. Gute Besserung."

Für einige Zuschauer waren die Roths mit ihren Auftritten in der Öffentlichkeit zu einem Symbol dafür geworden, wie wichtig die Früherkennung von Prostatakrebs ist. Eine Frau aus dem westfälischen Schwelm schrieb: „Durch viele gesundheitliche Schicksalsschläge in der Familie und im Freundeskreis weiß ich, wie wichtig es ist, dass man Menschen zur Vorsorge ermuntern muss. Ich hoffe, ihr könnt weitere Menschen dazu bewegen, sich untersuchen zu lassen."

Viele Männer in Deutschland, so berichten Urologen, wurden durch die Fernsehsendung über den Nutzen der Vorsorge aufgeklärt und ließen sich umgehend Arzttermine geben. Besonders die Frauen waren es, die ihre Männer noch stärker als bisher drängten, endlich zur Früherkennung des Prostatakrebses einen Urologen aufzusuchen. Ein Bekannter schrieb Uli: „Ich finde es vorbildlich, dass ihr beide proaktiv in die Öffentlichkeit geht, um dieses Thema zu sensibilisieren. Auch ich habe heute einen Vorsorgetermin gemacht." Ein Freund mailte an Michael: „Danke für die offenen Worte. Habe nächste Woche einen Termin beim Urologen wegen dir! Mit fünfundvierzig genau der richtige Zeitpunkt."

Das Presse- und Informationsamt der Bundesregierung meldete sich bei Uli Roth. Uli hatte im Mai 2009, als er schon von seiner Erkrankung wusste, mit dem Bundespresseamt beim Bürgerfest in Berlin zusammengearbeitet, und nun dankte ihm ein Vertreter der Behörde noch einmal nachträglich: „Ich war sehr erschrocken, was ich über Ihre Erkrankung gelesen habe. Der Mut, damit in die Öffentlichkeit zu gehen, um andere zu bewegen, Vorsorgeuntersuchungen wahrzunehmen, verdient großen Respekt." Die Reaktionen auf den Schritt in die Öffentlichkeit zeigten zudem, wie schwer es Männern bislang gefallen war, über ihr Schicksal zu sprechen. Nun begannen aber einige Leidensgenossen, von ihrer eigenen Geschichte zu erzählen.

Henning und Thomas Behrmann, zwei Fußball spielende Brüder aus Hamburg, zu jener Zeit neunundfünfzig und vierundsechzig Jahre alt, berichteten, wie sie ähnlich wie die Zwillinge fast „im fliegenden Wechsel" ins Krankenbett mussten, danach seien sie geheilt gewesen: „Ich spielte nach elf Wochen wieder Fußball. Die Mitspieler versichern, ich sei besser als vorher, allerdings gibt es einen starken Hang zum Lügen! Seitdem nutze ich verschiedene Gelegenheiten, für eine Vorsorge zu werben. Insbesondere mit dem Beispiel eines Mannschaftskollegen, der nicht zum Arzt gegangen ist und nach drei traurigen Jahren an Prostatakrebs gestorben ist."

Ein Mann aus Kronberg berichtete wiederum von seiner erfolgreichen Operation vor zwei Jahren, sein PSA-Wert sei bis heute unterhalb der Nachweisgrenze: „Ihren Schock kann ich sehr gut verstehen, denn ich selbst war erst einmal drei Tage so richtig von der Rolle. Ich habe mich dann innerhalb der nächsten zwei Wochen operieren lassen. Bauchschnitt, danach Prostata, Samenblase und Samenleiter sowie dreißig Lymphknoten entfernt. Insgesamt vierzehn Tage Krankenhaus, weil noch ein Dickdarmriss bei der OP eingetreten ist. OP-Dauer: viereinhalb Stunden. Am vierten Tag nach dem Eingriff bin ich bereits im Freien spazieren gegangen. Dazu einen Ledergürtel umgebunden und alle Drainagen einfach drangehangen, dann den Bademantel darüber gezogen … Die Kontinenz verbesserte sich, und endgültig trocken war ich nach knapp sechs Monaten. Kontinenztraining muss oder sollte man sein ganzes Leben lang machen … Husten und Niesen sind ein wenig die Probleme. Dabei den Kopf einfach zur Seite halten, dann passiert nichts." Und am Ende hatte er noch einen Tipp: „Alles, was Sie im Internet über die Krankheit gefunden haben, einfach wegschmeißen und Ihrem Arzt vertrauen. Habe ich auch so gemacht, das ist besser für die eigene Psyche."

Gert Lang-Lendorff aus Altenholz in Schleswig-Holstein erzählte, dass er an der gleichen Krankheit gelitten hätte: „Ich war damals vierundsechzig Jahre alt – so gesehen ein ganz hundsordinärer Fall. Eines kann man mit Sicherheit heute feststellen: Es gibt unerhört viele Männer im fortgeschrittenen Alter, denen die Prostata entfernt wurde und denen es – dank der großartig weiterentwickelten Technik – bestens geht. Es ist sehr schade, dass diese Menschen, die ja eigentlich Glückspilze sind, viel zu wenig über ihr Schicksal reden. Und meine Quintessenz daraus ist: Männer, wenn ihr schon nicht regelmäßig zur Vorsorge geht, kontrolliert wenigstens alle halbe Jahre den PSA-Wert im Blut ... Leute, macht kein Tabu aus all den Geschichten! Nur wenn wir offen über die Probleme reden, lernen wir damit umzugehen, nur dann verliert das Ganze seinen Schrecken."

Petra Duktisch aus dem niedersächsischen Munster berichtete über den Leidensweg ihres Mannes, der mit seinem Krankenhaus nicht so viel Glück hatte: „Ein Mangel an Aufklärung über die Folgen nach einer Prostata-OP besteht leider in den meisten Fällen. Wird der Patient noch bestrahlt, entstehen die größten Schäden, die meistens noch weitaus beschwerlicher sind als Inkontinenz und Impotenz." Komplizierte nachträgliche Eingriffe seien die Folge, und würden die missglücken, bedeute dies „Dauerschmerzen durch geschädigte Nerven, Dauereinnahme von Schmerzmedikamenten mit weiteren Erkrankungen". Es werde Zeit, dass „dieses Tabuthema aufgegriffen wird", denn Aufklärung könne „viele Schmerzen und Tränen ersparen". Leider sehe die Gegenwart noch anders aus: „Ich habe mich mit vielen Männern über dieses Thema unterhalten, und die Mehrheit (viele Ältere) wusste nicht, was ein PSA-Wert ist."

Die Brüder Roth hatten mit ihrem Auftritt die Diskussion über die Vorsorge angestoßen, aber sie hatten auch die Kritiker aktiviert, sich über den PSA-Test zu äußern. Alfred Richter, ein Frauenarzt aus Köln, reagierte besonders heftig auf die Berichte über Michael und Uli: „Den Zwillingsbrüdern erging es genauso wie vielen anderen Männern gleich welchen Alters. Ein angeblich auf Prostatakrebs verdächtiger PSA-Wert brachte diese in die Fänge eines Marktführers. Markt hat etwas mit Geschäft zu tun. Nichts anderes ist es wie mit dem Geschäft, welches mit der Angst der Menschen betrieben wird. Im Mittelalter zogen die Gaukler von einem Marktflecken zum anderen, um angeblich heilsbringende und ewige Gesundheit versprechende Tinkturen an den Mann und an die Frau zu bringen. Es hat sich bis heute nichts daran geändert, nur treten die sogenannten Heilsbringer im Gewand ihres angeblich erworbenen Titels auf ... So müssen sich diesmal jene Männer glücklich schätzen, die weniger bemittelt sind und sich daher keinen ‚Früherkennungs'-Test leisten können. Ihnen entgeht die ‚Wohltat' unsinnigen ärztlichen Handelns. Die nachfolgenden Maßnahmen aufgrund eines erhöhten und dazu noch willkürlich festgelegten PSA-Werts kann man dann nur noch als kriminell bezeichnen, weil körperverletzend. Weltweit verdient ein medizinisch-technischer Industriezweig mit dem überflüssigen PSA-Test ein Milliardenvermögen."

Doch solche kritischen Äußerungen waren die Ausnahme. Kai Mielke, der Geschäftsführer des „Bundesverbands Prostatakrebs Selbsthilfe" (BPS), sah die öffentlichen Auftritte der Brüder Roth als einen wichtigen Schritt in dem Bemühen um mehr Aufklärung der Männer. Er schrieb an die Zwillinge: „Wir möchten unsere Bewunderung zum Ausdruck bringen, dass Sie mit Ihrem couragierten Gang an die Öffentlichkeit gezeigt haben, dass Prostatakrebs kein Tabuthema sein muss. Dies kann viele Männer dazu ermutigen, es Ihnen gleichzutun und offen und selbstbewusst mit der Erkrankung umzugehen. Hierfür möchten wir Ihnen ein großes Dankeschön sagen! ...Wir würden uns sehr freuen, wenn Sie auch weiterhin dabei mithelfen, das öffentliche Bewusstsein für die Themen Prostatakrebs und Prostatafrüherkennung zu schärfen."

Die Frauen, sagt Mielke, hätten vor über zwanzig Jahren damit begonnen, mit der Brustkrebsvorsorge ihre Tumorgeißel Nummer eins zu bekämpfen, die Männer hätten erst vor rund zehn Jahren ganz allmählich nachgezogen, ihrem größten Krebsfeind frühzeitig zu begegnen. „Lange Zeit ist dieses Massenleiden Prostatakrebs unter der Decke gehalten worden", sagt Mielke. Während die Frauen mittlerweile sehr offen mit dem Krebs umgehen, „sind die Männer immer noch sehr schamhaft". Männer wie die Roths seien deshalb für einen Kurswechsel immens wichtig.

Anfang September 2009 ist Michael Roth wieder voll im Geschäft der Handball-Bundesliga. Acht Wochen hat er die HSG Wetzlar auf die neue Saison vorbereitet. Nach seinem Ausstieg beim TV Großwallstadt im April ist es ein doppelter Neuanfang. Er musste sich erst mit den Umständen im neuen Verein vertraut machen, mit einem neuen Leben in einer anderen Stadt und mit einem Leben ohne Prostata. Er hat alles dafür getan, dass ihm der Neubeginn leichter fällt. Er nimmt sich eine ruhige Wohnung mit Dachterrasse in einem kleinen Ort in der Nähe von Wetzlar und zieht sich auch aus dem Tagesgeschäft seiner Promotionsfirma zurück. Er berät nur noch konzeptionell, ansonsten hat sein Freund und Partner Dennis Gissel allein das Sagen.

Michael Roth weiß, dass er nun seine Kraft für seinen Trainerberuf braucht, weil das Handballgeschäft keine Rücksicht auf die Gesundheit seiner Akteure nimmt. Das erste Spiel ist gleich wegweisend, die HSG Wetzlar spielt in Dormagen. Und es ist gleich Druck da. Wenn das Team von Roth die gestiegenen Ambitionen des Vereins erfüllen will, muss seine Mannschaft gewinnen. Michael Roth ist so engagiert wie immer an der Seitenlinie, bekommt sogar eine Verwarnung, weil er sich allzu laut über die Schiedsrichterentscheidungen aufgeregt hat. Es wird ein enges Spiel, erst am Ende setzt sich Wetzlar klar mit 31:24 durch. Roth und sein Team lösen eine kleine Euphorie in der hessischen Stadt aus. Einige glauben und viele hoffen, dass der Verein die untere Region der Tabelle, in der man sich die vergangenen drei Jahre aufgehalten hat, mit Roth als Trainer verlassen werde. Aber die Ernüchterung folgt prompt. Das nächste Heimspiel verliert Wetzlar gegen den VfL Gummersbach. So geladen er während des Spiels auch ist, so gelassen ist Michael Roth nachher. „Man muss mit Rückschlägen leben können", sagt er. Die Niederlage ärgert auch ihn, weil sie nicht nötig war. Aber er hat erlebt, dass es Wichtigeres gibt als Tore und Punkte im Sport.

Anfang September ist die neue CD von PUR auf dem Markt. Für Manager Uli Roth ist dies immer ein besonderer Moment. „Als ich die ersten Lieder gehört habe, war ich sofort begeistert", sagt er, „den Jungs ist wirklich etwas Großes geglückt." Aber werden auch die Anhänger die CD gut finden? Es ist auch ein Vabanquespiel. Aber diesmal ist es für Uli Roth eine besondere Situation. Als die Anhänger der Band von seiner Erkrankung erfuhren, waren viele Fans erschüttert und hatten viele Dutzend Genesungswünsche auf der Homepage von PUR hinterlassen – so wie Marion: „Ich glaube, alle Fans von PUR nehmen Anteil an dem, was dir und deinem Bruder passiert ist. Ich wünsche dir und deinem Bruder ganz viel Kraft und Stärke, um diese Krankheit zu besiegen." Uli Roth arbeitete zwar stets im Hintergrund, aber ihm wurde jetzt noch einmal deutlich, wie viele Anhänger ihn als Teil der Band sehen.

Die CD mit dem Titel „Wünsche" erobert sofort den Spitzenplatz der Hitparade – sie zieht vorbei an Michael Jackson und den Beatles. Die Fans sind zufrieden. Die CD besteche durch eine „gelungene Mischung aus rockigen Melodien und Texten, die zum Nachdenken anregen", schreibt ein Kritiker.

Nach den dramatischen Wochen ihrer Krankheit haben Michael und Uli Roth dort wieder angeknüpft, wo sie vor der Diagnose ihrer Krebserkrankung aufgehört haben. Aber jetzt sind sie nicht nur Trainer einer Handballmannschaft und Manager einer Popgruppe, sie sind nun Protagonisten für Prostatakrebsvorsorge. Und haben dort ebenfalls Erfolg, auch wenn sie es oftmals gar nicht selbst erfahren.

Kurz nach der Sendung mit Markus Lanz kommt ein Patient zu Professor Hubert Seggewiß in die Klinik nach Schweinfurt. Der Mann ist Ende sechzig. Er hat die Sendung mit den Brüdern Roth gesehen. Es ist ein pensionierter Lehrer – und er hat einen Zwillingsbruder. Vor einem halben Jahr wurde bei diesem ein Prostatatumor entdeckt. Er musste operiert werden. Obwohl Seggewiß' Patient wusste, dass er als naher Angehöriger genetisch vorbelastet ist, ließ er trotz seiner ansonsten sehr gewissenhaften Lebensart die Vorsorge schleifen. Erst nachdem er die Brüder Roth im Fernsehen gesehen und deren Geschichte gehört hatte, ging er ins Schweinfurter Leopoldina-Krankenhaus und ließ sich testen. Die Ärzte stellten fest, dass auch er Prostatakrebs hat. Es war gerade noch rechtzeitig, um sich erfolgreich behandeln zu lassen.

5

Zehn Jahre: Wie ein Leben weitergeht

Alles ist gut – aber alles ist anders

Es ist Anfang Mai 2020, ein warmer Tag in Hamburg. Es ist jetzt über zehn Jahre her, dass die Roth-Zwillinge an der Prostata operiert wurden. Uli ist nach Hamburg gefahren, um seinen Bruder zu besuchen.

Michael hat den Grill angeworfen, es gibt Rotwein und „Tannenzäpfle"-Bier. Die Brüder wollen erzählen, wie es ihnen in den letzten zehn Jahren ergangen ist ohne Prostata. Wie man lebt mit der Angst, dass der Krebs doch irgendwann wieder zurückkommt. Sie wollen erzählen, wie sie Menschen helfen möchten, die in einer ähnlichen Situation waren wie sie vor über einem Jahrzehnt. Wie sie anderen Männern Mut gemacht haben, aber auch, wie es in ihrem eigenen Leben weitergegangen ist. Wie sie akzeptieren mussten, dass ihr Alltag niemals wieder so sein wird wie vor ihrer Krankheit. Wie sie immer wieder dazulernen mussten, ein ganz normales Leben zu führen, mit sehr vielen Highlights und aufregenden Situationen, aber auch mit Rückschlägen. Und mit immer wiederkehrenden Zweifeln, wie ihr Körper auf psychische Belastungen reagieren wird.

Es sind aufregende Tage – das Covid-19-Virus hält die Welt im Griff, die Kontaktbeschränkungen in Deutschland sind erst vort Kurzem gelockert worden. Michael bewegt sind noch etwas verhalten. Er hatte sich mit dem Covid-19-Virus infiziert, vermutlich bei einem befreundeten Handballtrainer, aber so genau weiß das niemand. Seit Wochen ist er nun zu Hause. Für Michael ist es eine kuriose Zeit, sein Leben hatte gerade erst wieder zu einem neuen Höhenflug angesetzt, als ihn das Virus niederstreckte.

Auch Uli ist schwer von Corona betroffen. Diesmal war es nicht wie so häufig in ihrem Zwillingsleben: Uli ist vom Virus verschont geblieben, hat sich auch nicht bei seinem Bruder angesteckt. Aber beruflich hat es ihn voll verwischt. Er arbeitet im Sportbusiness und in der Veranstaltungsbranche. Beide Geschäftsbereiche sind durch die Pandemie fast komplett zum Erliegen gekommen. Aber nach einer kurzen Phase des Schocks, in dem er sich zu Hause um seinen Kräutergarten gekümmert und zur Ruhe gefunden hat, ist sein Unternehmergeist wieder erwacht. Gerade ist er dabei, in Mannheim ein Autokino zu organisieren, um den Menschen in schwierigen Zeiten ein Stück weit die Unterhaltung zurückzubringen.

Aber zunächst wollen sie zurückblicken. Uli erinnert sich an die Zeit nach der Operation. Er erzählt davon, wie viele Gedanken er sich gemacht hat, bevor er nach der Operation das erste Mal wieder Sex hatte. Er sagt, er habe damals keine feste Partnerschaft gehabt, aber der Wunsch zu wissen, ob er noch fähig sei, seinen Mann zu stehen, sei einfach zu groß gewesen. Also vertraute er sich einer sehr guten Freundin an und gemeinsam wagte man das Experiment. „Die Erfahrung war extrem wichtig für mich, vor allem, weil ich sofort gespürt habe, wie sensibel Frauen mit dem Thema umgehen, dass man ohne Prostata nicht mehr ejakulieren kann", sagt Uli. „Wir dachten ja immer, dass der Erguss im wahrsten Sinne des Wortes der Höhepunkt ist — der finale Akt, auf das alles hinausläuft. Und natürlich gingen wir davon aus, dass alle Männer so denken. Und nun mussten Michael und ich feststellen, dass das ein Irrglaube ist. Für die allermeisten Frauen ist der Erguss völlig unwichtig, eher ein Kollateralschaden beim Sex, auf den man sehr gerne verzichten kann – solange man keine Kinder zeugen will natürlich."

Uli und Michael wollen nicht den Eindruck vermitteln, als seien ihnen diese Erkenntnisse so einfach in den Schoß gefallen. „Ich habe natürlich am Anfang immer geguckt, ob vielleicht doch noch ein paar Tropfen kommen", erzählt Uli, er habe es ein paar Mal an sich selbst ausprobiert. Bis er eingesehen habe, dass sein Orgasmus für immer und ewig ein trockener bleiben wird.

Ihnen sei es wichtig, sagen sie immer wieder, den Männern weiterzugeben, dass der trockene Orgasmus ihre Beziehungen zu und ihr Geschlechtsleben mit den Frauen nie getrübt habe. Auch die vielen Gedanken, die sie sich anfangs über mögliche Probleme mit der Impotenz gemacht haben, hätten sich schnell verflüchtigt. „Ich kann nur jedem Mann raten, einfach loszulegen", sagt Uli, zu probieren, gern auch mit Potenzmitteln wie Viagra. Wie im Sport müsse man trainieren, trainieren, trainieren: ‚Übung macht den Meister.'"

Uli und Michael Roth wollen anderen Menschen davon berichten, wie es sich anfühlt, einen Tumor erfolgreich bekämpft zu haben. Welches Glück das ist. Aber wie es die Menschen auch verändert, wie die persönliche Haltung, unangreifbar zu sein, verloren geht. „Auch wenn unser Krebs jetzt endgültig besiegt zu sein scheint", sagt Michael, „das Gefühl, wir können keinen Krebs mehr bekommen, ist weg. Die Sorglosigkeit hat sich davongemacht. Wohl für immer." Ihre Mutter hatte Brust- und Nierenkrebs, der Vater hatte erst Prostata- und dann Nierenkrebs, die Zwillinge hatten beide Prostatakrebs. Der Krebs wird sie begleiten, solange sie leben.

Die Gedanken über den Krebs und die Folgen der Erkrankung sind im Kopf, aber es sei ebenso wichtig, sie auch rauszulassen. Die Brüder betonen immer wieder, wie wichtig es für sie gewesen sei, über die kleinen Erfolge, aber auch die Beeinträchtigungen zu sprechen. Wie gut sie das hinbekommen haben, weil sie sich hatten, um sich auszutauschen – auch über Dinge, die man nicht sofort mit anderen Menschen bespricht: Probleme beim Wasserlassen, Veränderungen beim Umgang mit Sex. Mit der Zeit haben sie aber auch erfahren, wie befreiend und lohnend es sein kann, mit fremden Personen über diese sensiblen Themen zu sprechen.

So wichtig es sei, sich von den negativen Gedanken über die Krankheit nicht verrückt machen zu lassen, sagen sie, so wichtig sei es auf der anderen Seite, nicht zu vergessen, dass man krank gewesen sei. „Das Gute ist, dass man wirklich jeden Tag daran erinnert wird", sagt Uli, „das fängt bei ganz banalen Dingen an: Ich muss viel häufiger auf die Toilette. Wenn ich shoppen gehe, steuere ich regelmäßig das WC an, um nicht irgendwann

Professor Maurice Stephan Michel über die Vorteile des Da-Vinci-Systems

Mit der Präzision eines Uhrmachermeisters

Rund die Hälfte aller Prostataoperationen werden in Deutschland roboterassistiert durchgeführt. Rund hundert Kliniken besitzen solche Systeme, die den Urologen bei ihren Eingriffen unterstützen. Streng genommen sind es indes gar keine Roboter im klassischen Sinne, weil die Instrumente nicht eigenständig nach einer vorheriger Programmierung operieren, sondern das System funktioniert so, dass die Bewegungen des Operateurs auf die Arme des Roboters übertragen werden.

Professor Maurice Stephan Michel, Direktor der Klinik für Urologie und Urochirurgie der Universitätsklinik in Mannheim und Lehrstuhlinhaber für Urologie an der Medizinischen Fakultät Mannheim der Universität Heidelberg, hat das System vor über elf Jahren an seiner Klinik eingeführt. Er hatte die roboterassistierte minimalinvasive Operationstechnik beim Prostatakrebs zuvor in Zürich erlernt. Inzwischen hat seine Klinik große Erfahrung, man arbeitet in Mannheim mit dem System der fünften Generation.

Wenn man Professor Michel bei einer Operation verfolgt, kann man die Bilder aus den Arztfilmen vergangener Tage vergessen. Es geht nicht blutig, laut und hektisch zu, es ist eher äußerst feinziseliertes Handwerk mit der Präzision eines Uhrmachermeisters.

Das verwendete System besteht aus drei Einheiten: der Konsole des Operateurs, dem Stativ mit den Armen sowie dem Videoturm, über den die Bilder übertragen werden. An der Steuerkonsole sitzt der Operateur im Operationssaal, er blickt durch ein integriertes stereoskopisches Sichtfenster. Die rechte und linke Hand des Operateurs befinden sich jeweils in frei beweglichen Griffeinrichtungen, über die er vier Arme steuert. Die Bewegung der Finger und Handgelenke des Operateurs werden in elektronische Steuersignale umgewandelt. Die Steuersignale werden weitergeleitet und setzen die Bewegungen der Hände in Bewegungen der Instrumente im Operationsfeld des Patienten um.

Ein Vorteil des Da-Vinci-Systems liefert die hochmoderne Telemanipulator-Technologie. Der Operateur schaut durch zwei Okulare und bekommt eine exzellente dreidimensionale Sicht in den Körper der Patienten – ohne dass eine 3-D-Brille nötig wäre.

Für jede Optik steht eine separate Kamera zur Verfügung. Im Videoturm werden die Bilder auf zwei Monitoren eingespielt, synchronisiert und in das Sichtfenster der Konsole übertragen. Durch die Verschmelzung von rechtem und linkem Bild wird ein dreidimensionaler Blick mit vollständiger Tiefe geschaffen. Die Kameras sind zudem mit einer zehnfachen Vergrößerung ausgestattet, sodass auch sehr feine Strukturen an der Prostata, der Blase oder am Harnleiter sichtbar werden. Das ermöglicht optimale Sichtverhältnisse – die Grundvoraussetzung für eine präzise Mikrochirurgie.

Wer Professor Michel beim Operieren beobachtet, bekommt eine Ahnung davon, wie präzise er mit dieser Optik zu Werke gehen kann. Mit den ferngesteuerten Greifern schiebt er die Prostata vom Beckenboden ab, präpariert die Nervengefäßbündel frei, setzt die Prostata von der Blase und Harnröhre ab.

Mit dem Da-Vinci-System ist es möglich, jede kleinste Handbewegung des Arztes zu verfeinern und an die Strukturen im Körper anzupassen. Der Operateur kann mit einer absolut ruhigen Hand zitterfrei arbeiten, was in dieser Form weder bei der klassisch chirurgischen Operation noch bei der klassischen Laparoskopie möglich ist. Ein weiterer Vorteil zur Schlüsselloch-Operation ist, die enorme Beweglichkeit der Arme. Die Instrumente haben multiple Gelenke und ermöglichen sieben Freiheitsgrade, die in ihrer Bewegungsfähigkeit den Händen und Handgelenken des Operateurs entsprechen. Dadurch sind feinste Manöver möglich. Das ist besonders bei der Präparation der Prostata von großem Vorteil, um die feinen Nervengefäße so exakt zu bearbeiten, wie es der Operateur beabsichtigt.

Operateur an der Steuerkonsole des Da-Vinci-Systems

Die hervorragend Feinsteuerung macht auch einen Nachteil wett, den computerassoziierte Systeme in der Vergangenheit oft hatten. Operateure beklagten sich bisweilen, dass sie mit den Geräten kein Gefühl dafür hätten, wie fest oder kräftig man an Gewerbeteilen arbeite, das „haptische Feedback" fehle. Mit den neuartigen Instrumenten ist das anders.

Die dritte Einheit des Da-Vinci-Systems, das Stativ, steht direkt am Patientenbett. Es trägt vier Arme, die durch die Bauchdecke geführt werden: drei Instrumentenarme, mit denen der Operateur zu Werke geht, und in der Mitte der Arm für die Kamera. Diese Arme sind mit Adaptern verbunden, die die Instrumente aufgrund der Bewegungen des Chirurgen an der Konsole führen.

Am Ende vernäht Michel wieder die Harnröhre mit der Blase. Auch dabei kann er mit den ferngesteuerten Greifarmen äußerst präzise vorgehen und eine fortlaufende Naht ansetzen, was bei der klassischen Operation sehr schwierig ist. Dann wird noch die Blase befüllt, um zu überprüfen, ob die Nähe dicht sind. Nach eindreiviertel Stunden hat Professor Michel seine Operation beendet. „Alles glatt gelaufen sagt er." Nach sechs Tagen wird sein Patient das Krankenhaus wieder verlassen können.

Zusammenfassend hat sich dieses System weltweit durchgesetzt, weil es sechs Vorteile auf sich vereinigt:

- es ist minimal invasiv,
- es bietet eine dreidimensionale Sicht,
- es übermittelt dem Operateur Bilder, die zehnfach vergrößert sind,
- es schafft eine maximale Beweglichkeit für die Instrumente,
- es erzeugt einen geringen Blutverlust,
- es ermöglicht dem Patienten eine schelle Erholung nach der Operation.

vom Harndrang überrascht zu werden. Das sind Dinge, an die musst du dich langsam rantasten. Du musst wissen, dass selbst Kleinigkeiten in deinem Leben jetzt eine gewisse Vorbereitung bedürfen. Du trägst die Krankheit also immer ein Stück mit dir herum."

Das Wichtigste sei, das man das einfach akzeptiere, ergänzt Michael, „Es sind Einschränkungen, lästige Dinge, aber du musst dir immer wieder sagen: Du kannst damit leben."

Die Erfahrungen, die sie in den vergangenen Jahren gemacht haben, hätten sich tief in ihr Bewusstsein eingebrannt. „Der Krebs ist in deinem Kopf, und dort bleibt er auch", sagt Michael, „du bist und bleibst ein Krebspatient." Natürlich, so sagen sie, sei es bei ihnen auch so, dass ihre Erinnerungen durch den Kontakt zu anderen Prostatapatienten immer wieder aufgefrischt würden. Uli: „Wir sehen auch die anderen Schicksale, Leute, die elendig sterben, Fälle, die nicht so glimpflich ausgehen wie bei uns. Und dann wissen wir, dass wir weitermachen wollen in unserer Kampagne und dass wir den Leuten erzählen müssen, so wie Professor Huland es uns vor mehr als zehn Jahren gesagt hat, dass wir keine sechzig Jahre alt geworden wären, wenn wir nicht so frühzeitig von unserer Diagnose erfahren hätten. Wie ich mich selbst nach der Diagnose noch so stark gefühlt habe, als wir die Vorbesprechung für den Operationstermin in Hamburg hatten und ich sagte, ich hätte jetzt noch zwei wichtige Geschäftstermine und danach erst Zeit für die OP. Und wie mich Professor Huland nur angeguckt und gesagt hat: ‚Nein Sie haben jetzt keine Zeit mehr für andere Termine, nehmen Sie sich Zeit für sich selbst und bereiten sich auf den Eingriff vor. Und zwar jetzt und sofort.' Jedes Warten könne in unserem Fall den Erfolg der Heilung gefährden."

Die Krankengeschichte von Uli und Michael Roth ist eine Erfolgsgeschichte. Der Erfolg der modernen Medizin über die Geißel Krebs. Aber er ist auch eine tragische Geschichte, weil die moderne Medizin zwar den Tumor bekämpfen kann, nicht jedoch die seelischen Folgen, mit denen jeder, der so etwas einmal erleben musste, zu kämpfen hat. „Du kannst dich noch so viel damit auseinandersetzen, noch so viel versuchen zu verarbeiten, deine Sinne für den Krebs bleiben geschärft, weil du täglich mit diesem Thema konfrontiert wirst", sagt Uli, „du nimmst die persönlichen Geschichten anderer Patienten oder die Meldungen in den Zeitungen von Tumorerkrankungen viel intensiver wahr. Und mit jedem neuen Partner und mit jeder neuen Bekanntschaft und Freundschaft, die du beginnst, fängst du wieder von vorne an zu erzählen, von deinen Ängsten zu berichten."

Was der Krebs mir dir anstelle, würden sie nicht nur an sich selbst erleben, ergänzt Michael, aus vielen Gesprächen wissen sie, wie sich nahezu jeder Krebspatient verändert. „Wir wissen aus Beschreibungen, wie Menschen, die ihre Diagnose bekommen haben, plötzlich viel agiler werden, im Job noch einmal richtig reinklotzen wollen", sagt Michael, „aber andere werden mit einem Mal nachdenklich, sie ziehen sie sich zurück, wollen es nur noch mit Menschen aus dem engsten Bekanntenkreis zu tun haben." So unterschiedlich die Reaktionen auch sind, eines tue garantiert niemand: „So zu bleiben wie vor der Krankheit."

Uli erzählt davon, wie nachhaltig ihm die ersten Tage nach der Operation in Erinnerung geblieben sind. Zur Erholung war er mit seinen Kindern nach Spanien gereist. Während seine Töchter am Strand machen konnten, was sie wollten, war er viele Stunden lang an seine Liege gefesselt. „Für mich hat der Sport immer eine große Rolle im Leben gespielt. Und selbst mit meiner Diagnose fühlte ich mich ja nicht wirklich krank, ich war am Tag der Operation auch noch joggen. Und jetzt liegst du da, deine Wunde ist verbunden und muss gekühlt werden, und dir wird mit einem Mal bewusst: Du bist jetzt wirklich angeschlagen, krank, es hat dich erwischt. Das war für mich eine Qual."

Aber Uli setzte sich Ziele, bescheidene, kleine Fortschritte: „Ich habe täglich Spaziergänge gemacht, immer mit dem Ziel vor Augen, etwas weiter zu kommen." Das Problem nur: Nach der Operation konnte er das Wasser nicht lange halten, er verspürte einen Harndrang, der durch das lauwarme Wasser und das Geplätscher des Meeres noch mehr gesteigert wurde. „Ich konnte nicht anders, als mich in kurzen Abständen ins Wasser zu stellen, Hose runter und Wasser marsch. Zum Glück war der Strand sehr einsam, so dass ich nicht Gefahr gelaufen bin, beobachtet oder gar angemacht zu werden."

Uli sind die Szenen auch deshalb im Bewusstsein geblieben, weil dieses Thema in den Gesprächen mit anderen Betroffenen im Laufe der Jahre immer wieder ein wichtiger Punkt war. „Noch vergangene Woche hat mich ein Mann angerufen, der bald operiert wird. Wir haben uns über dieses und jenes unterhalten und irgendwann hat er erzählt, dass er gelesen habe, dass nach dem Eingriff der Schließmuskel zunächst erst wieder trainiert werden muss. Und ich konnte ihm nur bestätigen, dass Blase, Harnleiter und die umgebende Muskulatur nach der Operation irritiert sind. Das beschäftigt dich einige Wochen, Monate und kann auch Jahre dauern."

Uli Roth sagt, ihm sei erst viel später so richtig klar geworden, dass das Gefährliche an dieser Krankheit ist, dass man lange Zeit keine Symptome hat, auch wenn der Krebs schon fortgeschritten ist. „Nur wenn der Krebs aus der Kapsel austritt, dann kommen die Probleme, die dir Schmerzen bereiten, die dich dazu verurteilen, zum Arzt zu gehen. Aber dann ist es meist zu spät, Deshalb ist uns immer bewusster geworden, wie wichtig die Vorsorge ist." Der Prostatakrebs habe eben das doppelte Gesicht: Er sei heilbar, aber er verursache lange Zeit keine Schmerzen, die dich warnen. Deshalb sei die Früherkennung so eminent wichtig.

Die ersten fünf Jahre nach der Behandlung bleiben eine besondere Zeit, weil bei den Betroffenen die Angst, dass der Krebs zurückkommt, immer da ist. Diese Angst begleitete auch die Roth-Brüder jeden Tag – auch wenn die Operation optimal verlaufen war und die Ärzte versicherten, dass der Tumor komplett entfernt wurde.

„Der Moment, in dem ich auch nach der Operation die Ergebnisse des PSA-Tests bekommen habe, waren für mich immer aufregend", erzählt Uli, „ich war jedes Mal froh, wenn ich eine Kurznachricht von meinem Urologen Dr. Otto bekommen habe. Sobald sein Name auf meinem Handy aufblinkte, war ich erleichtert, denn da wusste ich, dass das Ergebnis wieder einmal gut ausgefallen ist. Denn wenn das Ergebnis schlecht gewesen wäre, hätte mir Dr. Otto niemals eine SMS geschickt, er hätte mich persönlich angerufen."

Uli hat das Glück, weiter mit dem Urologen aus seiner Heimat in Kontakt stehen zu können – auch wenn der inzwischen im Ruhestand ist. „Ich habe ihm jetzt gerade noch gesagt, natürlich mehr zum Spaß, solange er seine Finger noch bewegen kann, erwarte ich von ihm, dass er mich behandelt. Auch wenn man noch so locker drauf ist: Zu seinem Urologen entwickelt man eine ganz besondere Beziehung, da es für die meisten Männer nicht einfach ist, diesen Schritt überhaupt zu gehen, weil es keinen anderen Mann gibt, der einem so nahekommt."

Uli kommt ins Erzählen über die Urologen, die er in den vergangenen zehn Jahren kennengelernt hat – bei Lesungen, bei Vorträgen, auf Kongressen. „Irgendwie sind die Urologen andere Ärzte", sagt er. „Sie stehen gefühlt immer mitten im Leben, sind gute Typen, mit Lebensfreude. Es sind kompetente Menschen, die gerne auch mal einen Rotwein trinken, einfach ein Stück weit entspannt sind und zumeist immer gut drauf."

Michael und Uli auf dem Kongress der Deutschen Gesellschaft für Urologie für die FFF-Kampagne

Michael erzählt, wie Urologen bei Lesungen oder Vorträgen oft auf sie zukommen würden. Sie sehen uns als eine Art Patientensprecher und manchmal auch als Mittler zwischen Arzt und Patient. Einmal seien sie in Osnabrück gewesen, rund hundert Leute im Saal, je zur Hälfte Männer und Frauen. Und irgendwann habe sich ein Mann zu Wort gemeldet und sich für die offene Worte der beiden bedankt. Es stellte sich heraus, dass es sich um einen leitenden Arzt der Urologie eines Osnabrücker Krankenhauses handelte. Und plötzlich hätten sich viele Fragen ergeben, viele fachliche Fragen, die nur der Mediziner habe beantworten können. Deshalb hätten sie ihn zu sich auf die Bühne gebeten. Und dann sei der Bann gebrochen gewesen. Selbst über Themen, die vorher noch tabuisiert gewesen seien, habe man nun ganz offen sprechen können.

„Seitdem legen wir Wert darauf, dass bei solchen Veranstaltungen auch Ärzte dabei sind. Wir lösen die Hemmungen", sagt Michael, „und die Doktoren kümmern sich dann um die Beantwortung der medizinischen Fragen."

Uli und Michael berichten darüber, wie sie für viele Betroffene zu einer Art Anlaufstation geworden seien. Sie hätten eine Homepage eingerichtet, und sehr schnell sei dort reichlich Verkehr gewesen, viele Leute hätten ihnen ins Gästebuch geschrieben. Andere Menschen hätten ihnen Mails oder Briefe geschrieben – Männer, aber auch viele Frauen. Sie hätten sich bedankt, weil ihnen durch die Erzählungen der Roths die Notwendigkeit der Vorsorge aufgegangen sei. „Besonders berührt ist man natürlich, wenn man dort liest, dass Männer wegen unserer Auftritte einen Arzt aufgesucht haben, Krebs entdeckt wurde und dann alles gut ausgegangen ist. Ohne uns wäre der Mann vielleicht gestorben", sagt Uli.

Uli und Michael erzählen von den Menschen, die sie kontaktiert haben. „Jedes Gespräch, das du führst, geht in Tiefe", sagt Uli, „es kann banal anfangen, wie man wieder fit wird. Aber dann geht es sehr schnell auch um Sex, um Potenz, um die Inkontinenz und um deine Gefühle. Dein Inneres. Dann musst dich auch trauen, dich zu öffnen, zu sagen, dass du am Anfang auch einige Male onaniert hast. Einfach, um zu fühlen, ob und wie das unterrum alles wieder funktioniert. Du musst darüber berichten, dass es wichtig ist, wieder ein unbefangenes Gefühl für deinen Körper bekommen. Und dann reden wir ganz offen darüber, wie der Schließmuskel arbeitet. Die meisten Leute, deren Diagnose noch ganz frisch ist, suchen oft nach praktischer Hilfe. Wir sagen ihnen, such' dir einen erfahrenen Operateur, verlasse dich nicht auf die Erzählungen im Netz und vertraue den Ärzten, für die du dich dann entschieden hast."

So dramatisch die Geschichten der Leidensgenossen bisweilen auch gewesen seien, sagen die Brüder, sie seien der Grund dafür gewesen, mit ihrer Aufklärungskampagne weiterzumachen: Persönlich aufzutreten, das Wort zu ergreifen, präsent zu sein. Die ursprüngliche Angst, überall in Deutschland als die Prostata-Zwillinge zu gelten, sei unbegründet gewesen, sagt Uli. „Das hat sich total gedreht, noch heute passiert es mir, dass ich von wildfremden Menschen zu den unmöglichsten Momenten, etwa beim Pinkeln auf der Toilette in einem Sportstadion, angesprochen werde, und sich Männer als Leidensgenossen outen. Und es gab bisher keinen einzigen Moment, in dem ich darüber genervt gewesen wäre. Im Gegenteil. Ich bin mir heute ganz sicher, wenn man irgendwo im Gesundheitsbereich mitarbeitet, dann hat das auch ein Stück weit etwas Ehrenwertes."

Seit einigen Jahren sind die Roths auch im Patientenbeirat des Deutschen Krebsforschungszentrums in Heidelberg. Die renommierte Einrichtung war auf ihre Öffentlichkeitsarbeit aufmerksam geworden und hatte sie gebeten, in diesem Gremium mitzuwirken. Außerdem sind sie eingebunden in die Kampagne „Für alle. Für jeden. Für uns" der Deutschen Gesellschaft für Urologie.

Das ist genau das, was sie wollen: Uli und Michael Roth sehen sich als Gesprächspartner für Betroffene und Selbsthilfegruppen. „Auch wenn sich die Ärzte sehr um ihre Patienten bemühen, bleibt immer eine Distanz", erklärt Uli, „die Männer gehen zu einem Arzt in seine Praxis, werden meist von einem niedergelassenen Arzt in die Klinik überwiesen. Dort werden sie aufgenommen, operiert und nach der Operation gehen sie wieder nach Hause. Und dann bricht der Kontakt ab, und viele Patienten fühlen sich alleingelassen mit ihren kleinen oder größeren Problemen, mit ihren Sorgen und Ängsten." In diesen Momenten sei ein Austausch mit Gleichgesinnten enorm wichtig.

Sie haben es selbst an sich gespürt, wie wichtig die Kommunikation gewesen ist, und wollen dazu beitragen, dass sich andere Männer nicht alleine fühlen müssen. Denn eine Krebserkrankung sei ein langer Weg, ein sehr langer Weg. „Was du brauchst, und das ist wirklich wichtig, ist Geduld, Geduld und Ruhe, und nochmal Geduld", sagt Uli, es gebe viele Männer, die ihnen erzählt haben, dass sie nach einer Operation gleich wieder in die Firma gerannt seien und den Alltag aufgenommen hätten. „Wir haben aber erlebt – auch wenn es womöglich schwerfällt, dies einzusehen – dass man die Krankheit annehmen muss. Man muss sich immer wieder klarmachen, dass man dem Körper Zeit geben muss, den Krebs zu besiegen." Dabei sei es gleichgültig, ob man die Reha privat organisiere oder eine andere Variante wähle. „Wichtig ist, dass man sich komplett ausklinkt", sagt Uli, „macht Urlaub, geht dorthin, wo ihr ungestört seid." Vier Wochen, besser sechs.

So gut Uli mit den Folgen seiner Krankheit umzugehen lernte, so sehr belastet ihn bis heute, dass es auch schwere Nackenschläge in seinem Leben gab. Uli will darüber erzählen, aber es fällt ihm nicht leicht. Es belastet ihn weiterhin und er will fair bleiben – so wie er es als Sportler gelernt hat – und deshalb holt er ein bisschen aus.

Zwanzig Jahre lang sei er Manager der Band PUR gewesen, es sei ein turbulentes Business, aber man könnte dort auch viel Spaß haben, erzählt er. Das Verhältnis zu den Künstlern sei wie in einer Ehe: Man hat Spaß und geht zusammen auf Partys, man ist auf Tourneen auch wochenlang zusammen und lernt sich privat näher kennen. Aber es gibt eben auch Kontroversen, Meinungsverschiedenheiten. Aus einer geschäftlichen Zusammenarbeit wurde eine emotionale, private Verbindung. Aus der tagtäglichen menschlichen Nähe wurde Freundschaft.

„Ich habe mich bei PUR immer als Teil einer Mannschaft gesehen, ich war eine Art Trainer, ein Trainer-Manager", sagt Uli. Er habe dazulernen müssen, weil es notwendig war. „Der Sport ist geprägt von Disziplin, von

Regeln, einer Hierarchie im Team. Künstler sind anders: Wenn die Abfahrt des Buses für acht Uhr angesetzt ist, kommt das letzte Teammitglied um 8.30 Uhr. Im Sport wäre dafür ein ordentlicher Beitrag in die Mannschaftskasse fällig." Uli musste akzeptieren, dass er eine längere Leine lassen muss, „weil sich nur auf diese Weise Kreativität entfalten kann".

Das nächste Problem sei, dass es in so einem Team der Unterhaltungsbranche meist zwei Chefs gebe. Der eine war in seinem Fall Hartmut Engler, der Sänger der Band PUR, und mehr als das: der Frontmann, der für die Band unersetzbar war. Und der andere sei er selbst gewesen, Uli Roth, der Manager, der sich auch für die konzeptionelle und strategische Ausrichtung der Band zuständig fühlte. Der gleichzeitig Bandmanager und Tourmanager war. Uli Roth und Hartmut Engler – zwei Alphatiere, was eine gewisse Grundspannung erzeugt habe, aber dennoch über viele Jahre auch sehr erfolgreich gewesen sei. Man habe gewusst, was man voneinander hatte. Die beiden waren zusammen erfolgreich, freundschaftlich verbunden. Man vertraute sich, konnte sich aufeinander verlassen.

Doch vor vier Jahre begann es zu kriseln. Es fällt Uli schwer, in die Details zu gehen. Er sagt nur, dass ihn die Stimmungsschwankungen und die daraus folgenden Problematiken von Hartmut Engler zu sehr belastet haben. Er sei immer schwieriger geworden, den Sänger zu schützen, für alles geradezustehen, was nicht optimal gelaufen sei. Aber alle seine Versuche, die Ursache anzugehen, das Problem zu lösen, seien gescheitert. Er sei oft der Mahner gewesen, derjenige, der die Probleme – auch im Sinne der gesamten Band – angesprochen habe, aber er sei immer weniger zu dem Künstler durchgedrungen. Die Unzuverlässigkeit, erzählt Uli, hätten ihn nicht nur geärgert, sie hätten ihn schlaflose Nächte bereit, weil er Dinge habe miterleben müssen, die ihn nicht nur genervt, sondern ihn arg mitgenommen hatten. „Das ging ins Mark."

Dass es in der „Ehe" Roth/Engler kriselte, hätten viele Außenstehende mitbekommen, es sei ein schleichender Prozess gewesen, der irgendwann in Gesprächen über eine Trennung geendet habe. Hinzugekommen sei, sagt Uli, dass er irgendwann auch nicht mehr bereit war, weitere Kompromisse einzugehen. „Ich habe doch durch meine Krankheit erfahren, wie kurz das Leben sein kann. Und es hat mir einfach nicht mehr gutgetan, eine Arbeit zu machen, die nur noch Aufregung und Stress bedeuten. Negativer Stress. Auch in den vielen Jahren zuvor war die Anspannung oft groß, aber der Erfolg hat dich getragen. Da steckt du den Stress leicht weg."

Die letzten Monate waren noch sehr erfolgreich gewesen. Uli hatte dafür gesorgt, dass die Band und der Sänger weiterhin sehr präsent waren in der Öffentlichkeit. So saß Engler bei der sehr erfolgreichen Vox-Musiksendung „Sing my Song – das Tauschkonzert" 2014 neben Künstlern wie Yvonne Catterfeld, Andreas Bourani und Xavier Naidoo auf dem Sofa. Danach zogen die Kartenverkäufe noch einmal an. Aber: Der Erfolg habe den Sänger noch weiter verändert, sagt Uli, die Basis der gemeinsamen Arbeit weiter verschlechtert. Uli sagt, ihm läge nicht daran nachzutreten, aber so viel will er preisgeben: Die gemeinsame Philosophie, wie man die Band führen wolle, sei durch zu großen Egoismus zerstört worden. Die Demokratie innerhalb der Band, die Möglichkeit eines jeden mitzureden, habe aufgehört zu existieren.

Selbst 2017 sah es für es die meisten Fans der Band noch nach der heilen Show Welt aus. Von den Medien wurde es als das „Konzertereignis 2017 bejubelt: Das „PUR & Friends Mega-Event" in der Veltins-Arena auf Schalke. Lange schon waren die Tickets ausverkauft, jetzt war es endlich soweit. 66 000 PUR Fans feierten mit der Bietigheimer Band die größte Party des Jahres! Mit dabei waren außerdem die Topstars Andreas Bourani, Xavier Naidoo, Bülent Ceylan, Daniel Wirtz und Herzenssache-Botschafter Max Giesinger. Für Uli waren die Riesenkonzerte in Gelsenkirchen immer sehr wichtig gewesen. Er hatte sie vor Jahren mitentwickelt, bisweilen hatte sich der optimistische Uli gegen den pessimistischen Engler durchsetzen müssen. Aber der Erfolg gab Uli Recht. PUR schaffte es, mit seinem Party-Hit-Mix ein Teil der angesagten Schlagerszene zu werden – und sich damit einem sehr lukrativen und jungen Publikum zu öffnen, was die Band bis heute geblieben ist.

Doch 2017 rumorte es hinter den Kulissen bereits heftig.

Im Oktober ging Uli Roth mit PUR noch auf eine Kreuzfahrt auf der „Mein Schiff", danach war Schluss. „So notwendig dieser Schritt auch war und so befreit ich mich danach auch fühlte, er tat körperlich und seelisch weh, weil ich meinen Traumjob aufgeben musste", sagt Uli, er sei aber alternativlos gewesen. In einem Team könne es zu Streitigkeiten kommen, Niederlagen müssen eingeplant werden, aber das gemeinsame Ziel, der Masterplan, an dem letztlich alle diszipliniert festhalten, müsse stimmen. Er sagt, er habe Verständnis für sehr erfolgreiche Künstler, weil diese es nicht einfach hätten, den beruflichen Erfolg, die Ansprüche einer fordernden Öffentlichkeit und den Alltag miteinander in Einklang zu bringen.

Doch trotz dieses Verständnisses für seinen Partner und trotz der Vermutung, dass auch Hartmut Engler die Situation nicht gleichgültig gewesen sein kann, habe man reagieren müssen. Uli sagt, wenn er weitergemacht hätte, hätte es so gewirkt, als würde er alles, was schiefläuft, tolerieren oder gutheißen. „Ich hätte mich mit Hartmut in ein Boot gesetzt, das konnte ich einfach nicht mehr." Es schaukelte sich hoch, man trennte sich im beidseitigen Interesse.

Die Veränderungen in seinem beruflichen Leben waren umso gravierender, weil der Geschäftspartner seiner Firma, mit dem er seit Jahren freundschaftlich verbunden war, erst einmal bei der Band PUR blieb und Uli sich auch von ihm trennen musste. „Das war die noch größere Ernüchterung. Denn das war ein großer Einschnitt, weil plötzlich alles zu Bruch gegangen ist. Ich musste erst lernen, auch mit dieser menschlichen Enttäuschung umzugehen." Uli sagt, die Trennung nach über zwanzig Jahren sei umso gravierender gewesen, weil er im Nachhinein feststellen musste, dass es auch geschäftliche Unregelmäßigkeiten im Umgang mit der Band gegeben habe, von denen er nichts geahnt hatte – und dass er belogen worden war.

Uli tut sich schwer damit zu beurteilen, inwieweit die Erlebnisse seiner Krankheit am Ende seine berufliche Entscheidung beeinflusst haben. „Natürlich bin ich nach der Operation sensibler geworden, nachdenklicher, habe versucht, bewusster, gesünder und nachhaltiger zu leben" sagt er.

„Früher waren wir auf Partys immer die letzten und haben morgens um fünf zu ‚Jump' von van Halen abgerockt. Heute ist es manchmal so, dass irgendwann am Abend aus der Blase ein paar Tropfen rauskommen, ohne dass du es rechtzeitig aufs Klo schaffst. Und ehe du mit Flecken auf der Hose durch die Gegend rennst, gehst du lieber nach Hause – du nimmst eben Rücksicht auf dich und deine Gesundheit. Und weil sich der Alltag im Gegensatz zu früher so gewandelt hat, fällt es dir umso mehr auf, wenn andere das nicht tun. Dann denkst du darüber nach, wie andere mit ihrem Körper umgehen, ihn womöglich auch ruinieren. Du versuchst das zu ändern, willst helfen, und wenn das alles zu nichts führt, geht es nur noch darum, wie du dich selbst schützen kannst."

Für Männer wie die Roths, für die das Leben Rock 'n Roll war, die es immer geschätzt haben, spaßige Stunden mit guten Freunden zu verbringen, war es schwer genug, sich selbst einzugestehen, dass sie einen Gang runterzuschalten hatten. „Schon lange Zeit vor der Trennung von PUR habe ich gemerkt, dass ich regelmäßiger Urlaub machen muss. Ich muss egoistischer sein, muss mehr an mich selbst denken", sagt Uli. „Ich habe mich deshalb entschieden, zum Beispiel mein Handy wirklich ganz konsequent um 20 Uhr auszumachen. Ich habe ganz bewusst viele kleinere Schritte unternommen, um nicht mehr rund um die Uhr 365 Tage im Jahr erreichbar zu sein."

Auch wenn er, wie Uli sagt, mit einem Schlag seine Existenzgrundlage verloren habe, wenn er sich von alten Weggefährten und Freunden enttäuscht abwenden musste, so habe er niemals Existenzängste gehabt. Einmal abgesehen davon, dass er viele Jahre zuvor gut verdient habe, sei für ihn immer klar gewesen, dass es beruflich weitergehen werde, dass sich neue Chancen ergeben würden. Irgendwie und irgendwo. Auch hier half die Erfahrung aus dem Sport: Es gibt Niederlage, die schmerzen, aber es kommt das nächste Spiel, das nächste Turnier. Es geht immer weiter, du darfst nur nicht aufgeben.

Natürlich war es eine Person, die ihm in dieser schweren Zeit besonders beigestanden hat: Der Zwillingsbruder. „Wir telefonieren immer noch jeden Tag, sagt Uli, „aber in solchen Zeiten sind es dann auch schon zweimal, dreimal oder noch öfter, dass wir täglich miteinander reden."

Und ist es Zufall oder Schicksal eines Zwillingspärchens? Wenige Monate später traf auch Bruder Michael ein beruflicher Tiefschlag. „Nur mit dem Unterschied, dass Michael wie von einem Blitz getroffen wurde, während ich viele Wochen lang zuschauen konnte, wie sich etwas auseinanderentwickelt hat. Ich war besser darauf vorbereitet", sagt Uli.

Auch bei Michael gab es in der Zeit nach der Operation ein Leben mit großen Ausschlägen. Beruflichen und privaten Höhepunkten folgten tiefe Einschnitte, aus die er sich oftmals nur mit großen Kraftanstrengungen und auf ungewöhnlichen Pfaden wieder herausarbeiten konnte.

Michael hatte seine Prostata-Operation so legen können, dass er nur eine kurze Pause als Trainer einlegen musste. Zum Bundesligastart 2009 stand er wieder an der Seitenlinie der HSG Wetzlar. „Das war schon eine schwierige Zeit für mich. Die Blase funktionierte noch nicht so richtig, du bist immer noch nicht topfit und gleichzeitig musst du aber hundertprozentig performen, weil jeder es von dir erwartet. Als Trainer ist man ständig Motivator und deshalb sollte man auch topfit sein", erzählt Michael. Der Job in Wetzlar war auch deshalb sehr anspruchsvoll, weil das Team nicht gerade gut besetzt war. Die wirtschaftlichen Bedingungen in der mittelgroßen Stadt in Hessen waren überschaubar. Große Investitionen waren nicht möglich, die Mannschaft stand daher im Abstiegskampf. „Das bekommt man auch als Trainer zu spüren, es ist alles sehr stressig", sagt Michael, dennoch verlängerte er seinen Vertrag, nachdem er es in seinem ersten Jahr in Wetzlar geschafft hatte, die Klasse zu halten. „Ich habe mir aber in den Vertrag schreiben lassen, dass ich jederzeit wechseln kann, wenn sich ein attraktiveres Angebot ergibt."

Die Nachfrage kam schneller, als er erwartet hatte. Die MT Melsungen suchte einen neuen Coach, nachdem die Mannschaft 2010 mit 0:20-Punkten in die Saison gestartet war. Melsungen, zwischen Kassel und Bad Hersfeld im Norden Hessens gelegen, ist zwar noch ein ganzes Stück kleiner als Wetzlar, hat aber einen enormen Standortvorteil. Dort ist die B. Braun

Melsungen AG zu Hause, eines der größten deutschen Unternehmen für Pharma- und Medizinbedarf, Jahresumsatz über 7,5 Milliarden Euro. Und die Aufsichtsratsvorsitzende Barbara Braun-Lüdecke, Chefin der MT Melsungen hat sich die finanzielle Unterstützung des örtlichen Handballvereins zur Aufgabe gemacht. Sie ist das Herzstück des Vereins.

Michael Roth überlegte nur kurz, als das Angebot aus Melsungen kam, den Verein als Trainer zu übernehmen, auch wenn ihm bewusst war, dass die Reaktionen in seinem alten Verein nicht nur positiv ausfallen würden. „Wenn Spieler zu einem ambitionierteren Verein wechseln, hat jedermann Verständnis dafür, weil sie sich sportlich verbessern. Aber als Trainer bist du schnell der Judas, der Vaterlandsverräter für die Fans. Natürlich ist es mir nicht leichtgefallen, weil ich mit einigen Spielern – besonders mit denen, die ich zu dem Verein geholt hatte – ein sehr gutes Verhältnis hatte. Dann fällt einem der Abschied schon schwer. Letztlich konnte aber auch Wetzlar froh sein, für sie hat es sich finanziell gelohnt: Sie bekamen eine hohe Ablösesumme für mich überwiesen."

Im Oktober 2010 ging es also nach Melsungen – es wurde so etwas wie die berufliche Heimat von Michael Roth, eine Art Lebensaufgabe. Melsungen lag zuvor ein wenig im Dornröschenschlaf. Der Verein konnte wegen seines mächtigen Sponsors im Rücken zwar ordentlich in die Mannschaft investieren, aber war bis dahin wenig dabei herumgekommen – sportlich und auch imagemäßig. Das Team galt als Söldnertruppe, zu der man primär ging, um gut zu verdienen, und erst in zweiter Hinsicht, um erfolgreichen Handball zu spielen. „Bevor ich kam, spielten da Handballer aus sieben oder acht Nationen in einer Mannschaft, das konnte nicht gutgehen", sagt Michael.

Also packte er es an. Der Turnaround war schnell geschafft, im Dezember hatte die Mannschaft, die so mies in die Saison gestartet war, bereits 12 Pluspunkte. Die Klasse war so gut wie gerettet. Michael war eine Zeitlang Trainer und Sportdirektor in einer Person. Er krempelte die Mannschaft komplett um, holte vornehmlich deutsche und skandinavische Handballer, viele von ihnen Nationalspieler. Eine Jugendabteilung existierte bis dahin nicht, Michael initiierte eine Nachwuchsabteilung, die später für ihre exzellenten Ergebnisse ausgezeichnet wurde. „Melsungen war mein Ding, ich habe mich als Projekttrainer gesehen, der nicht nur die Mannschaft coacht, sondern der auch über den Tellerrand hinaus guckt, was uns im Verein weiterbringen kann. Die MT Melsungen war für mich wie ein Sechser im Lotto, und ich bin noch heute stolz darauf, dass die Entwicklung dort mit meinem Namen verbunden ist."

In den Jahren seiner Trainerzeit schaffte der Klub aus der hessischen Provinz zweimal die Teilnahme am Europacup, erreichte im Pokal zweimal das Final Four in Hamburg. Der Verein hatte sich in dieser Zeit in der deutschen Spitzenklasse etabliert. Acht Jahre war Michael Roth in Melsungen, und irgendwann im Lauf dieser Jahre hatte er einen Mann auch als Manager dorthin gelotst, der ihn später rasieren sollte.

Eigentlich ging es unter dem Einfluss von Michael Roth stets bergauf, bis zum Jahr 2018. Die Erfolgskurve bekam eine kleine Delle, obwohl sich die Mannschaft mit den deutschen Nationalspielern Julius Kühn, Tobias Reichmann und Finn Lemke zu Saisonbeginn gut verstärkt hatte. Michael: „Es gab eine Aufsichtsratssitzung des Vereins, in der wir darüber gesprochen haben, dass wir alle mit der Saison nicht zufrieden waren. Es wurde gesagt, dass sich die MT Melsungen mit mir jahrelang stets verbessert habe, so solle es auch in Zukunft wieder sein. Und dann haben alle auf den Tisch geklopft und wir sind zufrieden nach Hause gegangen."

Michael sagt, vielleicht habe er im Rückblick einen Fehler gemacht, sich womöglich zu sehr dem Manager als Menschen geöffnet, der diese Nähe später ausgenutzt habe. Mit diesem Mann sei er eigentlich immer gut ausgekommen, fast befreundet seien sie gewesen. Er habe ihm auch persönliche Dinge über seine Krankheit und deren Folgen erzählt.

Auf jeden Fall fühlte sich Michael nach acht Jahren etwas ausgelutscht. „Ich habe mich in Gesprächen mit dem Manager selbst in Frage gestellt: Dass es vielleicht besser sei, einen neuen Trainer zu holen, der neuen Wind in die Mannschaft bringt. Vielleicht gebe es nach so vielen Jahren Abnutzungserscheinungen. Vielleicht fehlte mir das letzte Körnchen Spannung.

Ich wollte den Verein auf keinen Fall verlassen, sondern als sportlicher Leiter weitermachen. Aber statt über meinen Vorschlag vernünftig zu sprechen, ist mir das Messer von hinten in den Rücken gerammt worden."

Michael erklärt, wie schwer es für einen Trainer ist, die Balance zu finden zwischen den persönlichen Ansprüchen und den Erwartungen des Vereins und der Zuschauer auf der einen Seite und der Notwendigkeit, zu relaxen, den Kopf wieder frei zu bekommen auf der anderen Seite. „Das Problem eines jeden Trainers ist, dass am Ende nur das Ergebnis zählt. Die Gedanken an das nächste Spiel, den nächsten Gegner sind immer in diesem Kopf. Das macht dich kirre. Ich habe mühsam lernen müssen, im Sommer einfach auch mal abzuschalten, die notwendigen Kontakte mit dem Manager und dem Co-Trainer auf wenige Punkte zu konzentrieren. Und dennoch zerrt das Geschäft an dir, die Spannkraft lässt irgendwann nach."

Eines Tages hatte Michael einen Termin mit Barbara Braun-Lüdecke, der Mäzenin, zu der er immer ein vertrauenswürdiges Verhältnis gehabt hatte. Einen Termin zusammen mit dem Manager. Am gleichen Morgen hatte ihn der Manager noch zum Training gehen lassen, obwohl er da schon wusste, dass er drei Stunden später Michael entlassen würde. Nur Michaels Co-Trainer hatte er am Abend zuvor in seinen Plan eingeweiht. Das empfand Michael als besondere Demütigung, zumal sein Co-Trainer ihn wenig später als Cheftrainer ablöste.

Eigentlich hätten an diesem Tag ein paar Kleinigkeiten geklärt werden sollen. „Ich bin zu dem Termin bei Frau Braun gegangen, ich habe sogar noch den Fußweg dorthin zusammen mit dem Manager gemacht, und ich hatte nicht den Hauch einer Ahnung. Es hatte zuvor keinen Ärger gegeben, keinen Krieg. Ich saß da und wollte gerade meine Unterlagen herausholen und dann eröffnete mir Frau Braun-Lüdecke, dass man ohne mich weitermachen wolle. ‚Das war´s leider, Schorle.‘ Ich war völlig vor den Kopf gestoßen. Ich bin wie in Trance nach Hause gegangen, ich war so angefressen, weil das Projekt, mein Projekt, so jämmerlich geendet ist. Alles was einige Minuten für mich noch wichtig war, war plötzlich ganz unwichtig."

Nachfolger wurde sein Co-Trainer, der sich später wegen anhaltender Erfolglosigkeit nicht lange auf dem Posten halten konnte.

Es sei damals eine lapidare Pressemitteilung verfasst worden, sagt Michael, sie konnte nichts aufklären können, was wirklich vorgefallen war. Es hieß, seine Entlassung seit alternativlos gewesen, was Michael besonders in Wallung brachte, weil es aus seiner Sicht durchaus andere Optionen gegeben habe. „Es wurde viel über meinen Abgang spekuliert, die absurdesten Dinge waren im Umlauf, ich habe eine Affäre im Verein gehabt, ich habe goldene Löffel geklaut. Alles barer Unsinn."

Michael sagt, der große Zuspruch von vielen Menschen aus seiner nahen Umgebung, aus der Handballbranche, aus dem Fanlager hätten ihn durch die erste Woche getragen. „Aber danach war die Angelegenheit zumindest für die Öffentlichkeit vergessen. Ich war raus und fertig." Er sagt, wer im Profisport arbeite, müsse immer damit rechnen, gefeuert zu werden, wenn die Ergebnisse nicht stimmen – „gerade ich als alter Hase weiß das natürlich. Aber die Art und Weise, wie man es in Melsungen mit mir gemacht hat, die hat mich sehr verletzt. Diese Hinterhältigkeit. Der Manager, den ich geholt habe, fädelt das Ganze ein, ohne mir offen in die Augen zu schauen. Er hat nicht einmal ein Wort gesagt, als wir uns zu Frau Braun aufgemacht haben. Das war eine menschliche Katastrophe für mich."

Michael Roth sagt, nach dem Abschuss in Melsungen sei er „völlig fertig, am Boden zerstört" gewesen, weil „ich von 120 Prozent, die ich dem Verein gegeben habe auf 0,0 Prozent geschossen worden bin. Nach einer schweren Saison ist man im April ohnehin ziemlich ausgelaugt. Ich war also schon psychisch angeschlagen. Und dann kam dieser kalte Rausschmiss oben drauf. Ich wusste zunächst auch nicht, wie es mit mir weitergehen kann. Ich war damals 56 Jahre alt. Dazu kam, dass ich und meine damalige Freundin uns kurz vorher getrennt hatten."

Michael sagt, ihm habe das Mitgefühl in Kassel, wo er gewohnt hat, von den Fans, von den Kollegen aus der Bundesliga sehr gut getan. „Besonders aufgeregt hat sich meine Familie, an erster Stelle natürlich Uli, der war noch zehn Mal saurer auf die Melsunger als ich."

So sehr ihm das Mitgefühl auch geholfen habe – das Mitleid, sagte er, konnte er nicht ertragen. Er musste raus aus Kassel.

Michael machte das, was er noch nie in seinem Leben gemacht hatte: Ayurveda. Für eine Dreiwochenkur der asiatischen Heilkunst reiste er nach Sri Lanka. Allein.

„Das war eine ganz neue Erfahrung für mich. Ich habe Dinge erlebt, die mir bis dahin völlig unbekannt waren. Ich wusste bis dahin gar nicht, was alles in mir steckt. Du trinkst nur warmes Wasser, keinen Alkohol, und um dich herum sind nur Hardcore-Menschen, die Ruhe suchen. Und zum ersten Mal hatte ich, was ich sonst nie hatte: Zeit. Zeit im Überfluss. Da macht man dann plötzlich Sachen, die einem bis dahin fremd waren. Zum Beispiel fängst du an zu weinen und weißt gar nicht warum."

An die Lieben zu Hause schickt Michael lange Sprachnachrichten, einige klingen verstörend: „Ich möchte euch von meinen Träumen erzählen. Ich habe heute Nacht von der Möglichkeit geträumt, mich selbst zu töten. Ich war unheilbar krank. Über die Hintergründe weiß ich nicht mehr viel. Ich weiß nur noch, wer dabei war. Ich schlafe ich auch sehr schlecht, wache oft auf. Ich muss der Ursache dafür auf den Grund gehen."

Nach einer Woche fühlt sich Michael entgiftet, er bekommt wieder Lust, sich mit anderen Menschen zu unterhalten.

Wieder schickt er eine Sprachnachricht nach Hause: „Heute ist der letzte Tag; nach den ersten zwei, drei Tagen, wo es mir nicht gutging und ich immer früh ins Bett gegangen bin, habe ich jetzt tolle Gespräche geführt, besonders mit zwei Frauen, die eine kommt aus Österreich, die andere aus Berlin. Wir haben uns angefreundet. Gestern hatten wir unsere sogenannte Abschlusskonzentration mit unserem Arzt, das war total ergreifend. Überall standen Blumen, man hat für mich gesungen, so ein Gebetsgesang, ich musste weinen, Mann, ich Pussy. Ich bin ein bisschen stolz, dass ich es geschafft habe. Ich glaube, ich habe alles richtig gemacht. Ich weiß jetzt auch, dass ich mich gesünder ernähren muss, weniger Fleisch. Sonst wird mein Magen immer Auslöser sein für negative Dinge wie etwa Sodbrennen. Morgen habe ich noch eine Gesichtsbehandlung und das Abschlusswunschessen. Danach geht es zurück nach Kassel. Dort habe ich das Gespräch mit Frau Braun. Mal sehen, wohin die Reise geht."

Mit dem MT Melsungen konnte er sich auf keine Vertragsauflösung einigen. „Im Grunde war es das Beste, was mir passieren konnte. So wurde ich einfach immer weiter bezahlt, zwei Jahre lang. Und ich habe mich über jeden Sieg der MT Melsungen gefreut, weil ich dann noch Punktprämie bekommen habe", erzählt Michael mit einem Lachen.

Später habe er sich mit Frau Braun ausgesprochen, sie habe sich entschuldigt, sagt er. Das sei gut gewesen, auch weil das Projekt für ihn sonst keinen guten Abschluss gefunden hätte. „Ich hatte mich acht Jahre voll reingehängt und wurde vom Hof gejagt, ohne Dank, ohne Abschiedsspiel. Das war so dermaßen unterste Schublade, dass mich das beinahe ausgehebelt hätte. Deshalb war das Gespräch mit Frau Braun so wichtig. Auch wenn sie natürlich an der Entscheidung, sich von mir zu trennen, nicht mehr gerüttelt hat, musste sie zumindest eingestehen, dass der Umgang mit mir nicht in Ordnung war."

Melsungen sei eine schwere Verletzung gewesen, aber nach dem Krafttanken auf Sri Lanka sei er gesund, motiviert und voller Tatendrang zurückgekommen. Gleichzeitig sei auch die Gewissheit in ihm gereift, dass sein Körper erst einmal eine Auszeit braucht. „Auch wenn es etwas dauern sollte, wurde ich im Grunde später wieder in meiner Einstellung bestätigt, dass sich, wenn eine Tür zugeht, zwei weitere öffnen."

Vater ohne Prostata – wie geht das?

Männer, denen die Prostata entfernt wird, können nicht mehr Vater werden – zumindest auf natürlichen Wegen. Darüber werden alle Krebspatienten vor der Operation aufgeklärt. Auch Michael hatte das vor seinem Eingriff mitbekommen, aber darauf nicht weiter reagiert, weil er für sich Fortpflanzungsambitionen für beendet erklärt hatte.

Anders war das wenige Monate später bei Uli. Auch er hatte das Thema zunächst, wie er sagt, „verdrängt, verschleppt, auf jeden Fall irgendwie nicht richtig wahrgenommen". Erst in den letzten Monaten kam es ihm in den Sinn, sein Sperma vor der Operation einfrieren zu lassen, um gegebenenfalls doch noch einmal Papa werden zu können.

Allerdings war er spät dran. Als er im Kyrozentrum anrief, sollte er einen Termin für die übernächste Woche bekommen. Zu dem Zeitpunkt wäre er allerdings schon operiert gewesen. Alles musste husch, husch gehen, er erhielt einen Termin zwei Tage vor der Abfahrt in die Klinik nach Hamburg. Als er dort am Montagmorgen um acht erschien, klärte ihn die Mitarbeiterin darüber auf, dass er zwei Stunden vor der Abgabe keinen Sex haben durfte. Das sei nun aber schlecht, antwortete Uli: „Ich hatte ja damals eine Beziehung, und vor der Operation und der anschließenden Durststrecke in der Reha wollten meine Partnerin und ich eben noch ein bisschen Spaß haben." Die Situation löste in der Praxis großes Gelächter aus, und Uli musste am nächsten Morgen noch einmal kommen. Mit frischer Kraft in den Lenden, um sich dann endlich mit einem Heft der St.Pauli-Nachrichten in eine Kabine zurückzuziehen und sein Geschäft zu erledigen.

Die Überlegungen, auf dieses Depot zurückzugreifen, kamen schneller als gedacht. Uli erzählt, wie er schon im Reha-Urlaub in Spanien auf seine neue Partnerin aufmerksam geworden war. „Ich hatte damals eine Frau beobachtet, und ich war selbst überrascht, in meiner aktuellen Situation, eine Frau toll zu finden zu können. Vor dem Abflug hatte ich daran keinen Gedanken verschwendet, das war für mich keine Sekunde lang denkbar. Aber als ich Alex zum ersten Mal gesehen habe, hat es klick gemacht, ich habe sie ab diesem Zeitpunkt zehn Tage lang beobachtet und dann auch einmal kurz mit ihr gesprochen. Es kam heraus, dass sie in Heidelberg studiert hatte, wir haben unsere Telefonnummern ausgetauscht. Ein paar Wochen später kam dann der erste Anruf, und ein halbes Jahr später haben uns in Stuttgart getroffen."

Einige Zeit später beschlossen Uli und Alex, in Heidelberg zusammenzuziehen und dann auch ein gemeinsames Kind bekommen zu wollen. Die künstliche Befruchtung war auf Anhieb erfolgreich: Am 9. Dezember 2014 kam Lenny zur Welt.

Doch dann, sagt Uli, „ist leider das passiert, was sich niemand wünscht: Lenny kam mit einem mittelschweren Herzfehler zur Welt. Wir haben zusammen großes Leid erlebt. Die ersten beiden Jahre haben wir unser Leben viel auf den Intensivstationen von Kliniken verbracht. Lenny musste insgesamt rund hundert Tage künstlich beatmet werden. Dass er noch lebt, ist ein kleines Wunder." Lenny wurde mehrfach am offenen Herzen und an der Lunge operiert. „Es gab sehr viele kritische Momente, in denen nicht klar war, ob er überleben würde", berichtet Uli, „aber er hat es geschafft, weil er ein Mega-Kämpfer ist. Er ist etwas ganz, ganz Besonderes, ein unglaublich guter Typ. Vor ihm muss man wirklich jeglichen Respekt haben." Uli sagt, er habe zwei wichtige Dinge aus der Krankengeschichte mitgenommen: „Es ist immer wieder faszinierend mitzuerleben, was Ärzte und Pfleger leisten, es ist so wichtig, genau an diese Menschen in den Krankenhäusern zu kommen. Und es ist ein Wunder für mich, was Kinder in der Lage sind auszuhalten. Wie sie Monate in der Klinik verbringen können und dabei keine Angst verspüren."

Heute ist Lenny fünf Jahre alt. Er muss noch immer sehr auf sich aufpassen, kann aber ein normales Leben führen, Fußball spielen, auch den Handball in die Hände nehmen. Da er in seinem kurzen Leben viele Monate im Krankenhaus lag, muss er viel von dem nachholen, was für Gleichaltrige selbstverständlich ist.

Natürlich, sagt Uli, sei die Krankengeschichte seines Sohnes eine enorme Belastung gewesen – besonders für die Partnerschaft. Die vielen Stunden in der Klinik, die Sorgen, die fehlende Zweisamkeit. „Leider hat das unsere Beziehung nicht ausgehalten, sodass wir uns entschieden haben, erst einmal getrennte Wege zu gehen. Wir haben ein sehr, sehr gutes Verhältnis, funktionieren gut als Eltern, telefonieren häufig miteinander, mehr ist leider erst einmal nicht möglich."

Aber das Ergebnis ihrer Liebe habe sein Leben trotz aller Umstände noch einmal in eine neue Dimension gehoben. Lenny habe viel Zeit, Energie und Aufmerksamkeit benötigt, aber ihm auf der anderen Seite auch Mut gegeben. Mut gemacht, Entscheidungen zu treffen für das, was wirk-

Uli Roths Kinder: Sissi, Lela und Lenny

lich wichtig ist. Dass es manchmal auch helfen kann, sein Leben zu entschleunigen, um zufriedener zu werden.

Im vergangenen Jahr gab es einen weiteren Schicksalsschlag für Michael und Uli, als ihr Vater starb. Ossi Roth war immer der Mittelpunkt der Familie gewesen, der Mann, an dem sich alle orientierten, dem sie sich anvertrauten und bei dem sie sich Rat holen konnten. „Als er mit einem Mal nicht mehr da war, war das schon sehr schwer für uns alle", sagt Uli, „aber wir konnten uns trösten, dass er genau so gestorben ist, wie er es immer wollte. Er hatte den Gedanken daran gehasst, irgendwann ein Pflegefall zu werden. An seinem Lebensende sah es danach aus, als würde es ihn dennoch erwischen, er war unmittelbar davor, auf die Hilfe anderer Menschen angewiesen zu sein. Und dann ist er gestorben. Ich denke, es war eine Erlösung für ihn. Ich war der Letzte, der bei ihm war. Ich habe ihn abends im Krankenhaus besucht, am nächsten Tag war er tot. Er ist friedlich eingeschlafen."

Uli erzählt, wie sein Vater über viele Jahre Probleme mit seinen Knien gehabt habe, jahrzehntelang habe er nur unter Mühen laufen konnte. Aber das habe er ertragen. Nur als sich irgendwann Anzeichen von Demenz bemerkbar gemacht hätten, sei erkennbar gewesen, dass sein Lebenswille nachgelassen habe. Er sei ruhiger, in sich gekehrter geworden. Am Ende war er auf den Rollstuhl angewiesen.

Uli ist es wichtig, über die letzten Jahre seines Vaters zu sprechen. Weil sie auch Teil seiner eigenen und Michaels Krankengeschichte sind. Auch der Vater hatte Prostatakrebs. Sein Tumor sei bestrahlt worden, es sei gut ausgegangen, aber auch er habe Probleme mit Inkontinenz gehabt. „Natürlich haben wir oft über diese Krankheit gesprochen. Es hat uns gezeigt, dass die Bestrahlung ein guter Weg sein kann – auch wenn die gelegentlichen Probleme mit der Inkontinenz meinen Vater belasteten. Es gab Momente, da musste er sich beeilen, aufs Klo zu kommen, und manchmal war er eben auch zu spät dran. Solche Erlebnisse gaben uns immer wieder Anlass, über die Krankheit zu reden. Das haben wir letztlich mit allen Mitgliedern der Familie gemacht, das war immer ein Thema für uns. Gerade weil unsere Aufklärungsarbeit oft in der Öffentlichkeit stattgefunden hat, gab es zahlreiche Anknüpfungspunkte, über Prostatakrebs zu sprechen. Unsere Krankheit stand dabei oftmals gar nicht so sehr im Mittelpunkt, wir haben eher über die vielen anderen Schicksale gesprochen, die wir miterlebt haben."

Michael und Uli erfuhren in der Familie die Ermunterung, sich weiter für die Aufklärung beim Thema Prostatakrebs zu engagieren. „Wir sind zu der Überzeugung gelangt, dass das Reden über die Vorsorge auf diese Weise am besten funktioniert", sagt Uli, „da kann die Bundesregierung noch so viele Kampagnen fahren und Plakate aufhängen: Die Menschen lassen sich eher davon inspirieren, wenn andere Menschen – Prominente, normale Leute, Betroffene wie wir – etwas erzählen und die Medien seriös darüber berichten. Wir wissen aus zahlreichen Kontakten, dass sich die

Männer dann viel besser informiert führen. Und das Wichtigste ist: So lassen sie sich animieren, etwas für ihre Vorsorge zu tun."

Ärzte versichern den Zwillingen immer wieder, dass sie mit ihren offenen Worten nachhaltig Dinge bewegt haben. Wenn sie irgendwo einen Auftritt haben, gehen die Zahlen für die Vorsorgeuntersuchungen in der Region in die Höhe. Und wenn sie mal wieder im Fernsehen zu sehen waren, so wie jüngst erneut bei „Markus Lanz", nehmen die Nachfragen für die Termine bei Urologen erheblich zu.

Auch wenn der PSA-Test zwischenzeitliche in die Diskussion geraten ist, sprechen sich Uli und Michael Roth eindeutig für diese Diagnosemethode aus. Nicht nur, weil sie überzeugt davon sind, dass er ihnen das Leben gerettet hat. „Der PSA-Test ist ein Marker, der dir sagt, dass mit dir irgendetwas nicht stimmt. Ein hoher PSA-Wert heißt ja nicht automatisch, dass du Krebs hast", sagt Uli, „aber er zwingt dich, dranzubleiben. Und kein Urologe – zumindest keiner von denen, die wir im Laufe der Jahre getroffen haben, und wir haben sehr viele kennengelernt – greift danach sofort zum Skalpell."

Für die Roths zählt zur Vorsorge aber nicht nur, dass man regelmäßig den PSA-Wert untersuchen lässt, sondern auch, dass man sich umfassend informiert. Etwa über die Biopsie, die letztlich Klarheit über die Diagnose bringen kann. Sie sei der Endpunkt einer ganzen Reihe von Untersuchungen, zu denen seit einigen Jahren auch das MRT gehört, das den Tumor lokalisieren und damit eine gezielte Ansteuerung des Gewebes für die Biopsie ermöglichen kann.

Die Roth-Brüder setzen sich dafür ein, dass sich die Männer die Bestimmung des PSA-Werts nicht madig machen sollten. „Es gibt viele Männer, die können einfach nichts damit anfangen, dass ein Arzt sie im Popo betastet. Das muss man doch anerkennen", sagt Uli. „Ich finde es schon sehr eigenartig, dass der PSA-Wert so in Misskredit geraten ist. Auch wenn die Krankenhäuser heutzutage auch wirtschaftlich arbeiten müssen, will und kann ich nicht glauben, dass irgendein Mediziner vorschnell die Prostata herausholt, wenn es nicht unbedingt notwendig ist – allein deshalb, weil

Michael mit seinen Kindern Nastassja und Niklas

der PSA-Wert zu hoch war." Uli und Michael Roth haben den Krebs besiegt, zumindest kann man davon nach zehn Jahren ohne Metastasen ziemlich sicher davon ausgehen. Gesundheitlich geht es ihnen gut. Aber sie mussten ihr Leben umstellen, private und berufliche Nackenschläge verkraften.

An diesem Maiabend in Hamburg ist es spät geworden. Die letzten Reste vom Grill sind aufgegessen. Die Brüder betonen noch einmal, dass die Geschichte ihrer Krebserkrankung eine Geschichte ist, die sie weitertragen wollen. Die anderen Mut machen soll, niemals aufzugeben.

Denn von einem Highlight in seinem Leben muss Michael noch erzählen. Nach dem Rausschmiss in Melsungen habe er viel Zeit gehabt, sagt er, nur deshalb sei es ihm möglich geworden, Katrin kennenlernen, die „Frau meines Lebens", wie er sagt. In Kassel hielt ihn nichts mehr, und in Hamburg war er schon immer gerne gewesen. Freunde wie sein alter Vereinskamerad Martin Schwalb, heute Trainer der Rhein-Neckar Löwen, wohnt dort. Über ihn lernte er im Juli 2018 Katrin kennen, und es funkte sofort. Schon zwei Monate später waren die beiden ein Paar, wenig später zog Michael fest nach Hamburg. Im September 2019 heirateten sie in Heidelberg und feierten auf Mallorca.

Michael Roth sagt, er habe in den letzten Jahren einige Anfragen gehabt, auf den Trainerstuhl zurückzukehren. Aber ihn hätten die Angebote nicht gereizt. Nur zweimal wurde er schwach. Zweimal betreute er die Handballmannschaft der Universität Sydney, das beste Klub-Team Ozeaniens, beim „Super Globe" des Internationalen Handballbundes – eine Klub-Weltmeisterschaft. Es waren kurze Engagements, um das Team für die Auftritte in Katar und Saudi-Arabien fit zu machen.

Michael sagt, er habe in den letzten beiden Jahren viel von dem nachgeholt, auf das er als Trainer habe verzichten müssen. Reisen etwa. Er war in Südafrika und Peru. Michael will mit Katrin vieles von dem erleben und nachholen, was er wegen seine Trainerkarriere verpasst hat. „Es ist leider so, dass du als Trainer in einem engen Korsett steckst. Hinzu kommt: Wenn du 40 Jahre lang im Handball unterwegs warst, weiß dein Körper, was er geleistet hat: die Hüfte war kaputt, die Knie, die Schultern, dazu kamen die andern gesundheitlichen Rückschläge. Da kommt dir eine solche Zeit ohne Anspannung wie ein Segen vor."

Auch diese Erkenntnisse wollen Michael und Uli Roth weitertragen. Die Krankheit, die privaten und beruflichen Rückschläge – und immer wieder aufstehen, sich berappeln, weitermachen. Uli und Michael Roth halten inzwischen Vorträge, sie geben Seminare. Ihr Angebot: Mutmacher zu sein, sie wollen „die Kombination aus unternehmerischer Erfahrung und sportlichem Hintergrund, verbunden mit persönlichen Schicksalen und die Verbundenheit als Zwilling" weitergeben, so heißt es auf ihrer Homepage. „Wir wissen, was es bedeutet, immer wieder ‚abliefern' zu müssen."

Bei Michael kam der Augenblick, wo seine fachliche Kompetenz wieder nachgefragt wurde, schneller und überraschender, als er es sich vorgestellt hatte. Im Februar war er mit seiner Ehefrau in Kitzbühel, um den

60. Geburtstag seines Freundes Stefan Blöcher, einer deutschen Hockey-Legende, zu feiern. Noch etwas benebelt von der letzten Nacht, stand er am Dienstmorgen auf und machte sich bereit für einen Spaziergang auf der Alm. Da klingelte sein Mobiltelefon, am anderen Ende war Stefan Kretzschmar, ebenfalls ein ehemaliger Handballnationalspieler und heute Vorstand Sport beim Bundesligisten Füchse Berlin. „Er hat mich gefragt, ob ich Trainer in Berlin werden wolle, und zwar sofort", erzählt Michael, „ich dachte erst, er wolle mich verkackeiern. Das Angebot war natürlich sehr reizvoll. Berlin hat eine gute Mannschaft, sie konnte in diesem Jahr noch Titel holen. Ich sollte das Team allerdings nur noch die letzten Spiele der Saison betreuen. Für die neue Spielzeit hatten sie ohnehin schon einen neuen Trainer verpflichtet."

Nach kurzer Bedenkzeit sagte er zu – es wurde eines der kürzesten Trainergastspiele der Geschichte. Später meldete sich auch Füchse-Geschäftsführer Bob Hanning bei ihm, ein Multifunktionär, mit dem Michael in der Vergangenheit oftmals nicht einer Meinung gewesen war. Doch nun, in

Neues Glück: Michael und Katrin

dieser schweren Zeit, kam man gut miteinander aus.

Michael erinnert sich: „Ich bin hier in Hamburg losgefahren Richtung Berlin, mit dem Zug, weil ich auf der Fahrt noch die Namen der Spieler auswendig lernen musste. Zwei Tage später hatte ich schon ein ganz wichtiges Europapokalspiel für den Verein. Nach einer Viertelstunde lag die Mannschaft mit fünf Toren zurück. Wir haben das Spiel gedreht und hatten uns damit für die Endrunde des Europapokals qualifiziert, was für den Verein unheimlich wichtig war. Wieder zwei Tage später haben wir in Düsseldorf in der Bundesliga gegen den Bergischen HC unentschieden gespielt. Und kurz danach ging es in Berlin gegen Flensburg, eine der Spitzenmannschaften der Bundesliga. Wir verloren am Ende knapp mit einem Tor. Und dennoch: Es war eine Super-Atmosphäre bei den Füchsen"

Doch damit war bald Schluss – Corona hatte den Spielbetrieb abgewürgt. Michael hatte es genossen, wieder am Spielfeldrand zu stehen, mit den Verein und seinen Fans zu fiebern, in Berlin zu wohnen, jeden Tag am Brandenburger Tor vorbeizulaufen. Und dann war abrupt Schluss.

Doch es kam noch schlimmer. Wenige Tage später hatte ihn das Virus selbst erwischt. „Schüttelfrost, Gliederschmerzen und Schnupfen waren meine Symptome, ich habe ein paar Tage flachgelegen, aber es verlief relativ harmlos. Ich kann gar nicht mehr nachvollziehen, wo ich mir das eingefangen habe. Wahrscheinlich habe ich mich aber bei Martin Schwalb angesteckt, er war ebenfalls positiv, und mit ihm war ich einige Tage vorher einen Wein trinken. Nach ein paar Tagen konnte ich aber schon wieder im Garten meine Runden drehen. Ganz langsam zwar, aber immerhin. Schlimmer als die körperlichen Malaisen war die Angst, dass es schlimmer werden könnte. Jeder kennt ja die Beispiele der Fälle, die im Krankenhaus enden."

Auch Uli hat die Pandemie voll erwischt. Nach der Trennung von PUR wollte er „nicht mehr Mentor, Babysitter und Pfleger für Künstler sein". Er baute zwei Firmen auf, eine Eventagentur für Musikveranstaltungen und eine Beratungsfirma für Sportler, die unter anderem einige der bekanntesten deutschen Handballer vertritt. „Ich kümmere mich jetzt um viele junge

Leute und ‚zwei alte Säcke', " sagt Uli lächelnd – die Trainer Martin Schwalb und Michael Roth berät er nämlich ebenfalls. „Doch beide Geschäftszweige sind durch Corona mit einem Schlag komplett zum Erliegen gekommen. In Ischgl hatten wir etwa eine Osterparty und den Saisonabschluss fest geplant, Stars wie Sido verpflichtet. Und plötzlich war alles weg. Ich fühlte mich mit einem Mal kreativ wie gelähmt und brauchte einige Zeit, bis ich das alles realisiert hatte."

Doch der Schock hielt nicht lange an, bald brannte der Unternehmergeist wieder in Uli. Er organisierte in Mannheim Veranstaltungen für Autofahrer. Von Montag bis Donnerstag liefen Filme wie „American Hustle", am Wochenende dann traten Künstler auf, darunter Max Giesinger, Tim Bendzko und Sido.

„Jede Krise und jeder Rückschlag eröffnet dir auch neue Möglichkeiten", sagt Uli. Oder, wie Michael, der andere Mutmacher es sagt: „Wenn eine Tür zugeht, gehen zwei andere auf."

Für ihn selbst kam die Gelegenheit, noch einmal etwas Neues kennenzulernen, viel schneller als gedacht. Anfang Juli unterschrieb Michael einen Vertrag als Nationaltrainer in Bahrein. Der Staat im Persischen Golf ist zwar im Handball ein Entwicklungsland – aber es ist eine sehr reizvolle Aufgabe, weil die Auswahlmannschaft des Landes für die Weltmeisterschaft im Januar in Ägypten und die Olympischen Spiele 2021 in Tokio qualifiziert ist.

Uli und Michael Roth werden noch einige Türen aufstoßen. Es wird wohl noch einige Zeit dauern, aber wo ihre Reise einmal hingehen soll, wissen sie schon genau: Sie wollen irgendwann auf Mallorca leben. Natürlich nebeneinander.

Weiterführende Literatur

Akoa, Georges/ Burger, Maximilian/ Otto, Wolfgang: Prostatakrebs: Der Therapiebegleiter für Paare, Trias: Stuttgart, 2017.

Boedefeld, Edith A./ Weißbach, Lothar: Der große Patientenratgeber Prostatakrebs, Zuckschwerdt: München, 2016.

Boedefeld, Edith A./ Weißbach, Lothar: Diagnose: Prostatakrebs. Ein Ratgeber – nicht nur für Männer. Zuckschwerdt: München, 2007.

Bordt, Michael SJ: Was in Krisen zählt. Die Antworten eines Jesuiten auf die Fragen, die wir uns jetzt stellen. ZS Verlag: München, 2009.

Delbrück, Hermann: Prostatakrebs. Rat und Hilfe für Betroffene und Angehörige. Kohlhammer: Stuttgart, 2008.

Gericke, Jürgen: Krebs? Ohne mich! Die Geschichte einer hoffnungsvollen Heilung vom Prostatakrebs, Verlagshaus Schlosser: Kirchheim, 2018.

Gschwend, Jürgen E./ Hautmann, Richard: Urologie. Springer: Heidelberg, 2014.

Jakob, Ludwig Manfred/ Klippel, Karl Friedrich: Prostatakrebs-Kompass. Prävention und komplementäre Therapie mit der richtigen Ernährungs- und Lebensweise, NutricaMedia: Heidesheim, 2014.

Kelman, Judith/ Scardion, Peter: Prostate Book. The Complete Guide to Overcoming Prostate Cancer, Prostatitis, and BPH. Avery: New York, 2005.

Köppen, Ulrich/ Wallner, Kent: Prostatakarzinom. Alternativen zur radikalen Operation. Ein Ratgeber für Betroffene, Ärzte und medizinisch interessierte Leser. Schattauer: Stuttgart, 2011.

Leinemann, Jürgen: Das Leben ist der Ernstfall. Hoffmann und Campe Verlag: Hamburg, 2009.

Raaflaub, Walter: Tote Hose. Worüber Männer schweigen. Ein Tagebuch. Wörterseh Verlag: Lachen, 2011.

Schlingensief, Christoph: So schön wie hier kanns im Himmel gar nicht sein! Btb Verlag: München, 2009.

Weitzel, Peter F.: Prostatakrebs. Erkennen, besiegen und potent bleiben, GNP Verlag: Backnang, 2019.

Internetadressen

1. Diagnose

www.erspc.org (Vorsorgeuntersuchung, in englischer Sprache)

www.g-ba.de (Richtlinie des Gemeinsamen Bundesausschusses für die Krebsfrüherkennung)

www.psa-entscheidungshilfe.info (zum PSA-Test)

www.test.de (Stiftung Warentest über die PSA-Aufklärung in Arztpraxen)

2. Prostatakrebs allgemein

www.aezq.de/aezq/publikationen/schriftenreihe (Prostatakarzinom-Leitlinie für Patienten aufgearbeitet)

www.degro.org (Übersicht zu Strahlentherapien)

www.gekid.de (u. a. Krebsregister und Informationen des Robert Koch-Instituts)
www.krebsgesellschaft.de

www.krebsinformationsdienst.de (Patienteninformation des Deutschen Krebsforschungszentrums in Heidelberg) www.leitlinienprogramm-onkologie.de/fileadmin/user_upload/Downloads/Leitlinien/Prostata_5_0/LL_Prostatakarzinom_Langversion_5.1.pdf (Insbesondere Seite 29 bis 31 Empfehlungen zur Prophlaxe)

www.mriu.de/pca/index.html (Familien-Forschungsprojekt des Münchner Klinikums rechts der Isar)

www.prostata.de/magazin (Informationen zur Prostata)

www.prostata-hilfe-deutschland.de (Prostata Hilfe Deutschland)

www.urologenportal.de (Deutsche Gesellschaft für Urologie)

www.urologie-fuer-alle.de (FFF-Kampagne: Für alle. Für jeden. Für uns. Die Urologie)

www.uroweb.org (Europäische Gesellschaft für Urologie)

3. Männer und Gesundheit

www.impotenz-selbsthilfe.de (Selbsthilfegruppe für erektile Dysfunktion)

www.isg-info.de (Informationszentrum für Sexualität und Gesundheit)

www.jetzt-lieben.de

www.maennergesundheit.info (Institut für Männergesundheit am UKE Hamburg)

www.mann-und-gesundheit.com (Deutsche Gesellschaft für Mann und Gesundheit)
www.takeda.de; www.prostata.de (Seiten der Takeda Pharma mit Informationen über Prostatakrebs und andere Prostataerkrankungen)

4. Selbsthilfegruppen

www.klinikum.uni-muenchen.de/Prostatazentrum/de/Selbsthilfegruppen.html (Selbsthilfegruppen München)

www.krebs-kompass.de (Adressen von regionalen und überregionalen Selbsthilfegruppen)

www.nakos.de (Nationale Informationsstelle zur Anregung und Unterstützung von Selbsthilfegruppen)

www.prostatakrebs-beratung.de/selbsthilfegruppen (Adressen von regionalen und überregionalen Selbsthilfegruppen)

www.prostatakrebs-bps.de (Bundesverband der Prostatakrebs-Selbsthilfe)

5. Kliniken und Rehabilitation

www.bar-frankfurt.de (Bundesarbeitsgemeinschaft für Rehabilitation)

www.betanet.de/betanet/soziales_recht/Medizinische-Rehabilitation-264.html (Rechtshilfe für Heilbehandlungen)

www.deutsche-rentenversicherung-bund.de

www.krebsinformationsdienst.de (Adressen niedergelassener Onkologen)

www.krebs-kliniken.de (Adressen von Krebskliniken)

www.medfueher.de/Onkologie (Adressen niedergelassener Onkologen)
www.onkozert.de (Zertifizierung von Kliniken im Auftrag der Deutschen Krebsgesellschaft)

www.reha-servicestellen.de (zentrale Stelle zur Information über Reha-Maßnahmen)

Für alle. Für jeden. Für uns.
Die Urologie.

Warum diese Kampagne?

Männer suchen den Arzt noch immer viel seltener auf als Frauen, wenn es um das Thema Vorsorge geht. Rund 18 % der Männer gehen zum Urologen, um beispielsweise ihre Prostata sowie alle Organe des Urogenitaltraktes untersuchen zu lassen, während 60 % der Frauen regelmäßig den Gynäkologen aufsuchen. Das soll sich jetzt ändern. Die großen Urologenverbände DGU und BDU haben sich zum Ziel gesetzt, die Aufklärungsrate deutlich zu verbessern, damit Männer so selbstverständlich wie Frauen zum Arzt gehen: angefangen von der Jungensprechstunde beim Urologen bis zur Früherkennungsuntersuchung auf Prostatakrebs.

Vorsorge kann Leben retten und Lebensqualität erhalten.

Gesundheitsbewusstsein ist keine Frage des Alters: Wir möchten dafür sorgen, dass auch jüngere Männer viel früher zum Arzt gehen, Vorsorge planen und Verantwortung für sich und ihre Lieben übernehmen. Der Vorsorgeplaner auf unserer Website nimmt es mit den Vorsorgeterminen sehr genau und erinnert automatisch an sie.

So funktioniert der Vorsorgeplaner:

Einfach auf **www.urologie-fuer-alle.de** für den Vorsorgeplaner registrieren und Vorsorgeuntersuchungen auswählen, an die man erinnert werden möchte. Detailangaben ergänzen und fertig. So werden Sie ganz automatisch an wichtige Vorsorge- und Früherkennungstermine erinnert, ohne dass Sie sich Gedanken machen müssen. Leichter geht es nicht.

Auf der Website **www.urologie-fuer-alle.de** gibt es darüber hinaus hilfreiche Informationen, interessante Interviews sowie eine Arztsuche, um einen Urologen in Ihrer Nähe zu finden.

Informieren Sie sich jetzt unter:
www.urologie-fuer-alle.de

Die Autoren

Uli und Michael Roth, Jahrgang 1962, gehören zu den bekanntesten Handballern Deutschlands. Die ehemaligen Nationalspieler spielten bei Kult Vereinen wie dem TV Großwallstadt und dem MTSV Schwabing. 1984 gewannen sie mit der Nationalmannschaft die Silbermedaille bei den Olympischen Spielen in Los Angeles. *Michael Roth* ist heute als Handballtrainer tätig, *Uli Roth* ist Geschäftsführer von Live Act Music und der Sportvermarktungs-Agentur nummer 10. Beide engagieren sich für die FFF-Kampagne „Für alle. Für jeden. Für uns. Die Urologie." zur Krebsvorsorge und treten bundesweit als Key Note Speaker auf.

Udo Ludwig schreibt seit über 30 Jahren für den Spiegel. 2008 und 2016 wurde er mit dem renommierten Henri-Nannen-Preis ausgezeichnet. Von ihm erschien bereits 2007 im Zabert Sandmann Verlag „Der verratene Sport. Die Machenschaften der Doping-Mafia. Täter, Opfer und was wir ändern müssen".

Bildnachweis
Coverfoto: Michael Wilfling; S. 44: Martini Klinik; S. 53: Wolfang Bosbach; S. 65: Gettyimages; S. 81 Rolf-W. Otto; S. 91: Patrick Becher; S. 121: Jens Jochen Rassweiler; S. 171 Karen Steindorf, S. 185: Shutterstock, Vadym Stock; S. 217: OpenMinded Webkonzepte GmbH
S. 18-23: Mit freundlicher Genehmigung des Verlags für Didaktik in der Medizin; S. 96 und S. 138: Mit freundlicher Genehmigung des Prostata-Zentrums am Universitätsklinikum Münster, aus dem Leitfaden für Patienten „Die Radikaloperation der Prostata beim Prostatakarzinom" (Pühse/Hertle/Roth); S. 98 und S. 99: Mit freundlicher Genehmigung der Takeda Pharma, www.takeda.de, www.prostata.de
alle weiteren Abbildungen in Kapitel 1 bis 5: privat,

Impressum

© 2020 ZS Verlag GmbH
Kaiserstraße 14b
D-80801 München

ISBN 978-3-96584-070-6
1. Auflage 2020

Projektleitung: Marc Strittmatter ppp.services
Text: Udo Ludwig
Lektorat: Martin Waller für Werkstatt München · Buchproduktion
Fachliche Beratung: PD Dr. med Frank Strittmatter
Covergestaltung: ZERO Werbeagentur, München
Layoutgestaltung: Stefan Steinberger FEIN! Buero für Grafik und Reklame
Diagramme und Tabellen: Kommunikationsdesign Cornelia Sekulin
Satz: Marc Strittmatter ppp.services
Herstellung: Frank Jansen
Producing: Jan Russok
Druck & Bindung: CPI books GmbH, Leck

Die ZS Verlag GmbH ist ein Unternehmen der Edel SE & Co. KGaA,
Hamburg. www.zsverlag.de | www.facebook.com/zsverlag

Wichtiger Hinweis

Die Ratschläge in diesem Buch wurden mit größter Sorgfalt von Autor und Ver-
lag erarbeitet und geprüft. Eine Garantie kann jedoch nicht übernommen werden.
Ebenso ist eine Haftung des Autors bzw. des Verlags und seiner Beauftragten für
Personen-, Sach- oder Vermögensschäden ausgeschlossen. Erkrankungen mit
ernstem Hintergrund gehören in ärztliche Behandlung! Bei bereits bestehenden
Beschwerden kann das Buch daher keinen fachärztlichen Rat ersetzen.

Lust auf mehr?

Finden Sie Ihr Lebensglück!

Michael Bordt SJ
Was in Krisen zählt
€ [D] 7,99
ISBN 978-3-89883-243-4